LA SOLUCIÓN PARA LA INFLAMACIÓN

DRA.
GABRIELA
POCOVÍ
GERARDINO
@nutrigaby

LA
SOLUCIÓN
PARA LA
INFLAMACIÓN

El método de 6 semanas para mejorar
tus digestiones, reducir el dolor, prevenir
enfermedades y ganar vitalidad

zenith

Nota: Este libro debe interpretarse como un volumen de referencia. La información que contiene está pensada para ayudarte a tomar decisiones adecuadas respecto a tu salud y bienestar. Ahora bien, si sospechas que tienes algún problema médico o de otra índole, la autora y la editorial te recomiendan que consultes a un profesional.

La lectura abre horizontes, iguala oportunidades y construye una sociedad mejor. La propiedad intelectual es clave en la creación de contenidos culturales porque sostiene el ecosistema de quienes escriben y de nuestras librerías. Al comprar este libro estarás contribuyendo a mantener dicho ecosistema vivo y en crecimiento.

En Grupo Planeta agradecemos que nos ayudes a apoyar así la autonomía creativa de autoras y autores para que puedan seguir desempeñando su labor. Dirígete a CEDRO (Centro Español de Derechos Reprográficos) si necesitas fotocopiar o escanear algún fragmento de esta obra. Puedes contactar con CEDRO a través de la web www.conlicencia.com o por teléfono en el 91 702 19 70 / 93 272 04 47.

Primera edición: septiembre de 2024

© GPG Bienestar S.L., 2024

© Editorial Planeta, S. A., 2024
Zenith es un sello editorial de Editorial Planeta, S.A.
Avda. Diagonal, 662-664, 08034 Barcelona (España)
www.zenitheditorial.com
www.planetadelibros.com

© del diseño del interior, sacajugo.com
© de las ilustraciones, freepik.es
© de la fotografías del interior, © Baïba, ©Photoongraphy, ©Pineapple studio, ©Anna Kucherova, ©Viennetta, ©Fahad, de Shutterstock; fotos de las recetas, ©Jorge Fernández Salas

ISBN: 978-84-08-29106-0
Depósito legal: B. 12.583-2024

Impreso en España – *Printed in Spain*

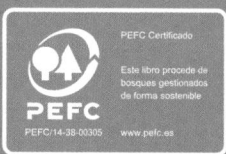

A mi hija Maya, por darme la inspiración y permitirme escribir este libro mientras crecías en mi vientre.

A mi cuerpo y a mi mente, por haber superado tantas batallas.

A todos los pacientes y lectores que han confiado en nuestro trabajo.

A los que creen en la verdadera salud integrativa.

A los que ya no quieren soluciones rápidas.

A los que buscan sanar desde la raíz.

A todas las futuras generaciones, porque son ellas las semillas del futuro.

«La salud no lo es todo, pero sin ella todo lo demás es nada».
SCHOPENHAUER

SUMARIO

INTRODUCCIÓN 13
    ¿Inflamado yo? ¡Qué va! 13

PRIMERA PARTE. CUANDO LA INFLAMACIÓN ATACA 17

1. ¡ESTAMOS INFLAMADOS! 19
    La inflamación en el mundo moderno: Un escenario «fatalista» ... 19
    Los seis problemas de la alimentación moderna 25
    «Todo me sienta mal»: intolerancias, alergias y sensibilidades alimentarias ... 37
    Genética y epigenética en la inflamación: todo empieza en el vientre materno ... 40
    ¿Cómo saber si tengo inflamación? Conoce tu tendencia inflamatoria ... 43
    Regenera y reprograma tu sistema inmunitario: puedes hacerlo ... 46

2. PUNTOS CLAVE PARA EMPEZAR A DESINFLAMAR 48
    El metabolismo, la glucosa, la insulina y la histamina 48
    La digestión y la microbiota intestinal 55
    La boca y el estómago: el mito de la acidez y los protectores gástricos ... 58
    Las mitocondrias y el estrés oxidativo 62

3. LA INFLAMACIÓN EN LAS ETAPAS DE LA VIDA: UN VIAJE HORMONAL E INMUNITARIO ... 64
    Hormonas e inflamación 64
    Menopausia/andropausia e inflamación 66
    El envejecimiento del sistema inmunitario 67
    Menopausia y envejecimiento prematuro: *inflammaging*, ¿podemos retrasarlo? ... 67

4. CUANDO LA INFLAMACIÓN SE CONVIERTE EN ENFERMEDAD — 69

Enfermedades autoinmunes y su relación con la inflamación — 69
Colon irritable, reflujo y dispepsia funcional: los «cajones de sastre» — 70
Intolerancias y sensibilidades alimentarias — 71
Disbiosis intestinal (candidiasis, SIBO, IMO, LIBO y parasitosis) — 73
Alergias e histaminosis — 77
Problemas de tiroides — 77
Resistencia a la insulina, diabetes e hígado graso — 78
Neuroinflamación y neurodegeneración — 79
Endometriosis, ovario poliquístico y miomas — 80
Infertilidad — 82

SEGUNDA PARTE. EL PROTOCOLO ANTIINFLAMATORIO — 85

5. LOS DIEZ HÁBITOS INFALIBLES PARA DESINFLAMAR — 87

Hábito 1. Cambia tu perfil de grasas — 87
Hábito 2. Consume fibra y antioxidantes, claves para una microbiota resiliente — 93
Hábito 3. Regálate densidad nutricional — 101
Hábito 4. Rota lo que comes — 103
Hábito 5. Analiza con lupa los tóxicos — 108
Hábito 6. Aprende a hacer ayuno «inteligente» — 115
Hábito 7. Cuida tus digestiones — 118
Hábito 8. Depura a diario — 122
Hábito 9. Cierra y límpiate bien la boca — 126
Hábito 10. Vuélvete una máquina de melatonina y endorfinas — 131

6. EL RETO PARA DESINFLAMAR EN SEIS SEMANAS — 139

¿A quién va dirigida la dieta antiinflamatoria? — 140
¿Qué comer en una dieta antiinflamatoria? — 141
La dieta antiinflamatoria en la práctica — 145

Reintroducción de alimentos y mantenimiento del método
para desinflamar en seis semanas 169

7. SITUACIONES ESPECIALES Y CONSIDERACIONES 171

Enfermedades autoinmunes: ¿existe una dieta para curarlas? ... 171
Disbiosis intestinal: más allá de los antibióticos 172
Histaminosis: cuando el problema no es «solo» la histamina 173
Problemas de tiroides: nutrientes esenciales 174
Resistencia a la insulina, hígado graso y síndrome metabólico .. 175
Envejecimiento y menopausia: llegar a la madurez con ganas .. 175
Neuroinflamación: combatirla a través de la dieta 176
Endometriosis y búsqueda del equilibrio estrógenos/progesterona ... 177
Fertilidad y dieta: mucho por hacer 178

8. YA HE TERMINADO. ¿Y AHORA QUÉ? 179

Protocolo antiinflamatorio 179
Resumen práctico: pasemos a la acción 180
La flexibilidad y las comidas sociales 182
¿Cuánto tiempo hay que mantener la fase 3? 182

9. LAS RECETAS ANTIINFLAMATORIAS 185

Recetas básicas 187
Desayunos y masas 227

EPÍLOGO 267
AGRADECIMIENTOS 271
PARA SABER MÁS 273
NOTAS 275
ÍNDICE DE RECETAS 281

INTRODUCCIÓN

¿INFLAMADO YO? ¡QUÉ VA!

El 85 % de la población está inflamada; así, sin más. Y este porcentaje puede ser aún mayor si vives en países industrializados con un estilo de vida «moderno». Podríamos decir que vives en un escenario proinflamatorio (y aquí me incluyo en ocasiones) si te pasas la mayor parte del tiempo en la oficina o en casa, si vives con rapidez, si compras comida en supermercados, restaurantes o cadenas de comida, si no te mueves ni haces ejercicio de fuerza, si no tomas el sol (excepto cuando vas a la playa y es verano), si caminas con zapatos y jamás con los pies descalzos, y si solo visitas la naturaleza los fines de semana.

Es curioso que algo como la inflamación crónica, responsable de tantos problemas de salud de la vida moderna, aún pase desapercibida y desatendida por el sistema de salud.

Empecé mis andanzas en este mundo de la inflamación porque la vida me impulsó a ello. Una infancia con alergias, una adolescencia con dolor menstrual, anorexia y colon irritable, una edad adulta temprana con problemas de tiroides, amenorrea y ovario poliquístico, y mucho, mucho estrés. Han sido años de investigación y estudio en áreas como la nutrición, la inmunología y las terapias alternativas. Ha sido también un proceso de prueba y error, en primera persona y también con la experiencia clínica de acompañar muchos procesos en mi consulta.

Me considero aprendiz de todo, pero fan de nada. Creo en la medicina tradicional y en la ciencia, pero también en las terapias alternativas. Creo profundamente que ambos mundos pueden y deben casarse, pueden y deben respetarse y convivir. Creo profundamente en que el futuro de la medicina y la salud es entender la magnífica integración de todos los sistemas, y en que sobre todo somos mucho más que un cuerpo. Somos cuerpo-mente y espíritu, y todos estos planos deben nutrirse y atenderse adecuadamente.

Lancé mi primer libro, *Atención con la inflamación*, en 2023, sabiendo que el mundo debía conocer más sobre la inflamación. En él te contaba que la inflamación crónica es la constante número uno de nuestra vida moderna y es la principal causa o mecanismo detrás de las diversas patologías que padecemos hoy en día.

Es inflamación si...

- Todo lo que te duela, te moleste, te incomode o te fastidie la vida es normalmente un síntoma de inflamación.
- Todo lo que termina en «-itis» obedece a un proceso inflamatorio.
- Todo lo que aparece en tu vida de forma recurrente tiene una raíz inflamatoria.

A menudo escucho a gente que me dice: «Es que sufro de...»; «es que yo desde pequeñita X»; «es que mi madre, mi hermana, todas tenemos...». Ejem... Ahí se asoma la inflamación, y te prometo que en este libro te ayudaré a resolverla.

En este libro pretendo darte estrategias para solucionar tu inflamación y poner fin a la fatiga, el cansancio, los problemas digestivos, las intolerancias y las alergias, el dolor y, desde luego, prevenir la aparición y progresión de enfermedades crónicas y degenerativas. Y todo ello con un lenguaje sencillo, práctico y sobre todo realista.

Prometo que en el libro encontrarás todas las herramientas prácticas a nivel nutricional y clínico que me ha llevado años de estudio poder plasmar en unas pocas líneas. Aprenderás los diez hábitos clave y fáciles de seguir para mejorar tu salud a todos los niveles. Y te daré un plan de seis semanas con menús deliciosos que han acompañado a muchos de mis pacientes a lo largo de más de quince años de práctica clínica.

Pero sobre todo quiero que todo lo anterior pueda ser sostenible y realista, porque de nada me sirve que estés unas semanas con la motivación bien arriba y haciéndolo todo, y luego te abandones. Por eso, no solo te aconsejaré lo que debes hacer, sino que también te contaré el porqué y la base que hay detrás, para que te convenzas de una vez por todas de que es posible solucionar y mejorar la inflamación.

Espero que te encante y que, como a muchos de mis pacientes, te ayude en tu camino al bienestar, que tiene mucho que ver con vivir desinflamados la mayor parte del tiempo.

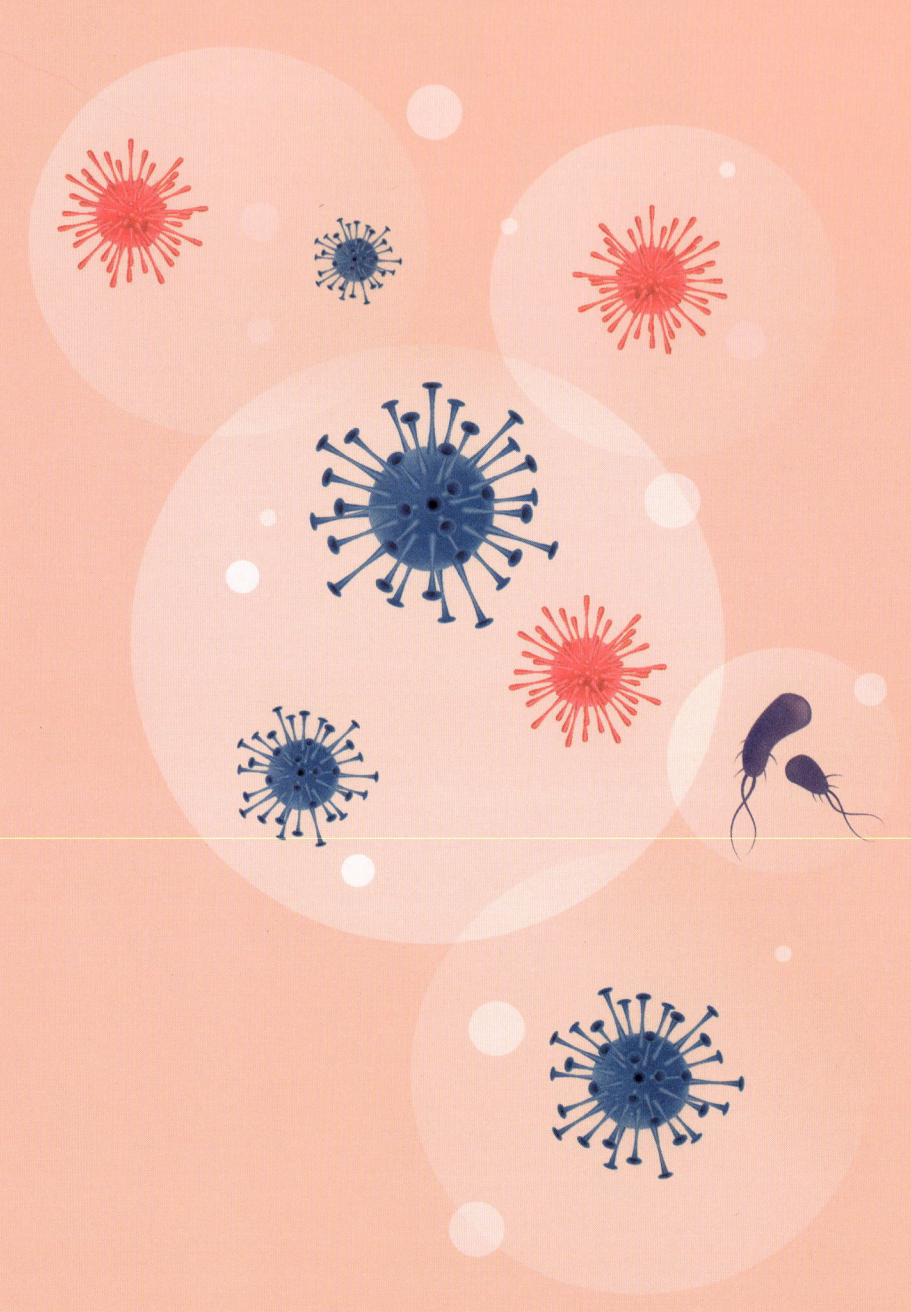

PRIMERA PARTE

CUANDO LA INFLAMACIÓN ATACA

1
¡ESTAMOS INFLAMADOS!

LA INFLAMACIÓN EN EL MUNDO MODERNO: UN ESCENARIO «FATALISTA»

No quiero ser pesimista, pero, oye, hay que ser realistas en esta vida. La verdad es que la vida moderna, tecnológica y cada vez más acelerada es antinatura. Es decir, básicamente va en contra de la naturaleza, del reino animal y también de nuestra especie.

El ser humano ha vivido años en la naturaleza, pero nunca rodeado de paredes de cemento, y mucho menos conectado a más de tres dispositivos a la vez (sí, esta es la media de dispositivos a la que estamos siempre «conectados»). En el pasado, tampoco convivíamos con tantos estresores crónicos, como el dinero, las prisas, el trabajo, los hijos, etcétera. Por tanto, no es ningún secreto que el entorno donde vivimos se esté volviendo cada vez más amenazante para nuestra existencia humana.

Aquí van una serie de datos que te sorprenderán:

- → La frecuencia e incidencia de enfermedades autoinmunes a día de hoy es cinco veces mayor que la registrada en la década de los ochenta.
- → Los nuevos casos de cáncer han aumentado de forma progresiva durante los últimos años. En 2022 aparecieron 290.175 casos nuevos (un 1,34 % más que en 2021), según cifras de la Asociación Española contra el Cáncer.
- → El 17,5 % de la población adulta a nivel mundial, aproximadamente una de cada seis personas, sufre infertilidad, según un informe de la Organización Mundial de la Salud (OMS) publicado este martes y que ha analizado un total de 133 estudios entre 1990 y 2021[1].

- Según datos de la OMS, la pandemia del COVID-19 ha aumentado un 25 % la prevalencia de ansiedad y depresión en el mundo. Esto supondría un incremento de aproximadamente 200.000 nuevos casos de depresión mayor. En el caso de síndromes depresivos, llegaría hasta 400.000 nuevos casos. Cabe destacar que estas cifras, a día de hoy, no han mejorado tras pasar la pandemia.

- El ser humano ha pasado de comer 1-2 veces al día a comer 4-6 veces al día, lo que implica que nuestro sistema digestivo siempre funciona y nunca descansa. No es casualidad que cada vez encontremos a más personas con problemas digestivos, inflamación y alteraciones de la microbiota.

- Nos movemos menos de lo que comemos y nuestro diseño genético no está preparado para una vida sedentaria. Este desequilibrio es el caldo de cultivo para la mayoría de las enfermedades.

- La producción mundial de cereales se encamina a un máximo histórico; en concreto, el trigo, que ha experimentado un incremento de dos millones con respecto a la cantidad registrada el año anterior. Comemos más cereales y trigo que nunca. Además, muchos de ellos proceden de cultivos transgénicos, que permiten el uso de pesticidas que afectan negativamente a nuestra salud y la de nuestra microbiota.

- En torno al 88 % de la población tiene déficit de vitamina D, el cual se acentúa en la población adulta y anciana, y no se ha podido relacionar con las horas de insolación ni con el factor de protección solar. La escasa ingesta de alimentos ricos en vitamina D y la ausencia de alimentos enriquecidos, junto con la escasa insolación efectiva en este grupo de edad son las causas más probables[2].

- Las concentraciones de metales pesados son cada vez mayores en nuestra población, siendo las más preocupantes las de aluminio, arsénico, plomo, mercurio y níquel. El 64 % de los bebés nace con más mercurio en sangre del deseable[3].

- El Instituto de Diagnóstico Ambiental y Estudios del Agua (IDAEA-CSIC) ha detectado, por primera vez, hasta once nuevos compuestos químicos en la sangre del cordón umbilical de 69 bebés recién nacidos en Barcelona. Entre ellos destacan varios filtros ultravioleta

(UV) utilizados en la creación de cremas solares y parabenos de amplio uso en cosmética. Su presencia podría tener efectos negativos en las primeras etapas del desarrollo fetal e infantil, y su traspaso entre la madre y el feto se produce a través de la barrera placentaria.

→ Alrededor de 4.000 personas mueren cada año en España como consecuencia de infecciones provocadas por bacterias resistentes, cuatro veces más muertes que las causadas por accidentes de tráfico. La resistencia a los antibióticos es una realidad debido a su uso indiscriminado. Según la Organización Panamericana de la Salud (OPS), existe una fuerte preocupación mundial por la resistencia a los antibióticos: «Están surgiendo y extendiéndose nuevos mecanismos de resistencia de microorganismos en todo el mundo, amenazando nuestra capacidad para tratar enfermedades infecciosas comunes, lo que resulta en enfermedades prolongadas, discapacidad y muerte»[4].

No estoy para nada en contra de la industrialización o de los avances de la ciencia y la medicina, porque gracias a ellos hemos logrado combatir el hambre y las infecciones. Sin embargo, si nos paramos a pensar en todo lo anterior, ¿no nos estaremos pasando un poco?

La realidad es que, en la mayoría de los países occidentales, donde impera una vida moderna, industrial, con acceso a alimentos y comodidades, hemos reemplazado la mortalidad por hambrunas e infecciones agudas por la muerte y la enfermedad por condiciones e infecciones crónicas e inflamatorias. Y es ahí donde debemos pararnos a reflexionar.

Si nos tocara buscar culpables, podríamos decir que, en la actualidad, existen nueve factores causales que subyacen a la inflamación crónica en la sociedad occidental. Justamente estos factores son los principales culpables de esos sorprendentes datos que te acabo de presentar.

Principales causas de inflamación crónica

- ✖ Tóxicos y contaminantes.
- ✖ Uso y abuso de fármacos.
- ✖ Dieta moderna y alimentos proinflamatorios.
- ✖ Déficits nutricionales (cada vez más gordos, pero menos nutridos).

- ✖ Infecciones y alteraciones de la microbiota.
- ✖ Trastornos del biorritmo y alteraciones del sueño (vivir de día cuando es de noche).
- ✖ Estrés físico (sobreingestas alimentarias, períodos de hambruna, golpes y traumatismos).
- ✖ Exceso de grasa corporal y déficit de músculo.
- ✖ Sedentarismo o falta de movimiento (adicción a la silla y al sofá).

Ya, lo sé, he sonado fatal y dramática hasta ahora, pero créeme que no es para menos. Como siempre, es necesario entender y ser conscientes del problema para luego plantear las soluciones. Te prometo que, a pesar de lo anterior, hay mucho que podemos hacer para estar bien, y te lo contaré en este libro.

Pero primero quiero que conozcas uno a uno esos problemas que tenemos en la actualidad, empezando desde luego por un aspecto superclave: la alimentación. **¿Por qué comes como comes? ¿Qué impide que comas bien? A continuación te presento cinco factores sociales que te alejan de una alimentación antiinflamatoria y ancestral.**

La industria alimentaria

No es ningún secreto que cada vez tenemos alimentos más industriales, de fácil y rápido consumo. Además, son sobre todo los más publicitados por las grandes industrias.

¿Has probado una galleta de chocolate rellena de crema? Es el perfecto ejemplo de un alimento altamente palatable. Al morderla, es crujiente por fuera, pero al mismo tiempo, suave y cremosa por dentro. Es dulce, pero al mismo tiempo, su crema tiene un toque de sal que realza el sabor. Y eso sin mencionar los aditivos y otras sustancias que contiene, que estimulan tu centro del placer.

Lo mismo pasa con las patatas fritas de sabores. ¿A qué no te puedes comer solo una? La mezcla de sal y azúcar, lo crujientes que son y los resaltadores de sabor que contienen las convierten en una mezcla explosiva y adictiva para cualquiera.

Aunque no lo creas, estos alimentos van poco a poco afectando negativamente a tus señales de hambre y saciedad. Además, van cambiando tu paladar y tu capacidad de apreciar sabores sencillos y naturales presentes en frutas y verduras, y desde luego crean adicción.

La cultura familiar: la comida como premio/castigo

«Si te lo comes todo, vamos a la piscina», «si te portas bien, compramos el helado»… La comida se usa como un objeto de manipulación. Y esto, aunque no te lo creas, cambia completamente la forma en que nos relacionamos con la comida, con nuestras necesidades alimentarias, con el hambre y con la saciedad.

La necesidad imperante de control

No es un secreto que la comida es un factor clave en cualquier cultura o familia. Pero ¿qué pasa cuando la comida se vuelve un factor de control? Ya sea por salud, por dieta, por peso… la comida puede ser fácilmente ese objeto al que nos aferramos para controlar nuestras vidas.

Así que si sientes antojos frecuentes, y te ves reflejada en la historia de Blanca (véase pág. 45), no hay nada que debas controlar, ni nada contra lo que debas luchar. Tal vez habrá que revisar si estás nutriendo tu cuerpo adecuadamente, abandonar la necesidad de control, fomentar la confianza en el cuerpo y sobre todo entender que sabe lo que necesita en todo momento, a pesar de que, muchas veces, eso se traduzca en antojos por alimentos no tan beneficiosos.

La cultura de dieta: ideales de peso y salud

Si te has pasado la vida a dieta, si has crecido con la idea de que hay que comer poco o ingerir poca grasa, de que la fruta en exceso engorda, de que hay que tomar claras de huevo en lugar de yemas, de que es mejor la leche desnatada o semidesnatada, o de que hay que comer cinco veces al día para «acelerar el metabolismo», es normal que te encuentres a merced de lo que llamamos «cultura de dieta». Todo lo anterior es antinatura y, de hecho, te aleja aún más de la salud. El ser humano no está hecho ni para comer cinco veces al día, ni para ingerir claras de huevo (por algo los huevos vienen con su yema). En mi experiencia, cuesta mucho salir de esta estructura, pero una vez aprendes a hacerlo, los resultados son maravillosos.

Desde luego, si has crecido inmerso en estos conceptos, es normal que no sepas qué comer, que te hayas desconectado de tu apetito y que incluso sientas que saltas de una dieta a otra sin conseguir resultados. Yo también pasé por una «dieta crónica» y por una «inflamación crónica», porque no hay nada que te aleje más de una alimentación coherente y antiinflamatoria que la cultura de dieta y de la delgadez. Así que espero que este libro te abra los ojos y que, definitivamente, no hagas una dieta más. Mi intención es reconectarte con lo que verdaderamente estamos hechos para comer.

Etiquetas y dietas de moda

«¡Lo mejor es la dieta vegana!». «¡Pásate a la dieta alcalina y verás!». «¡La dieta keto es la panacea!». «¡Paleo, paleo, paleo!». Aquí entramos en el pantanoso terreno de las etiquetas y las dietas de moda. Todo el mundo tira para su lado y tú, en tu desconcierto, no sabes cuál es la mejor para ti.

Lo cierto es que, en sí misma, ninguna de estas dietas es necesariamente mala o está desaconsejada (al menos a corto plazo o como «estrategia» alimentaria). Dependerá mucho del contexto individual de cada persona, de su cultura y, desde luego, de su adaptación a la misma. Sin embargo, siendo realistas, vemos que casi ninguna debería pasar a formar parte del estilo de vida (al menos eternamente) de casi ningún paciente, y de serlo, debería monitorizarse siempre.

El problema de las etiquetas y de las dietas en tendencia es que nos encasillan en una sola estrategia y, de nuevo, hacen compleja su implementación como estilo de vida. También pueden prestarse a que te obsesiones tanto con el método que, al final, ni siquiera escuches a tu cuerpo, que quizá no se sienta bien adaptado a ello.

A menudo me preguntan si estoy de acuerdo o no con el vegetarianismo/veganismo. Siempre respondo lo mismo, que no es cuestión de estar o no estar de acuerdo, sino de que no todos los organismos podemos adaptarnos por igual a comer sin proteína animal. Y sí, puede dar lugar a déficits en algunos individuos, así como a problemas de salud.

LOS SEIS PROBLEMAS DE LA ALIMENTACIÓN MODERNA

Como he comentado antes, si estamos inflamados, no es fruto de la casualidad, y mucho menos de la mala suerte o de nuestros genes. Lo cierto es que vivimos en un contexto alimentario difícil y complejo.

En este apartado destacaré los principales aspectos que vuelven nuestra alimentación proinflamatoria, o aliada de la inflamación crónica de bajo grado. Te prometo que, aunque suene fatalista, verás lo mucho que podemos hacer para que, aunque el contexto, el escenario y la industria alimentaria haga de las suyas, puedas escoger la mejor solución posible para tu inflamación.

Problema n.º 1: comemos mucho omega-6

Se calcula que, en la actualidad, comemos 25 veces más omega-6 que omega-3.[5] Y me dirás: ¿en qué se diferencian? Pues fácil: ambos son ácidos grasos poliinsaturados (PUFA, por sus siglas en inglés), pero mientras que el omega-6 es proinflamatorio, el omega-3 es netamente antiinflamatorio. Eso no implica que el omega-6 sea dañino o malo. De hecho, recuerda que la inflamación en sí no es mala, sino que es necesaria; y por ello, el omega-6 también es necesario.

Sin embargo, para que la inflamación esté controlada hay que tener una ingesta equilibrada de omega-3/6; es lo que llamamos el ratio o balance de PUFA. Ahora bien, en la alimentación moderna ¡es muy fácil ingerir omega-6 y muy difícil ingerir omega-3! Tanto el omega-3 como el omega-6 son fundamentales, pero si no tenemos un consumo equilibrado de ambos, al final la balanza se inclina hacia la inflamación.

¿Dónde se encuentra el omega-6? En aceites vegetales de semillas y cereales como el maíz, el girasol, la soja, y otros. También está presente en la mayoría de la carne de animales mal alimentados (alimentados con pienso) o criados de forma extensiva, así como en sus huevos. Y desde luego, puedes encontrar omega-6 en cereales (arroz, maíz, trigo, espelta, etc.), legumbres, frutos secos y semillas.

¿Y dónde está presente el omega-3? En el pescado azul y graso. Los pescados aportan los dos ácidos grasos omega-3 que se asocian a una mayor cantidad de beneficios: el ácido eicosapentaenoico (EPA) y el ácido docosahexaenoico (DHA). Pero no solo en el pescado azul encontrarás omega-3.

También se ha visto que los animales bien alimentados lo contienen (cerdo, vaca, buey, aves y sus huevos), pero deberás asegurarte de que se han criado en libertad y han podido comer hierbas, gusanitos y, en definitiva, lo que deberían comer por naturaleza. Por último, encontramos omega-3 en forma de ácido linolénico en semillas como la chía, el lino y las nueces de Castilla; sin embargo, estos omega-3 tienen menor biodisponibilidad, lo cual quiere decir que deben transformarse en el organismo en EPA y DHA, por lo que no son iguales ni comparables al omega-3 de origen animal.

Y me dirás: «¿Qué puedo hacer para mejorar mi equilibrio omega 3/6? ¿Cuál es el balance ideal?». Actualmente, no existe un consenso científico sobre la cantidad ideal de omega-3/6 que hay que incluir en una dieta «ideal». Lo que sí sabemos es que cuanto más omega-3 y menos omega-6 incluyas en tu dieta, ¡mucho más controlada estará la inflamación![6]

A menudo veo que muchas personas recurren a lo fácil: «¡Pues me suplemento con omega-3 y listo!». Ojalá fuese tan fácil. Realmente, lo más coherente y lógico debería ser reducir al máximo nuestra ingesta de omega-6 en la dieta. De hecho, la mayoría de los estudios han determinado que una relación omega-3/6 en la dieta de 1:3 sería ideal. Por ello, no necesitas megasuplementarte con omega-3 (aunque puede que lo necesites en un inicio). Lo principal será reducir el aporte de omega-6 en la dieta, a la vez que tomas más pescados y carne de calidad.

¿Cómo lograr una ingesta adecuada de ácidos grasos omega?

✓ Consume pescado pequeño, salvaje, azul y graso al menos tres veces por semana: sardina, caballa, melva, boquerón, jurel, anchoas, bonito de pequeño tamaño, sargo, bacalao, pargo, salmón salvaje o *wild*. Aquí también entraría el atún, aunque no lo recomiendo demasiado por tener una alta carga de metales pesados. Deberás cocinarlos al vapor, en sopa, en papillote, o en una cocción suave en sartén a baja temperatura (inferior a 100 grados).

✓ Di «no» al omega-6. Evita todos los aceites vegetales refinados de semillas/cereales: nada de aceite de maíz, soja, canola o colza, o girasol. Por mucho que algunos afirmen ser «ricos en omega-3», esos aceites son en su mayoría refinados y no tienen ningún aporte interesante. Cámbialos por aceite de oliva virgen extra (AOVE), aceite de coco, *ghee*, grasa animal o manteca (ecológica u orgánica/de pastoreo). También puedes usar aceite de aguacate (prensado en frío).

✓ Siempre que puedas, cocina y come en casa. Evita los alimentos procesados y preparados, como aliños industriales, mayonesas, hummus, patés, salsas, chips, conservas industriales, galletas, cereales, bollería y frituras. Todos vienen con aceites vegetales de mala calidad, y aunque mencionen específicamente que llevan «aceite de oliva», casi nunca es virgen extra (lee las etiquetas). Esto no quiere decir que no puedan tomarse eventualmente, pero evita el consumo diario.

✓ Come carne y huevos, pero de calidad. La carne y los huevos tienen un aporte mixto de omega 3 y 6 siempre que los compres de una buena fuente (carne de pastoreo y huevos orgánicos). De lo contrario, aportarán más omega-6 y grasas saturadas.

✓ Reduce al máximo y toma en pequeñas cantidades estos alimentos: cereales, semillas y frutos secos, ya que la mayoría de ellos aporta mucho más omega-6 que omega-3. Por ello, en una alimentación antiinflamatoria reducimos su consumo, y no deberían constituir la base de la alimentación.

✓ Recurre a la suplementación de omega-3 con moderación. Aprenderás más adelante en qué casos es ideal la suplementación con omega-3, así como qué dosis tomar y durante cuánto tiempo.

Problema n.º 2: comemos grasas de mala calidad y la industria nos engaña

Durante muchos años nos han engañado terriblemente. Hasta hace poco, de hecho, seguíamos pensando que la «grasa» era un enemigo. En la actualidad, aunque cada vez estamos dejando más atrás ese mito, aún se presta a confusión.

••••

La grasa animal saturada es buena si el animal se ha alimentado correctamente. Sin embargo, la grasa vegetal no siempre lo es.

••••

Así, como lo oyes. Realmente, la grasa animal, fuente de colesterol, esa que tanto se ha criticado por estar vinculada a problemas de salud, esa grasa presente en el borde del filete, en la piel del pollo, en la yema del huevo y en los lácteos, puede ser muy interesante para tu salud, siempre que se consuma en su justa medida, pero sobre todo si procede de una buena fuente. Si el animal está bien alimentado, tendrá un mejor equilibrio de ácidos grasos omega-3/6 en sus membranas y un mejor perfil de ácidos grasos saturados.[7] Así que no, no todo es tan malo en la grasa animal.

Lo triste es que durante mucho tiempo hemos desterrado el consumo de estas grasas y las hemos sustituido por grasas vegetales pensando que son mejores. Esto nos ha traído unos cuantos problemas de salud y de inflamación. Veamos algunos ejemplos:

- **Hemos dejado de comer mantequilla** (procedente de la grasa de la leche) y la hemos cambiado por margarina y untables a base de grasas vegetales industriales que aparentemente «son más sanas» y «no tienen colesterol».

- **Hemos dejado de comer manteca y sebo animal**, y los hemos sustituido por manteca vegetal. Tanto la margarina como la manteca vegetal, como las imitaciones de nata «vegetal», están repletas de grasas hidrogenadas y trans, que en la actualidad se sabe que son las más peligrosas para la salud.

- **Hemos dejado de comer yogures y lácteos con grasa y enteros**, y nos hemos cambiado a versiones *light*, sin grasa. Estos están repletos de almidones, azúcares, espesantes y otros aditivos que, definitivamente, no te hacen ningún bien.

- **Hemos dejado de comer carnes y yemas de huevo**, y las hemos cambiado por cortes de carne sin grasa y sin colesterol, y claras de huevos. Esto también tiene un impacto negativo, ya que los cortes con grasa (como muslos, osobuco o vísceras, entre otros) también suelen ser cortes con hueso, con colágeno y con más aporte de vitaminas liposolubles como A, D, E, K, de las que, curiosamente, cada vez hay más déficit. Y no solo eso, sino que este tipo de cortes son mucho más fáciles de digerir que una inocente pechuga de pollo o que un filete sin grasa. Por otro lado, si eres como yo, que dejé de comer huevos enteros y empecé a comer más claras por aquello de ingerir más proteína y menos grasa, pues ¡mal! Las claras de huevo, a diferencia de las yemas, no aportan vitaminas liposolubles y, además, son mucho más inmunogénicas; es decir, generan más sensibilidades e intolerancias alimentarias. Así hiciste dietas de adelgazamiento o *fitness* a base de lechuga, atún y claras de huevo y has desarrollado problemas de salud o tienes inflamación, ¡ya sabes por qué!

Problema n.º 3: los cereales siguen siendo la base de la pirámide alimentaria y se comen en exceso

La tostada o el sándwich para desayunar, el arroz y la pasta en la comida, y el pan de nuevo para cenar. Así hemos crecido y hemos aprendido a comer en las últimas generaciones. No es culpa mía ni tuya. Son alimentos económicos, saciantes, de fácil acceso y, además, riquísimos y adictivos.

Aun así, la mayoría de las recomendaciones y de las instituciones internacionales, tanto estadounidenses como europeas, que son un referente en salud siguen recomendado este tipo de pirámides (con la base alimentaria de carbohidratos) para gozar de una mejor nutrición y salud.

Ejercicio práctico

No seré yo quien te diga qué es mejor. Quiero que hagas un ejercicio.

Imagina que no has visto nunca la pirámide alimentaria y te pido que cierres los ojos y pienses en lo siguiente:

- *¿Qué es más sano para tu cuerpo, comer verduras o un plato de arroz?*
- *¿Qué conseguirías más fácil en la naturaleza: un bollo de pan o una manzana?*

Creo que coincidiríamos en que tomar frutas, verduras, hortalizas y alimentos frescos no solo es más inteligente e interesante, sino también más lógico y accesible en la naturaleza si nos tocara trasladarnos a la época de nuestros antepasados, cuando no había supermercados.

Y me dirás: «Entonces, ¿por qué se sigue recomendado el consumo de cereales?». La respuesta es fácil: se debe a los intereses de la industria. Sí, a la industria le interesa que sigas pensando que comer pan en el desayuno, arroz en la comida y pan en la cena es lo mejor para ti. Y muchas de las instituciones de salud y nutrición se encuentran, en parte, financiadas por la industria alimentaria, la industria de los cereales y la industria láctea.

Si me tocara a mí cambiar la pirámide de la alimentación humana, sin duda mi propuesta sería la pirámide propuesta en mi primer libro, *Atención con la inflamación*. Esta pirámide antiinflamatoria se basa principalmente en la lógica alimentaria, además de en la evidencia científica:

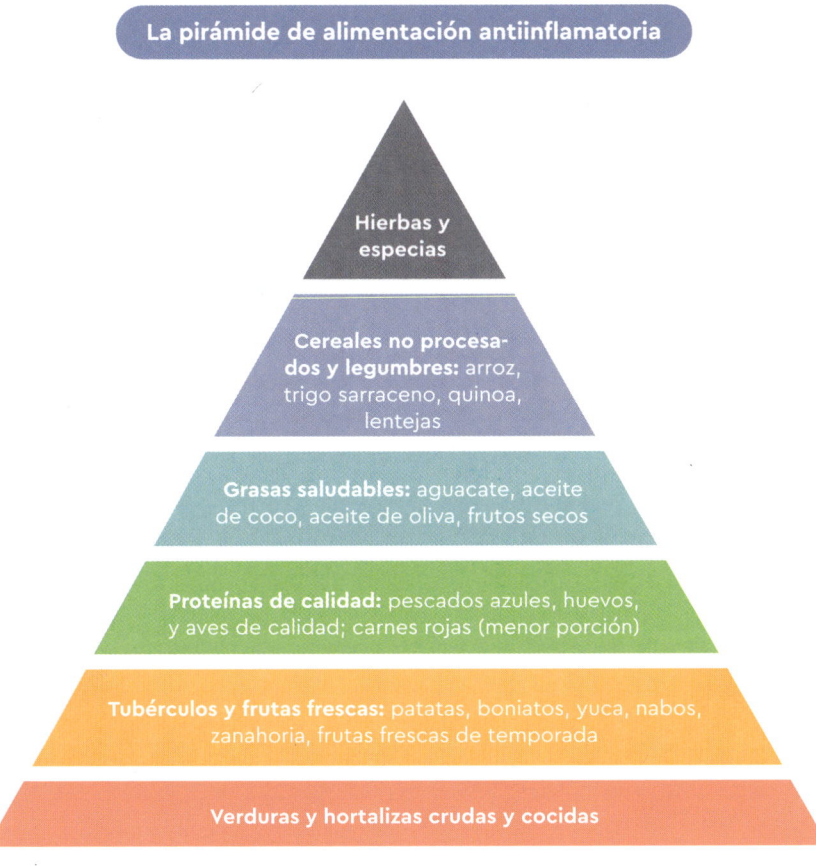

> *Si las pirámides de alimentos estuviesen basadas en la ciencia y la evidencia, las verduras y las hortalizas estarían sin duda en la base.*

No es el pan del desayuno, ni la leche de ese café que te tomas a diario, lo que debería constituir la «base» de tu alimentación. Sin embargo, el modelo de alimentación occidental nos impone que la base de nuestra alimentación deberían ser los cereales, el pan, la pasta y sus derivados. Pero ¡nada más lejos de la realidad!

Más adelante, hablaremos más largo y tendido sobre alimentación antiinflamatoria, alimentos específicos, menús y pautas alimentarias.

Problema n.º 4: no tomamos alimentos frescos y con densidad nutricional

No se trata tan solo de tomar verdura, fruta y carne de calidad. Muchas personas lo hacen y, aun así, siguen enfermas y presentan déficits nutricionales.

Necesitamos alimentos frescos, de temporada, nutricionalmente densos, y preparados correctamente. Puedes comer fruta y verdura, pero cultivada a miles de kilómetros, madurada en cámaras y pobre en vitamina C y nutrientes. Puedes comer carne buena, pero tal vez te enfocas en comer solo el músculo del animal (el filete) e ignoras la importancia de incluir vísceras y cortes con colágeno por su riqueza en vitaminas liposolubles y aminoácidos interesantes. Por eso, para tener una alimentación antiinflamatoria no basta con comer fruta y verdura; es mucho más que eso.

Basta con ir al supermercado y observar la cesta de la compra de la mayoría de la gente: verduras congeladas, alimentos preparados y listos para hornear o comer, salsas preparadas, caldos en tetrabrik, frutas cortadas o en zumo, o vegetales envueltos en cada vez más plástico. Esto nunca será igual que comerte un alimento fresco con el mínimo procesado posible. Con ello no digo que no podamos valernos de productos congelados o en conserva; de hecho, son muy útiles y en ocasiones nos sacan de apuros. Sin embargo, no podemos basar toda la cesta de la compra en estos congelados o conservas. Al comprar así, sacrificamos sabores, así como algunos nutrientes como la vitamina C y los antioxidantes, que suelen verse perjudicados.

Además, la procedencia importa. La mayoría de las verduras, tanto frescas como congeladas, que encontrarás en los supermercados provienen de la agricultura extensiva, que usa una gran cantidad de agroquímicos y tiene una enorme cadena de producción que reduce el valor nutricional de los alimentos.

Otro dato interesante son las bacterias. Sí, nos parece que luce muy hermosa una manzana brillante, una zanahoria impecable o un tomate muy limpio. Pero ¿y si te digo que la tierra que recubre las verduras y frutas de huerto, sobre todo si están en contacto con el suelo y sus bacterias, tiene un papel clave en tu microbioma? El suelo donde crecen la mayoría de las plantas y el intestino humano contienen aproximadamente la misma cantidad de microorganismos activos.[8] Sin embargo, actualmente, esto dista mucho de la realidad, ya que estamos experimentando una pérdida de la biodiversidad, es decir, del número, la diversidad y la funcionalidad de los microorganismos que habitan en nuestro intestino. La diversidad del microbioma intestinal humano es ahora solo el 10 % de la biodiversidad del suelo a consecuencia del estilo de vida moderno[9].

Estos cambios coinciden también con un aumento de las enfermedades del estilo de vida relacionadas con el microbioma, todas ellas asociadas a la inflamación y a la disbiosis (el desequilibrio del microbioma). Algunas de las más comunes son el sobrecrecimiento bacteriano intestinal (SIBO), las infecciones recurrentes (candidiasis, cistitis por *E. coli* y faringitis por estreptococos) y las alteraciones inflamatorias y del sistema inmunitario.

Así que comer una verdura de huerto, con algunas de sus bacterias y su tierra, tiene ventajas, ya que nos dota de sistemas inmunitarios más resistentes y de microbiotas más diversas. Con ello no estoy diciendo que haya que rechazar y abandonar las prácticas de higiene, sino que, sin duda, comer una verdura de suelo, de huerto, con la menor cantidad de agroquímicos posible puede ser muy beneficioso.

••••

Al final se trata de un equilibrio, como todo en la vida.

••••

En lo que respecta a la densidad nutricional, se sabe que, en la actualidad, comemos muchos alimentos y muchas calorías, pero poca densidad nutricional. Un alimento de alta densidad nutricional es aquel que, en pequeñas cantidades, aporta una gran cantidad de nutrientes, vitaminas y minerales,[10] así como las calorías justas para justificar su gran potencial nutritivo. Es decir, deben ser alimentos nutritivos que aportan una cantidad de calorías que no es especialmente elevada. Por ejemplo, un alimento de alta densidad nutricional sería el hígado, que es una fuente concentrada de hierro, vitaminas liposolubles, proteínas y grasas, y una cantidad de calorías por gramo justa para ello.

Lo contrario a un alimento de alta densidad nutricional serían, por ejemplo, los alimentos con calorías vacías. El rey de las calorías vacías es el azúcar blanco de mesa y, por tanto, las gominolas, los siropes, los refrescos o el algodón de azúcar. En pocas cantidades aportan muchas calorías y nada de nutrientes de calidad. Otros alimentos de baja densidad nutricional serían el pan y las harinas refinadas o blancas que te llenan y aportan muchas calorías, pero son muy pobres en nutrientes.

Así pues, podemos decir que, en la actualidad, estamos sobrealimentados, pero no «sobrenutridos». Tenemos exceso de peso, pero presentamos carencias nutricionales, sobre todo de magnesio, zinc, selenio, hierro, vitaminas liposolubles, omegas o vitamina C, entre otros.

Problema n.º 5: la falta de variedad y rotación de alimentos, una vía directa a las sensibilidades alimentarias

Nunca hemos comido de forma tan monótona y tan poco variada como hoy en día. Es curioso que, muchas veces, cuando pregunto a mis pacientes sobre si comen verdura o no, me responden:

—Claro, doctora, todos los días.

—¿Y qué verdura comes?

—Tomate, zanahoria, lechuga, cebolla, pimiento/pimentón...

Siempre son esas cinco verduras las que predominan en la mayoría de las cestas de la compra en la actualidad.

En la mayoría de las poblaciones modernas con hábitos más occidentalizados,[11] el 75 % de la comida proviene de doce plantas y cinco animales, y es raro pasar de los 15 gramos de fibra al día.[12] Si nos remontamos a nuestros antepasados, los estudios antropológicos muestran que los primeros humanos de hace 100.000 años consumían una gran diversidad de alimentos de origen vegetal. Se calcula que tenían a su disposición más de 3.000 especies diferentes de alimentos vegetales, incluyendo tubérculos, frutos secos, semillas, hierbas, frutas y algas.

Esto se sigue dando en algunas tribus ancestrales que aún habitan en el planeta, como los hadzas, que viven en el norte de Tanzania. Se les considera una de las últimas tribus de cazadores-recolectores de África y está formada por cerca de 1.300 miembros. Su dieta actual incluye frutos de baobab, miel, frutos y bayas, tubérculos y todos los animales que se cruzan por su camino (aves, roedores y mamíferos). En total comen unas 600 especies diferentes de plantas y animales. También ingieren entre 100 y 150 gramos de fibra al día[13].

Algo similar ocurre, por ejemplo, en el caso de los yanomamis de Venezuela, una tribu que, según una investigadora, presenta casi el doble de la diversidad bacteriana que la de la mayoría de la población con hábitos más occidentalizados. Al igual que los hadzas, los yanomamis comen más de 100 gramos de fibra al día, mientras que nosotros, en la sociedad industrializada, consideramos que una dieta rica en fibra incluye 30 gramos al día.

Hoy en día ya sabemos que no es solo cuestión de comer fruta, verdura o fibra, sino de que comas una diversidad de estos alimentos. Las personas que consumen a la semana más de 30 alimentos de origen vegetal (frutas, hortalizas, fruta seca, verduras, legumbres, semillas, cereales enteros) tienen una microbiota intestinal más diversa que quienes no lo hacen.[14] Y hay una estrategia clave para ello: la rotación de alimentos. Sí, una de las estrategias más interesantes para mejorar la salud digestiva, la microbiota y la inflamación es incorporar una diversidad de alimentos a tu dieta, pero sobre todo rotarlos.

¿Has oído hablar de los test de intolerancias o sensibilidades alimentarias, en los que casi siempre retiramos alimentos por unos meses y luego los reintroducimos? Pues básicamente eso mismo haríamos en nuestra dieta: rotaríamos los alimentos según las estaciones. Rotar los alimentos nos ayuda a generar cambios en la dieta, en el microbioma, e incluso nos permite reducir el riesgo de crear sensibilidades, intolerancias y reacciones adversas a algún alimento. Cuando rotamos los alimentos, dejamos de consumir algunos durante ciertas épocas del año. Por ejemplo, el tomate, que es una verdura de sol y calor que solo deberíamos consumir en verano (tres o cuatro meses al año) y descansar de ella el resto del año.

¿Y cómo lo haremos? Aprendiendo sobre las temporadas y las estaciones de nuestra zona. Por ejemplo, volviendo a los hadzas, se sabe que su comida es estacional: comen más carne en la estación seca y más miel y bayas en la estación húmeda. Cuando cambian su dieta, también cambia su microbioma y, con ello, logran una mayor diversidad.[15] Esto nos indica que la microbiota no es estática y que podemos modificarla. Como dice mi lema, «si no puedes cambiar tus genes, cambia tus intestinos». Este es uno de los grandes objetivos del método que voy a enseñarte.

Problema n.º 6: comemos demasiado y mal

Siguiendo con el ejemplo de los yanomamis, una de las cosas que relata la investigadora es que las familias «no se sientan a comer tres veces al día, como nosotros. Típicamente se reúnen en la noche y comen juntos para conversar».[16] Durante el día suelen picar cosas ligeras como plátanos, frutas, casabe (una especie de galleta a base solamente de yuca, un tubérculo).

Y es que la mayoría de los estudios antropológicos indican que en el pasado solíamos comer como máximo una o dos veces al día. La gran mayoría de la humanidad siguió comiendo una vez al día hasta finales del siglo XIX, y cabe destacar que la obesidad prácticamente no existía hasta esa época.

Hoy en día comemos, como mínimo, tres veces al día y entre horas solemos picotear, o tomar alguna bebida con azúcar (café, té, refrescos). Así, la comida gobierna constantemente nuestras rutinas. Además, siguen existiendo las famosas corrientes nutricionales que aconsejan comer cinco veces al día. Sin embargo, cuando comemos más de tres veces al día, se ve afectada nuestra salud digestiva, pero sobre todo nuestra salud metabólica e inmunitaria.

....

Créeme, no tendrás más energía por comer más veces al día. Si quieres tener energía, debes dejar descansar tu sistema digestivo.

....

En realidad, todas nuestras células y bacterias necesitan un descanso, pues solo pueden regenerarse en un estado de quietud. Además, tu sistema inmunológico solo puede defenderse, desinflamarse y regenerarse si le dejas energía, y para eso tenemos que dejar de comer. Asimismo, la longevidad también está asociada al ayuno y a la restricción calórica.

Llámalo ayuno intermitente o como tú quieras. Puedes usar la estrategia que te sirva, siempre que te siente bien física y psicológicamente hablando. No te preocupes si ahora mismo sientes que te cuesta, o si te ves incapaz de no picar entre horas o de realizar ayunos. Más adelante te mostraré mi protocolo de ayuno inteligente, un método fácil y adaptable. Por el momento, déjame que te adelante los beneficios del ayuno:

✓ **Es bueno para tu sistema digestivo/microbiota.** Solo durante los períodos de ayuno (es decir, aquellos en que no comemos y nuestro sistema digestivo no se encuentra realizando grandes tareas) ponemos en marcha el complejo motor migratorio (CMM). Se trata de una especie de sistema de limpieza intestinal que ayuda a eliminar desechos y toxinas, así como a mejorar el tránsito intestinal.[17] En otras palabras, ayunar te ayudará a evacuar, desintoxicar y mejorar tus digestiones y, por tanto, tu microbiota.

✓ **Mejora tu metabolismo.** Comer cinco veces al día no acelera tu metabolismo, sino que en realidad daña cada vez más tu flexibilidad metabólica, es decir, la capacidad de adaptación del organismo y metabolismo frente a situaciones de escasez de energía (como cuando no le damos comida o lo sometemos a situaciones como el ejercicio intenso). El ayuno permite activar vías y enzimas que promueven la obtención de energía de otras fuentes más allá de lo que comes. Además, el ayuno favorece la disminución de los niveles de glucosa e insulina en sangre y, por tanto, facilita la oxidación o la utilización de las grasas como combustible.[18] Esto no necesariamente te hará perder peso, pero sí te ayudará a tener un metabolismo más eficiente.

✓ **Refuerza tu sistema inmunitario.** La digestión, el metabolismo y el sistema inmunitario se encuentran estrechamente vinculados. De hecho, hoy en día hablamos del famoso inmunometabolismo, es decir, el papel que juega el metabolismo de las células del sistema inmunitario a la hora de generar una respuesta inmunitaria. En la actualidad sabemos que podemos cambiar nuestro microbioma y nuestra respuesta inmunitaria con solo dejar descansar más nuestro sistema digestivo y practicar el ayuno. De hecho, las concentraciones de insulina y de glicemias pueden afectar significativamente a ciertas poblaciones microbianas y también influir en la respuesta inmunitaria. Además de los beneficios metabólicos, cada vez más estudios demuestran el beneficioso impacto del ayuno en las enfermedades inflamatorias y autoinmunes.[19]

✓ **Te llena de energía.** ¿Crees que si dejas de comer tendrás bajones o te faltará energía? Te entiendo, venimos de esa corriente. Pero ¿qué tal si te digo que lo primero que notan las personas cuando empiezan a comer antiinflamatorio y a ayunar es que tienen más energía? En realidad, cuando tu sistema digestivo se encuentra en actividad, consume muchísima energía. Por esa razón, cuando comemos, muchas veces nos sentimos con sueño, aletargados y con necesidad de dormir una siesta.

«TODO ME SIENTA MAL»: INTOLERANCIAS, ALERGIAS Y SENSIBILIDADES ALIMENTARIAS

«Muy bien, Gabriela, ya sé que tengo que comer fibra y verduras, que tengo que hacer ayunos, evitar los procesados y comer pescado azul. Pero ¿qué pasa cuando ya no puedo comer de nada? ¿Cuando hasta la fruta y los vegetales me sientan mal? ¡Es que cuanto más sano como, peor me siento!».

Las intolerancias están a la orden del día. Cuando hablo de intolerancias, me refiero a cuando nuestro sistema digestivo ha perdido la capacidad de poder digerir alimentos. Puede tratarse de intolerancia a la fructosa, al sorbitol, a la histamina... ¡Ya no puedes comer ni fruta! ¡Parece que todo te sienta mal!

Créeme que, en la mayoría de estos casos, la culpa no es del alimento, ni la solución es retirarlo. Tu organismo está perfectamente capacitado para digerir fruta, verdura, carnes, pescados, etc., pero, por alguna razón, ha perdido la capacidad de hacerlo. Y lo más sorprendente aún es que aquellos alimentos que no puedes digerir, o que te cuesta digerir, no son siempre los culpables del problema.

Las propias alteraciones de la microbiota y su disrupción, o lo que hoy conocemos como «disbiosis intestinal», tienen un enorme impacto en la forma en qué digerimos. De hecho, en la mayoría de los casos, las intolerancias no son el origen del problema, sino la manifestación o la consecuencia de la disbiosis intestinal.

¿Qué es la disbiosis intestinal?

En una disbiosis intestinal observaremos lo siguiente:[20]

- Una alteración de los jugos y del PH gástrico (la acidez de nuestro estómago), lo que afecta a la secreción de enzimas digestivas y, en resumen, hace nuestras digestiones más difíciles y lentas.
- Una afectación de la motilidad intestinal. Esto dificulta que los alimentos se desplacen correctamente por el tracto gastrointestinal, provocando cambios en tus evacuaciones o alternancia entre diarrea y estreñimiento.
- Un sobrecrecimiento de microorganismos, sobre todo de algunos grupos de bacterias que pueden generar más fermentación y gas a nivel intestinal. En definitiva, ¡estarás siempre lleno de gases y con hinchazón!
- Una inflamación del epitelio intestinal y sus microvellosidades. Esto afecta a la absorción de nutrientes, lo cual provoca dolor y déficits nutricionales, sobre todo de algunos nutrientes clave como las vitaminas liposolubles (A, D, E, K), el hierro, el magnesio, etc.
- El famoso «intestino permeable», que no es más que una pérdida de la integridad de la barrera intestinal. Esta pasa de ser fuerte y poco permeable a aumentar su permeabilidad, de forma que se vuelve porosa y deja pasar sustancias tóxicas, antígenos alimentarios y endotoxinas como el lipopolisacárido (LPS) que generan tus propias bacterias cuando están en desequilibrio. Sí, tus propias bacterias pueden intoxicarte.

Un intestino sano (izquierda, verde) debe naturalmente tener cierto grado de permeabilidad a través de las uniones estrechas para poder absorber alimentos, nutrientes y sustancias de interés. Pero, cuando existe un intestino permeable (*leaky gut*) o hiperpermabilidad intestinal (derecha, naranja), el intestino pierde su integridad y las uniones pasan de ser estrechas a ser muy abiertas y permeables, dando pie a que puedan entrar al torrente sanguíneo alimentos parcialmente digeridos, toxinas microbianas y microorganismos patógenos. Esto haría desencadenar el proceso inflamatorio, el ataque autoinmune y aumentaría el riesgo de sensibilidades alimentarias.

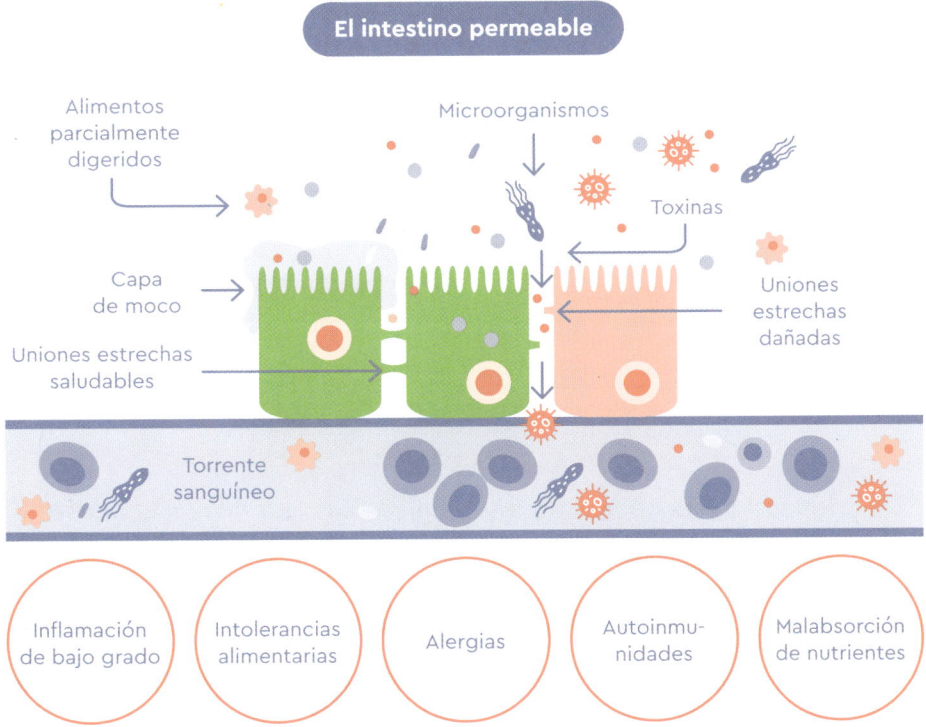

Todo esto crea un escenario en el que la digestión no solo se vuelve lenta y pesada, sino que va cuesta arriba, lo cual dificulta la capacidad de digerir los alimentos y, por tanto, crea el escenario perfecto para las alergias, las intolerancias y las sensibilidades alimentarias. Seguramente, te sentirás como un globo, con hinchazón abdominal, gases y eructos, y no sabrás qué comer porque literalmente tu cuerpo empieza a rechazarlo todo. La frase «todo me sienta mal» empezará a dominar tu día a día.

La única forma de aliviar este proceso es retirar ciertos alimentos de la dieta y promover el descanso de tu sistema digestivo, mientras que a su vez trabajamos en repararlo, en reestablecer el equilibrio de tu microbiota con un protocolo específico para disbiosis intestinal. También hay que investigar la posible presencia de infecciones por *Helicobacter pylori*, por candidiasis, por parásitos o por bacterias asociadas al sobrecrecimiento microbiano intestinal (SIBO).

Es imposible dar un protocolo de acción para una disbiosis a través de un libro porque hay tantos tipos de disbiosis, y de personas, como árboles en el bosque. Porque para trabajar una disbiosis no basta con erradicar la bacteria o el microbio «malo», sino que hay que trabajar en las causas de base que han originado ese desequilibrio: estrés, alimentación, tóxicos, alcohol, trauma, etc. Todos estos factores pueden estar detrás de una disbiosis y de un intestino disfuncional.

Abordar todo esto es complejo. Pero te prometo que daré muchas herramientas y un método concreto para que, a través de la alimentación y de ciertos cambios, logres sentar las bases para mejorar tu microbiota.

GENÉTICA Y EPIGENÉTICA EN LA INFLAMACIÓN: TODO EMPIEZA EN EL VIENTRE MATERNO

Cuando hablo de genética, no me refiero solo a los genes con los que nacemos y que heredamos de nuestros progenitores y ancestros, sino también a aquellos que nos «programan» durante la vida intrauterina.

Antes pensábamos que el período de gestación no tenía mucho que ver con nuestros genes. Que los genes eran los que eran, los que venían de nuestros padres y familiares. Además, se creía que la placenta era un tejido estéril, libre de microorganismos y con poca comunicación con el entorno. Pero en la actualidad sabemos que eso no es así. Gracias al concepto de la programación intrauterina o fetal sabemos que existe una estrecha relación entre la vida de la madre y la programación genética del futuro bebé.

El concepto de «programación fetal» ha permitido comprender y justificar mejor el origen de muchas enfermedades inflamatorias del adulto. Resulta que durante la vida intrauterina podemos programar (activar o desactivar) genes que nos harán más susceptibles a padecer una enfermedad crónica.

Es decir, si mi familia es obesa o tengo genes que me predisponen a sufrir un cáncer o una enfermedad autoinmune, la programación fetal podrá incidir positiva o negativamente en ello en función de las vivencias y el entorno de la madre durante la gestación. Este entorno estaría marcado por factores asociados al «ambiente». Se trata de los llamados «factores epigenéticos», que empiezan a marcar una pauta desde que estamos en el vientre materno y, por supuesto, influyen aún más una vez que nacemos y comenzamos nuestra vida en la Tierra.

Los factores ambientales más estudiados por su influencia en la epigenética y en la programación intrauterina son exactamente los mismos nueve factores proinflamatorios de los que te he hablado con anterioridad (véanse págs. 21 y 22), que son capaces de incidir positiva o negativamente en la inflamación.

Así que, desde que somos una pequeña célula en el vientre materno, construimos ya ese ambiente celular que dará origen a nuestro sistema inmunitario, programamos nuestra respuesta inflamatoria. Desde luego, una vez que nacemos, seguimos programando y modificando epigenéticamente nuestras células. De hecho, nacemos con un intestino muy inmaduro que, gracias a la lactancia materna y sus nutrientes (grasas de calidad, lactoferrina e inmunoglobulinas), empieza a formarse y a generar respuestas adecuadas de defensa y adaptación. Se dice que hasta los dos o tres años no tenemos un sistema inmunitario totalmente maduro. De hecho, es en esta etapa cuando suele cesar por completo la lactancia materna y también se acaba de establecer la microbiota definitiva del niño, que marcará la pauta del adulto en un futuro.

Otro sistema importante del que merece la pena hablar es el sistema nervioso. Gran parte del desarrollo cerebral ocurre durante el embarazo, y este es clave y determinante en la capacidad neurocognitiva del lactante. Existe un nutriente fundamental en todo este proceso, el omega-3, constituido principalmente por los ácidos grasos EPA y DHA.[21] Por ello, las necesidades de omega-3 son mayores en el embarazo, tanto para mejorar el ambiente inflamatorio como para favorecer el neurodesarrollo y la salud del sistema inmunitario del bebé.

Un estudio realizado en España, en el Hospital Sant Joan de Déu de Barcelona, analizó imágenes de resonancia magnética de cerca de 8.000 niños de nueve a once años de edad para evaluar la relación entre la duración de la lactancia materna y el volumen de materia gris en el cerebro.[22] Se observó que la duración de la lactancia se asociaba de manera proporcional a un mayor volumen de un área determinada del cerebro en estos niños.

Todo ello nos indica que, desde muy pequeñitos, recibimos estímulos nutricionales y del entorno que determinan nuestro desarrollo inmunitario y nervioso. Si hay un tema que me apasiona, es la profunda relación entre el intestino, el cerebro y la microbiota. No en vano existe en la actualidad el famoso eje intestino-cerebro-microbiota, que viene en gran parte determinado por factores genéticos, por la programación fetal y desde luego por la epigenética.

Otro factor no tan positivo que me gustaría destacar es el impacto del estrés emocional, el trauma y la programación intrauterina.[23] Y es que, aunque los estudios disponibles son en su mayoría en primates, se ha observado que el estrés psicológico de la madre podría programar el sistema nervioso del futuro bebé, haciéndolo más propenso y sensible al estrés y aumentando la vulnerabilidad a procesos inflamatorios y neuroinflamatorios como la depresión. Esto, sin duda, marcaría una pauta desde una temprana edad, aumentando el riesgo y la susceptibilidad de padecer problemas inflamatorios en la vida adulta. Lo mismo ocurriría con la exposición a sustancias tóxicas (alcohol, tabaco, etc.), así como a contaminantes y metales pesados presentes en alimentos y, muchas veces, en el agua de consumo.

Ya lo sé, todo esto suena catastrófico, sobre todo porque hay cosas que jamás podremos evitar o cambiar. No podemos viajar al pasado y cambiar nuestra infancia o cómo nuestra madre nos gestó y alimentó. Además, con todo lo que sabemos en este momento, no siempre podemos dar lactancia materna, ni tampoco podremos librarnos de todos los tóxicos del planeta. Y en este punto solo nos queda una salida: conocernos y cuidarnos lo mejor que podamos y sepamos de aquí en adelante.

· · · ·

Lo más bonito del cuerpo humano es que me ha demostrado que, sin importar la edad que tengas, siempre es un buen momento para estar mejor. Es increíble su capacidad de regeneración y reprogramación.

· · · ·

¿CÓMO SABER SI TENGO INFLAMACIÓN? CONOCE TU TENDENCIA INFLAMATORIA

Lo primero que siempre repito en la consulta es que todos experimentamos inflamación. De hecho, gracias a la inflamación hemos podido sobrevivir y adaptarnos a muchos procesos de cambio y de estrés, así como a momentos amenazantes. Cada vez que te sometes a un estímulo que genera estrés o cambios en tu cuerpo, el sistema inmunitario se defiende, y eso genera una respuesta proinflamatoria, genera inflamación. Esto es algo necesario para poder adaptarnos y defendernos. Es decir, la inflamación es una constante en el ser humano (ancestral y moderno). Nos ha acompañado siempre que nos hemos sometido a situaciones amenazantes o que pueden representar una posible amenaza.

¿Cuándo te inflamas?

- Te inflamas cada vez que comes.
- Te inflamas cada vez que tu organismo detecta una posible amenaza del entorno (miedo-estrés-ansiedad).
- Te inflamas cada vez que respiras un posible tóxico o alérgeno (sí, cuando estornudas al entrar a una tienda de perfumes).
- Te inflamas cada vez que te vas de comilona... y de borrachera también. ¡Uy el dolorcito de cabeza!
- Te inflamas cada vez que pasas hambre y sed.
- Te inflamas cada vez que tu cuerpo se golpea, atraviesa traumas o cirugías.
- Te inflamas cada vez que pillas un virus o una infección.
- Te inflamas cada vez que no duermes.
- Y sí, las mujeres también nos inflamamos un poco más cada vez que nos viene la menstruación.

Sin embargo, lo normal es que todos estos episodios de inflamación sean transitorios en vez de constantes. Si cada vez que como me inflamo, lo lógico es comer pocas veces al día. Si cada vez que me estreso me inflamo, lo normal es que tenga algunos picos de estrés, pero no que viva siempre con estrés. Si cada vez que me expongo a algún tóxico me inflamo, lo normal debería ser exponerme lo menos posible, en vez de vivir expuesto a miles de tóxicos ambientales. Y así te podría dar miles de ejemplos. Por tanto, hemos pasado de tener microdosis de inflamación a tener mucha inflamación, ya que estamos expuestos a demasiados estímulos proinflamatorios.

Yo sí he pasado por todas o casi todas esas situaciones. Mi madre dice que, de recién nacida, no lloraba pero sí estornudaba. Las alergias me acompañaron toda la vida, y se fueron sumando otros problemas, sobre todo digestivos, en la edad adulta. ¡Cómo olvidar aquella gastritis de los veinte! Cuando el estrés por la universidad, mi primer trabajo formal y la vida adulta me abrumaban. Además, en ocasiones me dolía la regla, y cómo se asomaron unos quistes en los ovarios, caí en el error de pensar que el anticonceptivo lo solucionaría. Y así se fueron sumando problemas como el hipotiroidismo y la ganancia de peso que experimenté a partir de los veintitrés.

La inflamación puede ir cambiando a lo largo de la vida.

Todo el mundo tiene un talón de Aquiles en materia de salud. Absolutamente todos, sin excepción. A ese talón de Aquiles lo llamo «tendencia inflamatoria». Créeme que hay incluso quien dice: «Yo no sufro por nada», pero al final algo tiene.

La tendencia inflamatoria es ese típico síntoma, signo, manifestación o enfermedad que suele asomarse más en los momentos de estrés: cuando comes peor, cuando tienes más preocupaciones o tristeza, cuando no duermes, cuando bebes alcohol o comes de más, o cuando atraviesas algún proceso infeccioso.

Las cinco tendencias inflamatorias más comunes son:

- **Tendencia 1:** dolor de cabeza, de cuerpo o de músculos; dolor menstrual.
- **Tendencia 2:** cansancio, fatiga, astenia o tendencia depresiva.
- **Tendencia 3:** alergias.
- **Tendencia 4:** problemas digestivos.
- **Tendencia 5:** problemas de piel (acné, dermatitis, eccemas).

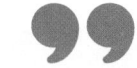

El caso de Blanca

Recuerdo a Blanca, una paciente que venía a mi consulta porque quería controlar sus antojos premenstruales. Me explicaba que comía bien todo el mes (todo a la plancha, sin grasa, sin azúcar, sin procesados), pero los días anteriores a la regla lo devoraba todo: patatas fritas, chocolate, galletas crujientes, pan con aceite... Me decía: «Es que puedo pasar del dulce al salado en un minuto, y sobre todo me apetece comer mucha grasa y cantidad».

En realidad, Blanca experimentaba un proceso normal, ya que en la etapa premenstrual, ante tantos cambios hormonales, necesitamos más energía y, en concreto, grasas para poder fabricar muchas de las hormonas femeninas que provienen del colesterol. Blanca llevaba tal grado de restricción y control de grasas, calorías y nutrientes que, cuando llegaba esa etapa, su cuerpo gritaba: «¡Auxilio!», y reclamaba, a costa de lo que fuera, grasas y energía, que acababa satisfaciendo con alimentos muy palatables y procesados.

¿Cómo ayudamos a Blanca? Primero enseñándole que comer grasas, calorías y nutrientes era totalmente necesario, que todo ese control la estaba conduciendo a tener estos atracones premenstruales. En la medida en que empezó a aumentar su ingesta de nutrientes y grasas, su cuerpo se desinflamó y estos antojos premenstruales, aunque permanecían en cierta medida, ya no eran tan acusados, y con un par de cuadraditos de chocolate era suficiente. Siempre le decía: «Blanca, no luches con tu cuerpo. Él solo necesita nutrirse y hará lo posible por pedírtelo».

Por ejemplo, durante la pandemia del COVID-19, vivimos un despertar de las tendencias inflamatorias, ya que casi todos experimentamos un aumento de la inflamación por todo el contexto al que nos enfrentábamos: estrés, incertidumbre, aislamiento... Desde luego, si pillaste el COVID-19 o te vacunaste, también experimentaste inflamación por los efectos del virus. De hecho, muchos pacientes, a día de hoy, tras haber superado el

COVID-19, comentan que «su cuerpo cambió», que empezaron a encontrarse peor desde entonces o que no se sienten recuperados del todo.

••••

Después de cualquier tipo de infección, y en concreto del COVID-19, experimentamos un despertar de nuestras tendencias proinflamatorias.

••••

Y como la vida es incierta y las pandemias también, no nos queda más remedio que prepararnos para estas posibles eventualidades inflamatorias. De hecho, no vamos a poder controlar la contaminación, ni muchas veces los pesticidas y tóxicos a los que estamos expuestos. Pero ¿por qué algunas personas son más propensas a inflamarse? ¿Por qué algunas personas han atravesado el COVID-19 sin apenas secuelas? ¿Por qué somos tan diferentes? Pues por las diferencias en nuestro sistema inmunitario.

Así se configura el sistema inmunitario humano:
- El 20–30 % es genética y programación (no modificable).
- El 70 % son factores epigenéticos/ambientales a los que estamos expuestos (modificables).

REGENERA Y REPROGRAMA TU SISTEMA INMUNITARIO: PUEDES HACERLO

Cuando tenía veintitrés años, en mi peor crisis de salud hasta el momento, siempre pensaba que ya veríamos cuando tuviese treinta años. «Uf, si estoy así a los veinte, cómo serán los treinta, y los cuarenta, y los cincuenta, y la menopausia». A día de hoy, esos miedos ya no existen. Sé que, aunque no tengo el control total de todo, soy consciente de que albergo en mi interior una maquinaria muy inteligente e intuitiva que sabe lo que necesita en todo momento, así que solo debo aprender a cuidar y escuchar.

La mayoría de los humanos de la era moderna hemos perdido nuestra capacidad intuitiva. Un bebé sabe que tiene que mamar leche materna. Un pájaro sabe que debe comer gusanitos. Entonces, ¿por qué los adultos necesitamos ir al dietista a que nos enseñe a comer? Si somos la especie, en teoría, «más evolucionada», merece la pena que nos lo preguntemos.

Lo cierto es que en tu interior tienes todo el poder para saber lo que necesitas en cada momento: comida, atención, cariño, hidratación, nutrientes, sales, azúcares, minerales, movimiento... Tu cuerpo te lo pedirá siempre que lo sepas escuchar, pero sobre todo siempre que tu cuerpo esté alineado y conectado con sus necesidades.

Pero si mi cuerpo me pide azúcar, ¿entonces necesito azúcar? Depende. Hoy en día estamos profundamente desconectados de lo que «debemos» comer y de lo que estamos hechos para comer. Y eso no es necesariamente culpa tuya, sino culpa del desconocimiento y del profundo impacto negativo del entorno en nuestras decisiones alimentarias.

Y me rebatirás diciendo que «la dieta antiinflamatoria también es otra moda». Así que a continuación te explicaré que no necesariamente es otra dieta de moda y que depende mucho de cómo la ejecutes en la práctica. Te prometo que en las siguientes líneas te ayudaré a entender por qué todos, o casi todos, deberíamos seguir una dieta antiinflamatoria y el método combinado de dieta, suplementación, ayuno y algo más que te ayudará a llevarla a cabo de forma fácil, progresiva y con garantía de éxito.

2

PUNTOS CLAVE PARA EMPEZAR A DESINFLAMAR

EL METABOLISMO, LA GLUCOSA, LA INSULINA Y LA HISTAMINA

Mucho se habla hoy en día de la glucosa y la insulina, de cómo evitar los picos de glucosa y hasta del famoso consejo de «tomar vinagre de manzana para reducirlos». De hecho, me llama la atención que, cada vez que publico un plato de frutas en las redes sociales, alguien se asome y me diga que «eso sube la glucosa» o que «eso sube el azúcar».

Ojalá todo se redujera a algo tan simple como comer fruta y que se nos eleve la glucemia; ojalá nuestras glucemias dependieran solo de comer fruta o no, o bien de comerla antes o después de las comidas. Si fuera tan sencillo, no habría tantos problemas de salud, de diabetes y de resistencia a la insulina. Bastaría con dejar de comer fruta para arreglar el mundo, y ya sabemos que esto no es así.

Pero, más allá de eso, quiero dejar algo claro: no hay nada más fisiológico que tener picos de glucosa e inflamación. Es decir, es normal. Y cuando hablo de inflamación, no me refiero a que el abdomen se te hinche, sino que me refiero a la verdadera inflamación, la inflamación que ocurre en el interior de nuestras células y que muchas veces no vemos.

Lo cierto es que, cada vez que comemos, tenemos un pico fisiológico e inevitable de inflamación. También se eleva la concentración de azúcar en sangre («glucemia» o «glicemia») y, por ello, aumenta la concentración de dos hormonas clave: insulina e histamina.

La **insulina** nos ayuda a que el pico de glucosa (azúcar en sangre) sea el menor posible, y a que el azúcar en sangre entre en nuestras células.

La **histamina**, una sustancia liberada por células del sistema inmunitario, nos indica que hay una activación de nuestro sistema de defensa para protegernos de cualquier sustancia amenazante que podamos ingerir.

¿Ves que de malas no tienen nada? Simplemente tienen una función y deben cumplirla.

Ahora bien, ¿qué pasa cuando nuestro cuerpo no está funcionando bien? Pues que, posiblemente, experimentarás las consecuencias de un exceso de insulina e histamina.

Efectos del exceso de histamina

- Palpitaciones después de comer.
- Enrojecimiento del cuerpo o de la cara, o reacciones tipo alérgicas después de las comidas.
- Moqueo o sensación de mucosidad en la garganta y la nariz tras las comidas.
- Sensibilidad al dolor, niebla mental o cefaleas en las mañanas.
- Retención de líquidos, edema o hinchazón en cara y párpados.

Efectos del exceso de insulina

- Mareo, sueño excesivo o desvanecimiento después de comer.
- Sensación de «hambre» a los 30–60 minutos después de las comidas.
- Bajones de azúcar.

En la actualidad, casi todos los integrantes de sociedades modernas tenemos cierta tendencia a la hiperglucemia, es decir, una cantidad alta de azúcar/glucosa en sangre. Esto se debe a lo que llamamos «resistencia a la insulina», que se produce cuando nuestro cuerpo segrega mucha insulina para intentar compensar este exceso de glucosa en sangre.

El problema de la insulina y de las glucemias elevadas es que son causa y consecuencia de la inflamación. El exceso de azúcar inflama, pero la inflamación también trae consigo daños celulares y de los receptores de insulina y, por tanto, hiperglucemias (glucosa alta). Como ocurre con todo en materia de salud, es difícil saber cuál fue el origen del problema: ¿la inflamación o la glucosa? Nunca lo sabremos.

Lo mismo ocurre con la histamina. No sabremos nunca si la inflamación genera la respuesta histaminérgica o alérgica, o más bien si un exceso de histamina genera el proceso inflamatorio.

Lo que sí es cierto es que la comida no es lo único que incide en los picos de glucosa, insulina e histamina. De hecho, en este caso inciden otros factores como estos:

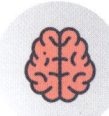
- **El estrés psicológico.** El cortisol, en exceso, favorece los picos de glucosa y afecta al correcto funcionamiento de la histamina y la insulina.

- **La falta de sueño.** Si no duermes, no podrás regular ni el cortisol, ni la insulina, ni la histamina.

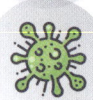
- **Las infecciones agudas y crónicas.** Cuando tienes una infección por virus, bacterias o parásitos, aumentan tus concentraciones de glucosa e histamina.

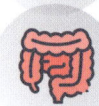
- **La disbiosis intestinal, o las alteraciones de tu microbiota.** Hoy en día se sabe que la alteración de las bacterias intestinales puede afectar significativamente a tu metabolismo.

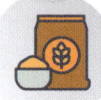
- **Las sensibilidades alimentarias**. Puedes comer «bajo en azúcar» o seguir una dieta sin hidratos, pero si tu cuerpo está reaccionando frente a un alimento habitual de tu dieta, no verás ninguna mejoría y seguirás teniendo una gran cantidad de glucosa.

- **La deshidratación.**

Asimismo, existen ciertos estados fisiológicos en los que podemos presentar alteraciones a este nivel, como la fase del ciclo menstrual (ovulación, fase premenstrual), el embarazo, la menopausia, etc.

Y te hablo de metabolismo porque, si te interesa perder peso, has probado mil dietas y sientes que no te funcionan, es muy probable que presentes problemas y alteraciones en estas dos hormonas: insulina e histamina. Y eso no se resolverá simplemente tomando vinagre de manzana, matándote en el gimnasio o siguiendo una dieta de 1.000 calorías de revista, sino que se solucionará cuando mejores el origen, la inflamación.

En los últimos tiempos se han popularizado dos tipos de dietas como una especie de panacea para el tratamiento de los problemas digestivos e inflamatorios. Se trata de la dieta baja en carbohidratos fermentables (FODMAP, por sus siglas en inglés) y la dieta baja en histamina. Lo cierto es que, aunque pueden ser muy atractivas y pueden aliviar los síntomas digestivos e inflamatorios, permíteme que te cuente por qué no son la solución a tu inflamación.

La dieta baja en FODMAP

FODMAP es un acrónimo inglés de *Fermentable Oligosaccharides, Disaccharides, Monosaccharides, and Polyols* («Oligosacáridos fermentables, Disacáridos, Monosacáridos y Polioles»). Ese nombre se usa para designar un grupo de carbohidratos fermentables que se encuentran en ciertos alimentos.

Básicamente, una dieta baja en FODMAP implica restringir los alimentos ricos en estos carbohidratos fermentables. Son fermentables porque tus bacterias intestinales los fermentan y generan gas en el intestino.

Sin embargo, ¿son malos los FODMAP? En absoluto. Ni son malos, ni restringirlos en tu dieta curará tus problemas digestivos. De hecho, la fibra y los azúcares presentes en estos carbohidratos fermentables son de tipo prebiótico, es decir, que es un tipo de fibra fermentable necesaria para nutrir a tus microbios intestinales. Pero, desde luego, cuando tienes una disbiosis intestinal, y sobre todo un sobrecrecimiento microbiano intestinal (SIBO), notarás que los alimentos ricos en FODMAP te sientan literalmente como un tiro, ya que te generan gases, retortijones, distensión abdominal, etc.

....
De nuevo, la culpa no es del alimento, ni tampoco es el origen. La clave estará en mejorar y tratar el origen: tu salud digestiva y tu disbiosis.
....

¿Dónde se encuentran los FODMAP?

Principales fuentes de FODMAP en la dieta humana

FRUTAS
Fructosa y sorbitol
Manzana, pera, mango, sandía, cereza, ciruela, albaricoque, higos, pasas

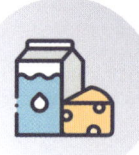
LÁCTEOS
Lactosa
Leche, yogur, quesos blandos, helados

VEGETALES
Fructanos y manitol
Ajo, cebolla, puerro, alcachofa, champiñón, colifor

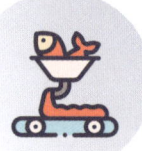
PROCESADOS
Variable
Embutidos, salsas, bollería industrial, néctar, jarabe de maíz

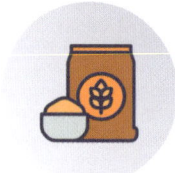
CEREALES
Fructanos y gos*
Trigo integral, centeno, muesli, pasta con trigo

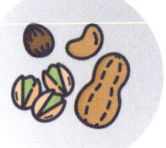
FRUTOS SECOS
Fructanos y gos*
Anacardo, pistachos

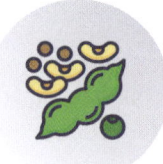
LEGUMBRES
Gos*
Legumbres, hummus, falafel, soja texturizada

***Gos:** galactooligosacáridos.

En esta imagen puedes ver los diferentes tipos de alimentos que aportan FODMAP. Cereales, legumbres, frutos secos, productos procesados, algunas verduras como la familia de las aliáceas (cebolla, ajo, puerro), así como los hongos y las crucíferas (brócoli, coliflor, kale), los lácteos y algunas frutas.

Como ves, muchos alimentos nutritivos, ricos en fibra y nutrientes son ricos en FODMAP. Por ello, aunque puede ser un alivio retirarlos de la dieta durante algunas semanas, o como máximo tres meses (el tiempo tope que se suele usar este tipo de dieta), no debe plantearse jamás como una solución antiinflamatoria a largo plazo, pues estaríamos empobreciendo nuestra dieta y, además, retirando de la misma una notable parte de la fibra necesaria para un buen funcionamiento de tu intestino.

La dieta baja en histamina

Por otro lado, está la histamina, una sustancia presente en muchos alimentos y que, a su vez, produce nuestro cuerpo. El sistema inmunitario fabrica histamina cuando existe inflamación y, por otro lado, también ingerimos histamina a través de los alimentos, que posteriormente se encarga de eliminar el sistema digestivo (intestino-hígado) y los riñones. Por ello, si tenemos problemas con nuestras digestiones o estamos expuestos a altas cargas tóxicas (metales pesados, disruptores endocrinos, contaminantes, pesticidas, alcohol o tabaco), nos costará mucho más su degradación.

La histamina tiene una importante función de activación y es una mediadora de los procesos inflamatorios. Hablé de ella en detalle en mi primer libro, *Atención con la inflamación*. Sin embargo, aquí quiero hablarte de su utilidad en la dieta y de si realmente merece la pena retirarla y seguir una dieta baja en histamina.

Lo cierto es que, en la actualidad, todos pasamos por ciertas dificultades con la histamina, básicamente porque:

- ✖ Vivimos con una inflamación crónica de bajo grado y la histamina es una mediadora. A mayor inflamación, más histamina, y viceversa.
- ✖ Presentamos muchas alteraciones microbianas (disbiosis) que impiden la correcta degradación de la histamina a nivel digestivo.
- ✖ Tenemos una alta carga tóxica que impide la correcta degradación de la histamina por parte del intestino, el hígado y el riñón.
- ✖ Estamos sumamente estresados, y la histamina es muy amiga de los niveles de cortisol. La producimos en mayor medida en situaciones de estrés y de alerta.

Todos estos escenarios suelen ser habituales en los pacientes con inflamación. Se trata de personas intoxicadas, fatigadas y estresadas, con alteraciones digestivas, con una afectación en las vías depurativas o de détox, y con alteraciones inmunitarias. En ocasiones, esto lleva a una peor expresión de la enzima diamino-oxidasa (DAO), que es la que degrada la histamina a nivel intestinal. También es cierto que existen algunos pacientes que presentan polimorfismos genéticos que impiden una buena producción y actividad de la DAO, pero créeme que son la minoría.

Una acumulación de histamina («histaminosis») en tu cuerpo exacerbaría el proceso inflamatorio. De hecho, puede generar síntomas en muchos órganos y sistemas. Los principales podrían ser migraña y dolor de cabeza, picores por el cuerpo, urticaria o erupción cutánea (*rash*), palpitaciones, alergias y moco constante, insomnio y alteraciones digestivas asociadas a la diarrea, la retención de líquidos y el dolor de cabeza. En el caso de la mujer, estos síntomas pueden exacerbarse durante la fase ovulatoria y premenstrual, en la que existe un aumento normal de las concentraciones de histamina.

Alimentos ricos en histamina

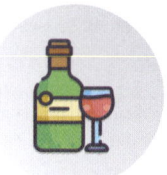

BEBIDAS ALCOHÓLICAS

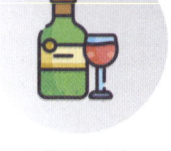

LÁCTEOS FERMENTADOS

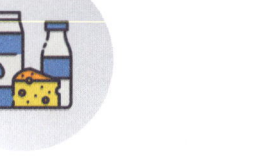

PESCADO EN CONSERVA

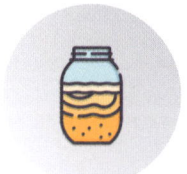

ALIMENTOS FERMENTADOS

ESPINACAS, TOMATES, PIMIENTOS Y PICANTES

FRUTOS CÍTRICOS

Llegado este punto, volvemos a preguntarnos: ¿es mala la histamina? ¿Merece la pena quitarla de la dieta?

De mala no tiene nada. Simplemente cumple una función, igual que la inflamación. Pero sí, en ocasiones debemos restringir su consumo, sobre todo para disminuir el proceso inflamatorio y favorecer el bienestar en el paciente. Diría que, al igual que en el caso de la dieta baja en FODMAP, no sugiero prolongar una dieta baja en histamina más de tres meses (a excepción de individuos con alteraciones genéticas), puesto que el origen del problema no es realmente la histamina, sino el desorden inmunitario y las alteraciones digestivas del paciente.

Si aplicamos el protocolo antiinflamatorio, y sobre todo si atacamos el problema de raíz, la histamina volverá a sus niveles adecuados, y podremos ingerirla perfectamente en nuestra dieta. Sin embargo, si notas que tu problema es la histamina, puede serte útil retirarla de la dieta durante 3–6 semanas y luego ir reintroduciéndola poco a poco.

En los pacientes con tendencia histaminérgica será también importante revisar la posible presencia de infecciones por cándidas y hongos, parásitos, virus o bacterias. Asimismo, habrá que revisar el estado del sistema nervioso y la exposición a traumas importantes o a cambios emocionales, ya que, tras visitar a muchos pacientes, sé que aquí suele estar el origen.

LA DIGESTIÓN Y LA MICROBIOTA INTESTINAL

Otro punto clave a la hora de reducir la inflamación es cuidar tus digestiones. Porque el 70 % de tu sistema inmunitario, ese que controla la inflamación, depende y está en constante comunicación con la famosa microbiota, ese conjunto de microorganismos que habitan principalmente en tu sistema digestivo.

Cuidar tus digestiones = cuidar tu microbiota = cuidar tu inflamación.

La microbiota intestinal, en un estado idóneo de salud, ejerce múltiples funciones. Entre ellas figuran las siguientes:[24]

✓ **Función metabólica.** Permite la absorción de nutrientes, como vitaminas, minerales, proteínas, azúcares y grasas. También ayuda a producir metabolitos o sustancias clave que inciden en nuestro metabolismo, en la glucemia y en la inflamación.

✓ **Función de barrera.** Actúa como un filtro casi perfecto, impidiendo la entrada de todo aquello que pueda resultar dañino, de sustancias tóxicas, y por tanto generar una respuesta inflamatoria.

✓ **Función de defensa.** Dado que casi un 70 % de las respuestas del sistema inmunitario dependen de la microbiota, esta es importante porque permite el desarrollo del sistema inmunitario y está en constante comunicación con tus células.

✓ **Función de mantenimiento.** Permite la regeneración de las células del intestino y contribuye a la producción de moco (muy importante para las defensas), entre otras funciones.

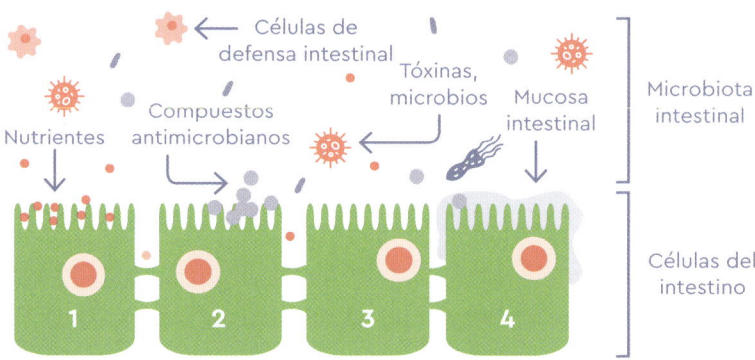

Principales funciones de la microbiota intestinal (adaptado de Biocodex-Microbiota Institute)

1 FUNCIÓN METABÓLICA
Favorecer la digestión de ingredientes no digeribles.

2 FUNCIÓN DE BARRERA
Producción de compuestos antimicrobianos para evitar la colonización de microorganismos patógenos.

3 FUNCIÓN DE DEFENSA
Desarrollo del sistema inmunitario intestinal y producción de moco protector.

4 FUNCION DE MANTENIMIENTO
Maduración del tubo digestivo, promotor de la mucosa intestinal y la actividad enzimática.

La microbiota y el intestino hacen mucho más que digerir y absorber alimentos. Como verás, muchas de sus funciones están ligadas al control del sistema inmunitario y la salud del resto del organismo.

Por tanto, conocer, nutrir adecuadamente y cuidar tu microbiota será clave para controlar la inflamación. Y ahora viene cuando me haces la pregunta del millón: «¿Cómo cuido mi microbiota?». Pues primero deberás saber qué la afecta negativamente para así poder evitarlo. En la siguiente ilustración te lo resumo brevemente.

¿Qué desequilibra tu microbiota intestinal?

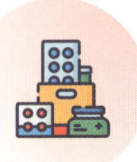
FÁRMACOS
Antibióticos, antiinflamatorios, protectores gástricos tipo omeprazol

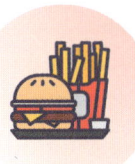
ALIMENTACIÓN DESEQUILIBRADA Y OCCIDENTAL
Poca fruta y verdura, de baja densidad nutricional

TABACO, ALCOHOL Y OTRAS DROGAS

ESTRÉS CRÓNICO
Estrés, poco descanso y sueño, nacimiento por cesárea, privación de lactancia materna, interrupción del apego, trauma y abuso

CONTAMINACIÓN AMBIENTAL
Metales pesados, pesticidas, sustancias disruptoras endocrinas

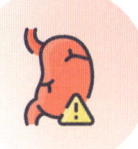
FACTORES INTRÍNSECOS
Déficit de ácido clorhídrico, enzimas digestivas, celiaquía, insuficiencia pancreática

DÉFICITS NUTRICIONALES
Vitamina A y D, omega-3, zinc, magnesio, etc.

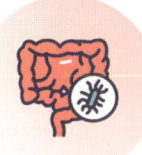
INFECCIONES AGUDAS
Salmonelosis, parasitosis, virus

Como ves, son muchos los factores que desequilibran la microbiota intestinal. Pero no te alarmes, porque todos tenemos algo de estrés, o en ocasiones comemos mal o nos bebemos una copa de vino. Además, hay factores que muchas veces escapan a nuestro control, como la genética que traemos de serie, la vida intrauterina y nuestros primeros meses de vida.

Por suerte, la microbiota no se modifica de un día para otro, al menos de forma permanente, ni tampoco depende de un solo factor. La microbiota es el resultado del conjunto de factores y de los hábitos que repetimos a diario. Por eso me gusta el concepto de resiliencia de la microbiota. Al igual que cuando hablamos de la resiliencia en la vida, este término se refiere a la capacidad de adaptación de la microbiota a las adversidades. Desde luego, tomar un fármaco antibiótico, o tener un pico de estrés, modificará tu microbiota, pero eso no implica que todo esté perdido. Cuando se produce una disbiosis o alteración de la microbiota, suele ser porque nos hemos sometido durante mucho tiempo a algún factor adverso de los que figuran en la ilustración, o bien a una suma de ellos. La clave será trabajar para tener una microbiota fuerte, resistente y flexible, es decir, potenciar esa resiliencia de la microbiota.

LA BOCA Y EL ESTÓMAGO: EL MITO DE LA ACIDEZ Y LOS PROTECTORES GÁSTRICOS

Hoy en día vivimos una pandemia de disbiosis. En serio, todo el mundo está preocupado por el intestino y por la microbiota, y el auge de todo el mundo microbiano cada vez cobra más fuerza. Muchos hablan del intestino, pero pocos hablan de la importancia de la boca o del estómago en todo esto. Por si no lo sabes, la digestión empieza en la boca, no en el intestino. Así que si quieres tener un intestino y una microbiota sanos, primero tendrás que preocuparte por tener un estómago y una boca que funcionen en óptimas condiciones.

Sin duda, te interesa cuidarte la boca. No solo porque allí se realiza la primera parte de la digestión, sino porque también se ha demostrado en estudios recientes que las enfermedades periodontales (de los dientes y de la boca) y ciertos microorganismos presentes en la boca pueden determinar la salud y la inflamación de todo tu cuerpo.[25, 26]

En la boca ya empezamos a digerir los alimentos gracias a la acción de la enzima responsable de la digestión de los azúcares, la amilasa salival, que permite activar las células parietales del estómago que liberan ácido clorhídrico. Este ácido, a su vez, estimula la secreción del resto de las enzimas digestivas, incluidas las enzimas producidas por la bilis y el páncreas. Como puedes ver, se trata de una cascada de procesos que dependen entre sí, así que si falla un proceso, el resto lo hará en consecuencia. Una mala masticación, el déficit de producción de amilasa derivado de la mala masticación o del estrés, así como la propia disbiosis oral pueden impactar de forma significativa en tu salud estomacal e intestinal y, por tanto, en tu microbiota.

Nivel de acidez (pH) del tracto digestivo

Cavidad oral (boca)
pH 6,8–7,5

Estómago
pH 1,5–2,0

Duodeno
pH 5,6–8,0

Intestino delgado
pH 7,2–7,5

Colon
pH 7,9–8,5

••••

Tenemos más bacterias y especies en la boca que en otras partes del cuerpo que podrían parecerte «más sucias», como los genitales.

••••

Una vez el alimento se mastica y se ensaliva bien, y se digiere con ayuda de la amilasa salival, pasa al esófago y de ahí al estómago. En nuestro cuerpo tenemos diferentes grados de acidez, siendo el estómago el que presenta la mayor acidez de todo el sistema digestivo, con un pH ideal de 1-3 como mucho. Eso permite no solo una buena digestión, sino también el control y la eliminación de posibles patógenos: bacterias, parásitos, virus u hongos que entran en nuestro organismo por la boca a través de los alimentos (sí, también comes bacterias). Estos patógenos no pueden sobrevivir en un medio tan ácido. Así pues, el estómago se convierte en nuestra primera barrera de defensa.

El pH ácido también tiene una función: activar una serie de enzimas como la pepsina, que permite la digestión de proteínas y estimula también la activación de las enzimas encargadas de la digestión y la absorción de grasas y carbohidratos en el intestino. Además, gracias al ácido estomacal, podemos activar la absorción de ciertos minerales, como el hierro y el calcio, así como inducir la producción de factor intrínseco, que permite la posterior absorción de la vitamina B_{12}. ¿Has tenido déficit de hierro y B_{12} en varias ocasiones, o bien tendencia a la anemia? Esta puede ser una de las razones.

Te podría parecer que si sientes acidez es que tu estómago está demasiado ácido, pero en la mayoría de los casos es todo lo contrario. En la actualidad, la mayor parte de los individuos presentamos alteraciones en la secreción de ácido estomacal, y más bien una tendencia a la hipoclorhidria o déficit de ácido. Y la hipoclorhidria es un pasaporte directo a la disbiosis intestinal.[27]

Síntomas de hipoclorhidria o déficit de ácido

- **Reflujo o acidez.** El reflujo ocurre principalmente porque el cardias, una válvula que deja pasar el alimento desde el esófago hacia el estómago, no se cierra correctamente por la falta de acidez, lo que provoca que el contenido del estómago suba al esófago.
- **Eructos.** Incluso el agua te hace eructar.
- **Mal aliento o mal sabor de boca.**

- **Una mucosa irritada**, sensible y desprotegida por falta de moco protector, ya que el propio ácido estomacal estimula la producción de este moco y de una buena capa mucosa. Esto puede generar una inflamación en el estómago (gastritis), dolor y aparición de úlceras estomacales.
- **Una menor absorción de minerales (calcio y hierro) y de vitamina B_{12}**, que requieren un pH estomacal adecuado. También se ve afectada la absorción de otras vitaminas (vitamina D, folato, etc.).
- **Digestiones pesadas.** La falta de ácido estomacal disminuye la producción de las enzimas necesarias para una digestión óptima en el estómago (pepsina) y en el intestino delgado (lipasas, disacaridasas y proteasas).
- **Infección o sobrecrecimiento de *Helicobacter pylori***, una bacteria que prolifera en un ambiente alcalino, por lo que la falta de ácido estomacal (hipoclorhidria) contribuye a su aparición. Al mismo tiempo, *H. pylori* contribuye a la hipoclorhidria y genera ureasa, que alcaliniza aún más tu estómago.
- **Disbiosis intestinal o alteración de la microbiota del intestino.** Da lugar sobre todo al sobrecrecimiento bacteriano en el intestino delgado (SIBO), ya que la hipoclorhidria es uno de los factores que influyen en la aparición de este tipo de disbiosis.[28]
- **Problemas para digerir azúcares y fibras.** Esto puede manifestarse en forma de gases y malestar tras la ingesta de frutas y verduras (malabsorción a la fructosa).
- **Alergias e histaminosis.** Esto se debe a la mala metabolización de la histamina presente en algunos alimentos por parte del intestino y del hígado, y que acaba traduciéndose en picores, alergias y urticarias.
- **Infecciones parasitarias.** Si el estómago presenta el nivel de acidez correcto, se convierte en la primera barrera de defensa contra este tipo de infecciones.

Son muchas las causas que podrían desencadenar una hipoclorhidria en nuestro estómago, así como una disbiosis oral. Como hemos mencionado, las principales serían el abuso de tóxicos como el alcohol y el tabaco; el uso y abuso de los mal llamados «protectores estomacales» (omeprazol, pantoprazol, lansoprazol o esomeprazol), que inhiben la producción natural del ácido estomacal; una alimentación muy rica en cereales, azúcares e hidratos y, sin duda, una mala masticación y un estrés crónico sostenido. Ahora bien, ¿cómo lo soluciono? ¿Cómo mejoro la disbiosis oral y optimizo mi ácido estomacal? Te lo contaré en el capítulo cuatro.

LAS MITOCONDRIAS Y EL ESTRÉS OXIDATIVO

Hay una frase que me encanta: «La mitocondria es la nueva microbiota». Como ves, en la ciencia también hay tendencias. Desde hace unos siete años hemos investigado mucho sobre la microbiota, han surgido también diagnósticos «tendencia» como el SIBO, y ahora la tendencia es a profundizar en las mitocondrias y la disfunción mitocondrial generada por el estrés oxidativo como el origen de muchas patologías inflamatorias.

Honestamente, creo que hay que darle la importancia justa a todo. La microbiota es importante; la mitocondria también. Porque todas nuestras células contienen mitocondrias (a excepción de, por ejemplo, los glóbulos rojos). Las mitocondrias son esa parte de la célula encargada de producir energía, así como de enviar información a tu sistema inmunitario para que este realice diversas funciones, como la activación y eliminación de patógenos, la eliminación de células dañadas (apoptosis), la resolución de la inflamación y la regeneración de tejidos. Así que, sin una buena salud mitocondrial, tus células no tendrán energía para desempeñar sus funciones, entre las que figura controlar la inflamación y señalizar al sistema inmunitario.

El daño mitocondrial es lo que se conoce como «disfunción mitocondrial», y está causado por el estrés oxidativo. Y el estrés oxidativo se produce cuando hay un exceso de producción de radicales libres. A su vez, los radicales libres los generan la mayoría de los seres vivos, o al menos aquellos que necesitamos oxígeno para vivir. Los seres humanos generamos miles de radicales libres mediante procesos de oxidación y gracias al oxígeno. Todo proceso celular genera estos radicales libres o especies reactivas de oxígeno. El problema de los radicales libres de oxígeno es que son altamente inestables porque les falta un electrón. Y esta inestabilidad hace que entren en conflicto y dañen otras células, lo cual causa daño y muerte celular. Este daño celular es lo que se traduce en una disfunción mitocondrial, que hace que nuestras mitocondrias no sean capaces de desempeñar correctamente sus funciones, no señalicen correctamente al sistema inmunitario y, por tanto, acaben generando un proceso inflamatorio.

Los factores que aumentan el estrés oxidativo son básicamente los mismos que generan inflamación: estrés psicológico, mala alimentación, déficits nutricionales, sedentarismo… en resumen, todo lo que «estrese» a tu cuerpo. Porque la inflamación surge, como hemos comentado antes, a consecuencia del estrés oxidativo. Pero, además, la propia inflamación crónica y las enfermedades derivadas de esta acaban agotando aún más al sistema, aumentando más el estrés oxidativo y, por tanto, generando inflamación. Un auténtico círculo vicioso.

Por ello, para controlar el estrés oxidativo y mejorar la función mitocondrial, hay que trabajar en los factores que desencadenan el proceso inflamatorio y atacar la inflamación crónica de bajo grado. Aquí intervienen entre, otras cosas, la alimentación, los tóxicos y, desde luego, los famosos antioxidantes que incluiremos en nuestro protocolo antiinflamatorio.

3

LA INFLAMACIÓN EN LAS ETAPAS DE LA VIDA: UN VIAJE HORMONAL E INMUNITARIO

Los primeros mil días de vida marcan un período crucial en nuestro desarrollo inmunitario. Desde la gestación hasta los dos años se forja gran parte de nuestra salud gastrointestinal, microbiana, inmunitaria y nerviosa. No obstante, a lo largo de la vida nos expondremos a múltiples factores y cambios que modularán negativa o positivamente nuestra inflamación.

Ya sabemos que los alimentos, los aditivos, los tóxicos ambientales, los períodos de estrés, las radiación ultravioleta y los tratamientos farmacológicos, entre otros, tienen un gran impacto en todas las etapas y a todas las edades. Además, con el paso de los años nos enfrentamos al famoso estrés oxidativo y a una menor capacidad antioxidante, con lo que tendremos células con más tendencia a la inflamación.

HORMONAS E INFLAMACIÓN

Me gustaría resaltar el papel de las hormonas en la salud y en la inflamación. Sin duda, estas impactan mucho más en las mujeres, quienes sufrimos un baile hormonal importante casi a diario, desde la menarquia (nuestra primera menstruación) hasta la menopausia. Y es que nuestras hormonas, sobre todo los estrógenos, la progesterona y la testosterona, modulan en gran parte la energía, la vitalidad, el estado de ánimo, nuestro metabolismo y, desde luego, nuestra inflamación y salud inmunitaria.

A medida que la mujer se acerca a la pubertad, las hormonas modulan y cambian el sistema inmunitario. De hecho, es muy común descubrir que superan las alergias en esta etapa de la vida. No obstante, suelen aparecer otros problemas, sobre todo trastornos digestivos, migrañas o acné, entre otros. Y es que las hormonas modulan el sistema inmunitario y la inflamación.

Los estrógenos nos dan energía y promueven el crecimiento y la proliferación celular. En la mujer, también son responsables de generar cada mes el proceso de ovulación, así que sin ellos no hay fertilidad. Empiezan a segregarse en mayor cantidad en la adolescencia, y nuestro intestino tiene que aprender a eliminarlos con eficiencia.

Tenemos receptores de estrógenos en casi todos los órganos del cuerpo. Sí, lo que oyes: los estrógenos pueden tener un impacto en casi todos los órganos y sistemas. Y el intestino tiene que aprender a eliminarlos gracias a unas bacterias llamadas «estroboloma», que permiten, junto al hígado, la eliminación del exceso de estrógenos.

Este paso es muy importante, ya que un fallo en la eliminación de estrógenos y, por tanto, un superávit de estrógenos («hiperestrogenismo») favorecería la inflamación y la aparición de trastornos como dolor menstrual, reglas abundantes, acné, dolor de cabeza, retención de líquidos, manchados entre reglas o infecciones recurrentes, así como un aumento de los síntomas asociados al síndrome premenstrual (SPM), al ovario poliquístico, a los miomas y a la endometriosis. En casos más graves, este desequilibrio podría aumentar el riesgo de cáncer de mama o endometrio.

Por otro lado, está la progesterona, cuyas funciones son opuestas a las de los estrógenos. La progesterona es una hormona relajante e inmunosupresora (suprime el sistema inmunitario). En la mujer se suele segregar en la fase lútea del ciclo menstrual, justo después de la ovulación, y es la responsable de que esta se sienta más cansada, más desmotivada, con menos fuerza y con más tendencia a presentar infecciones antes de la menstruación. En realidad, la progesterona sirve para equilibrar los efectos proliferativos y activadores de los estrógenos y, por tanto, es muy necesaria para controlar el proceso inflamatorio.

MENOPAUSIA/ANDROPAUSIA E INFLAMACIÓN

Con la menopausia se produce una serie de cambios que explican por qué las mujeres nos sentimos más inflamadas en esa etapa de la vida. El descenso de los estrógenos y de la progesterona que se genera en este período de la vida de la mujer contribuye a que experimente sofocos, un bajo nivel de energía, un aumento de peso, labilidad emocional, un mayor apetito, una peor calidad del sueño, osteopenia, aumento del colesterol, empeoramiento de las mucosas y más sequedad, además de la famosa pérdida de la libido.

Ya sé que suena catastrófico, pero tengo una buena noticia. Si eres mujer y tienes un buen equilibrio entre estrógenos y progesterona y, por tanto, niveles de inflamación controlados, antes de llegar a la menopausia, te aseguro que la vivirás de forma diferente.

Tanto si se está en período de perimenopausia (de los cuarenta y un años en adelante) como si ya se ha entrado en la menopausia, hay mucho margen de mejoría. En concreto, te diré cuáles son las tres estrategias clave que funcionan de maravilla en la menopausia para mejorar el tránsito y las consecuencias del cambio hormonal que sucede:

- ✓ Hacer ejercicio de fuerza.
- ✓ Asegurar unos buenos niveles de vitamina D y magnesio.
- ✓ Aplicar todo lo que contiene este libro.

Así pues, aumentar la masa muscular, suplir los déficits de vitamina D y magnesio, y llevar un estilo de vida antiinflamatorio son tres estrategias infalibles que te harán vivir una menopausia con disfrute y energía. De hecho, al final de este libro encontrarás un apartado con pautas específicas para esta etapa vital, en la que aún nos queda mucha vida.

En el caso del varón se produce la famosa andropausia, que, aunque es menos conocida, también genera un profundo impacto debido a la disminución de la testosterona. Este descenso también aumenta la tendencia depresiva, genera cambios en el estado de ánimo, merma la memoria y la fuerza, afecta a la energía, favorece la ganancia de peso y grasa y, aunque este tema sigue siendo un poco tabú, disminuye también la libido y genera disfunción eréctil.

En ambos géneros, el cambio hormonal y sus consecuencias se traducen en mayores niveles de inflamación sistémica y en una mayor tendencia a la disbiosis intestinal. Esa misma inflamación contribuye también, sin duda, a que exista una mayor resistencia a la insulina, lo que favorece la ganancia de peso y de grasa, sobre todo a nivel abdominal, y aumenta el riesgo cardiovascular.

EL ENVEJECIMIENTO DEL SISTEMA INMUNITARIO

Si seguimos adelante, en las edades más avanzadas (más de sesenta y cinco años) aparece lo que llamamos «inmunosenescencia», que es el envejecimiento del sistema inmunitario. Este fenómeno, que afecta a hombres y a mujeres por igual, nos hace más vulnerables y aumenta el riesgo de infecciones y de procesos oncológicos. Así, con el envejecimiento y los cambios hormonales no solo hay una mayor tendencia al estrés oxidativo y los procesos inflamatorios, el famoso *inflammaging*, sino también una respuesta inmunitaria más ineficiente que aumenta el riesgo de enfermedades.

Sin embargo, no todo va a ser malo. La buena noticia es que, aunque no puedes evitar el envejecimiento, sí puedes procurarte un envejecimiento saludable. Tanto es así que tengo pacientes de cincuenta o sesenta años que se sienten mejor que a los veinte.

Y es que, si tratas bien a tu cuerpo y a tus células, te aseguro que esas fluctuaciones hormonales e inmunitarias serán mucho más llevaderas y, en consecuencia, los síntomas también lo serán.

MENOPAUSIA Y ENVEJECIMIENTO PREMATURO: *INFLAMMAGING*, ¿PODEMOS RETRASARLO?

El *inflammaging* y el *antiaging* son términos que están de moda. El *inflammaging* se refiere al envejecimiento celular debido a la inflamación. Es una inflamación crónica y de bajo grado que se desarrolla con la edad avanzada, en ausencia de una infección o de otro factor desencadenante o causal, y puede contribuir a las manifestaciones clínicas de otras patologías relacionadas con la edad. Por su parte, el *antiaging* es la corriente que busca retrasar en lo posible este envejecimiento acelerado.

Desde luego, nos tiene que quedar claro que el envejecimiento es normal, fisiológico y necesario, al igual que también lo es la menopausia. Sin embargo, también es cierto que estamos viendo un adelanto en la edad de la menopausia, así como un envejecimiento prematuro. Además, estamos prolongando la vida de la población con fármacos antihipertensivos, anticoagulantes, estatinas, etc.

La esperanza de vida ha aumentado, pero ¿realmente estamos llegando a viejos con más calidad de vida? La mayoría de los humanos que rozan entre los sesenta y ochenta años o más toman un mínimo de cinco píldoras o fármacos al día para controlar su salud. Y viven con fatiga, con poca energía, con problemas de dolor y de inflamación.

Más que anhelar una vida larga, debemos apostar por un envejecimiento con calidad de vida, con disfrute, con vitalidad y con energía. Y sí, controlar la inflamación es clave para una menopausia y un envejecimiento saludable.

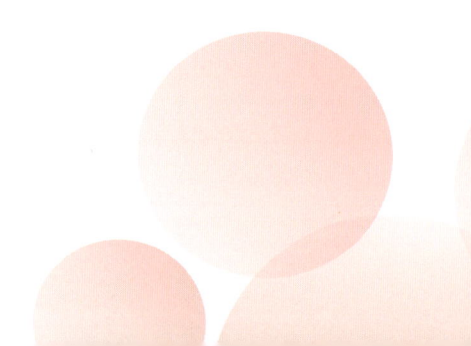

CUANDO LA INFLAMACIÓN SE CONVIERTE EN ENFERMEDAD

ENFERMEDADES AUTOINMUNES Y SU RELACIÓN CON LA INFLAMACIÓN

Si existiera un concurso de enfermedades inflamatorias, las autoinmunes se llevarían sin duda la palma, ya que cada vez van más en aumento, y a edades más tempranas. Además, las enfermedades autoinmunes reúnen en sí mismas todo un espectro inflamatorio.

Las enfermedades autoinmunes pueden afectar a un órgano específico o bien ser sistémicas, es decir, afectar a varios órganos a la vez. Además, varían enormemente de persona a persona, y no siempre son graves, no siempre son crónicas (para toda la vida) y no siempre son tan limitantes.

ÓRGANO ESPECÍFICO	SISTÉMICAS
→ Hashimoto/enfermedad de Graves	→ Artritis reumatoide
→ Diabetes tipo 1	→ Lupus eritematoso sistémico
→ Crohn/colitis	→ Vasculitis
→ Enfermedad celíaca	→ Sjögren
→ Hepatitis autoinmune	→ Esclerosis múltiple
→ Uveítis	→ Esclerodermia
→ Gastritis atrófica	→ Psoriasis
→ Anemia hemolítica	→ Vitíligo
→ Miastenia grave	
→ Púrpura trombocitopénica	

Lo que sí es común a todas las enfermedades autoinmunes es una pérdida de la inmunotolerancia, es decir, de la capacidad de nuestro sistema inmunológico de respetar, aceptar o tolerar lo propio. La enfermedad autoinmune termina atacando al sistema inmunitario y generando anticuerpos dirigidos contra tu propio sistema. La pérdida de la tolerancia está estrechamente relacionada con la inflamación crónica de bajo grado, que hará que tu sistema inmunitario esté sumamente reactivo, intentando defenderse de todo aquello que considere una posible amenaza.

Este escenario de inflamación crónica de bajo grado normalmente se debe a la mezcla de factores ambientales (tóxicos, dieta occidental, tabaco, alcohol, sedentarismo, disrupción circadiana o estrés), factores genéticos propios del huésped y algún factor desencadenante (casi siempre, alguna crisis personal o de estrés, un duelo, infecciones agudas o intoxicación); todo esto puede ser el cóctel perfecto para el desarrollo de una enfermedad autoinmune. El factor desencadenante no es el que contribuye en mayor medida, pero sí el que pone la guinda al pastel; para que se entienda, es el que aprieta el gatillo para que se dispare la autoinmunidad.

····

Autoinmunidad = genética (30 %) + ambiente (60 %) + desencadenante (10 %)

····

Por ello, cuando tengo delante a un paciente autoinmune, no dudo en preguntarle: «¿Qué pasó entre seis meses y un año antes del diagnóstico?». Casi siempre se revela un factor desencadenante.

En toda enfermedad autoinmune, el tratamiento es uno: calmar la inflamación y equilibrar el sistema inmunitario. Y, sin duda, la dieta antiinflamatoria puede hacer mucho por ti.

COLON IRRITABLE, REFLUJO Y DISPEPSIA FUNCIONAL: LOS «CAJONES DE SASTRE»

El colon irritable, el reflujo y la dispepsia funcional son tres diagnósticos muy comunes en la vida moderna y en la visita al profesional digestivo. Los tres tienen también algo en común: son simplemente «etiquetas diagnósticas» en base a un serie de síntomas del paciente, pero no nos dicen nada sobre el origen, ni sobre su posible solución.

Para su tratamiento, la medicina convencional propone tomar un analgésico, un laxante si tienes estreñimiento, un protector gástrico (omeprazol, pantoprazol y todo tipo de «-azol»), un antibiótico y hasta un antidepresivo, porque es cosa de los nervios. Lo que no te dicen es que detrás de estos diagnósticos existen casi siempre las siguientes causas funcionales de raíz:

- **Alteraciones en la capa mucosa del sistema digestivo.** Se trata de esa capa protectora que recubre tus vías digestivas y que hace que no se te irriten ni te duelan.

- **Alteraciones del nivel de ácido estomacal.** Es habitual la hipoclorhidria o la baja producción de ácido, lo que afecta notablemente el proceso digestivo y también desequilibra tus bacterias intestinales.

- **Alteraciones en la producción de enzimas digestivas.** La mayor parte de estas enzimas las producen la vesícula biliar, el páncreas y el hígado. Cuando el sistema digestivo se inflama, estos órganos dejan de funcionar adecuadamente, lo cual afecta negativamente a tus digestiones y genera también otros problemas (pancreatitis, elevación de transaminasas, cálculos biliares).

- **Disbiosis intestinal.** El desequilibrio en tus bacterias y microorganismos intestinales es la causa y la consecuencia de todo lo anterior y suele estar presente en casi todas las patologías digestivas.

Por ello, darte más y más fármacos, protectores gástricos, antiespasmódicos, antinflamatorios, antibióticos, antiácidos y hasta antidepresivos pensando que todo es «estrés», muchas veces, empeora el cuadro, sobre todo si no te ocupas de las causas de raíz y desde luego si no haces un cambio en tu alimentación y tu estilo de vida.

INTOLERANCIAS Y SENSIBILIDADES ALIMENTARIAS

«Soy intolerante al gluten, a la fructosa, a la histamina, al sorbitol y a la lactosa». «Ya no sé qué comer». «No puedo comer frutas ni verduras». «Me sienta mejor el pan que las fibras». Este es el día a día en mi consulta.

Las intolerancias están a la orden del día y, de nuevo, no son el origen del problema inflamatorio, ni tampoco la solución. Más bien serían la consecuencia de la pérdida de la capacidad de poder digerir sustancias.

Las intolerancias ocurren cuando dejamos de producir suficientes enzimas que nos permiten degradar o digerir una sustancia y convertirla en otra más fácil de absorber o de utilizar por nuestro organismo.

En el caso de la lactosa presente en la leche, la enzima lactasa permite romper sus enlaces y convertirla en azúcares mucho más fáciles de digerir.

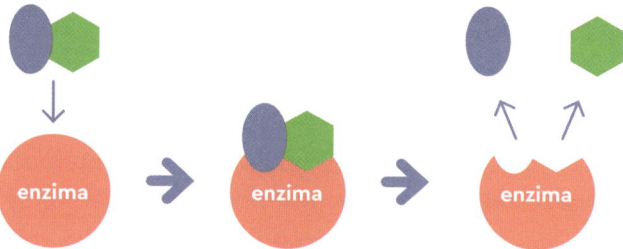

En el caso de la histamina, la enzima diamino-oxidasa (DAO) permite la degradación de la histamina a nivel intestinal.

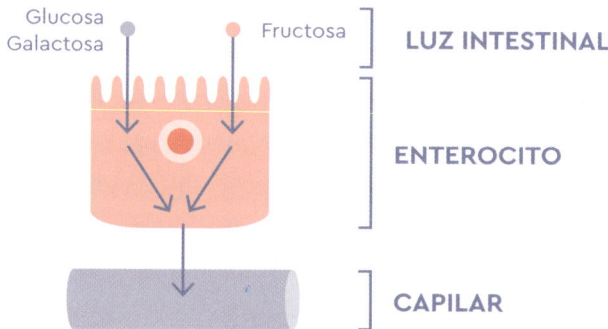

También puede ocurrir que la intolerancia no se deba al déficit de una enzima, sino a la incapacidad del sistema o de nuestras células para absorber una sustancia, como es el caso de la fructosa y el sorbitol presentes en la fruta. En este caso, los transportadores que intervienen en la absorción de fructosa y sorbitol en la célula intestinal (enterocito) dejan de poder realizar sus funciones y, por tanto, estos azúcares permanecen en la luz intestinal, tus bacterias los fermentan y generan gas e incomodidad digestiva.

Ahora bien, **¿por qué se generan estas intolerancias?** Si no has nacido con esa intolerancia y más bien ha aparecido en algún momento de tu vida, sumada al estrés y a problemas digestivos, lo más probable es que no tengas ningún problema genético, sino más bien un problema adquirido, normalmente por una causa inflamatoria. El sistema digestivo y el epitelio del intestino, al sufrir los estragos de la inflamación, dejan de funcionar con eficiencia, de modo que disminuye la producción de enzimas digestivas y quedan afectados los transportadores del epitelio intestinal, lo cual repercute en la absorción de nutrientes.

Una vez más, el problema no es el alimento, sino nuestro sistema. Y una vez más, quitar el alimento únicamente no solucionará el problema de origen. Este es otro ejemplo de la importancia de ir al origen del problema, la inflamación, y tratarlo.

Llegado este punto te preguntarás: «¿Debo dejar la fruta/verdura si soy intolerante a la fructosa?», «¿Debo dejar la leche si soy intolerante a la lactosa?», «¿Debo dejar la histamina si tengo alergia?». En este libro te daré opciones para paliar estas intolerancias. Siempre que la causa de la intolerancia no sea genética, en la mayoría de los casos, la retirada de estos alimentos de la dieta es puntual y a corto plazo (uno o dos meses), y luego se pueden reintroducir según se toleren. Así que el método que te propongo en este libro te permitirá llevar una alimentación antiinflamatoria a largo plazo para sanar tu intestino y, al mismo tiempo, paliar las intolerancias de origen no genético y que has adquirido debido al proceso inflamatorio.

DISBIOSIS INTESTINAL (CANDIDIASIS, SIBO, IMO, LIBO Y PARASITOSIS)

Hablo de disbiosis después de abordar las intolerancias porque, casi siempre, los pacientes con intolerancias tienen disbiosis. Recordemos que la disbiosis es el desequilibrio de los microorganismos que habitan en nuestro cuerpo, es decir, la famosa microbiota.

Como sabemos, la microbiota se ubica principalmente en el intestino. Por ello, la disbiosis intestinal es la más habitual e importante. No obstante, hay muchas formas, órganos y sistemas en los que la disbiosis puede manifestarse. Estos son algunos otros tipos de disbiosis:

- Disbiosis oral, de la cual hablaremos más adelante. Esta da lugar a problemas como el mal aliento (halitosis) y la periodontitis, y determina en gran medida tu salud intestinal
- Disbiosis genital. Se da en la mujer y es principalmente vaginal. Se trata de esos hongos vaginales, cambios en el flujo y picores que en ocasiones nos atacan.
- Disbiosis del sistema urinario (¡hola, infección de orina!).
- Disbiosis del aparato respiratorio, que da lugar a infecciones respiratorias y faringitis de repetición.

Sin embargo, en este apartado nos centraremos en la disbiosis intestinal, que suele manifestarse en forma de problemas digestivos ocasionados por la colonización de microorganismos que no necesariamente son los malos de la película. En realidad, casi todos son microorganismos comensales, es decir, que conviven con el ser humano, pero han crecido de una forma exponencial y han desplazado el crecimiento de otros grupos de microorganismos más beneficiosos.

La mayoría de las disbiosis intestinales suelen ser el resultado de una alteración (casi siempre a la baja) en los niveles de:

- La flora protectora (*Lactobacillus*, *Bifidobacterium* y *Bacteroides*). Estos microorganismos actúan como un escudo protector frente a la colonización de patógenos.
- La flora inmunomoduladora (*Enterococcus* y *Escherichia coli*). Esta flora modula o controla el sistema inmunitario en el intestino y en el resto del organismo. Son grupos bacterianos necesarios para enviar señales al sistema inmunitario.
- La flora muconutritiva (*Faecalibacterium prausnitzii* y *Akkermansia muciniphila*). Esta permite la secreción de moco protector o mucina en el epitelio intestinal, que actúa como una capa protectora frente a agresores y patógenos.

Por otro lado, suelen proliferar microorganismos potencialmente patógenos y asociados a:

- → **La candidiasis.** *Candida* es un hongo que está presente naturalmente en el intestino, la boca y los genitales humanos. Cuando crece en exceso, puede generar infecciones vulvovaginales en la mujer, pero también en el hombre; aftas o llagas en la boca; problemas digestivos; eccemas en la piel y alteraciones neuroinflamatorias (niebla mental y malestar).

- → **El sobrecrecimiento bacteriano en el intestino delgado o SIBO.** Su diagnóstico es cada vez más común a través de una prueba en que se mide la cantidad de gas hidrógeno o metano que producen tus bacterias en función del tiempo. Una sobreproducción de estos gases antes de tiempo es un indicador de un sobrecrecimiento de bacterias en el intestino delgado, un sitio donde naturalmente no deberían estar presentes en altas cantidades. El SIBO lo producen diferentes grupos microbianos, entre los que destacan las arqueas, unos microorganismos que no son bacterias, que son incluso más evolucionados y que han convivido con nosotros durante años. Los síntomas son diversos según el tipo de SIBO, pero casi siempre se presentan muchos gases, hinchazón abdominal, estreñimiento o diarrea, o alternancia de ambos.

- → **El sobrecrecimiento de bacterias proteolíticas o LIBO.** Al igual que el SIBO se refiere al sobrecrecimiento bacteriano en el intestino delgado, el LIBO se refiere al sobrecrecimiento bacteriano en el intestino grueso, casi siempre por bacterias proteolíticas, como *Clostridium*, ciertos grupos de *E. coli*, *Klebsiella* o *Proteus*. Estas bacterias proliferan en el intestino grueso y generan problemas intestinales como diarrea, hinchazón y malestar digestivo, además de alteraciones sistémicas e inflamatorias. De hecho, casi todas las pacientes con infecciones urinarias por *E. coli* o *Klebsiella* suelen tener algo de LIBO asociado.

- → **La infección por *Helicobacter pylori*.** Durante mucho tiempo se pensaba que esta bacteria era la culpable de muchos problemas digestivos y, aún peor, de producir úlceras y cáncer de estómago. Hoy en día, esta visión está cambiando. Se ha demostrado que esta bacteria puede estar conviviendo con nosotros perfectamente y sin causar problemas. De hecho, se encuentra en el 50 % de la población sin causar patologías, y este porcentaje puede ser mayor en el caso de poblaciones del mundo con una baja higiene, como es el caso de África, algunas zonas de Latinoamérica y otras regiones.[29] Entonces, **¿por qué en algunos individuos produce tantos problemas?** Normalmente, los individuos que sufren la infección por *H. pylori* y enferman suelen tener la mucosa del estómago (la capa que tapiza las paredes del tracto digestivo) dañada e irritada por una mala alimentación, el tabaco y el estrés, entre otros. También enferman aquellos individuos con un desequilibrio en su flora (disbiosis) que no cuentan con un buen armamento de defensa a nivel digestivo. Cada vez más estudios están a favor de un tratamiento integrativo y alternativo al uso de antibióticos.[30, 31] Es necesaria una actualización urgente de los protocolos médicos, ya que los antibióticos no son la solución al problema.

→ **Los parásitos.** Son unos de los microorganismos más complejos, porque, como su nombre indica, se alimentan de ti. Existen diferentes tipos, pero los que principalmente colonizan el tracto gastrointestinal son los protozoos y helmintos (lombrices). Algunos de ellos son comensales, es decir, forman parte de la microbiota normal del ser humano y no deberían dar problemas (por ejemplo, *Blastocystis hominis* o *Endolimax nana*), pero eso siempre que tu microbiota se encuentre equilibrada; de lo contrario, ¡tus propios parásitos pueden atacarte! Hay otros parásitos que pueden ser más problemáticos, como los oxiuros (las típicas lombrices de los niños), y hay otros más que dan muchísima guerra, como *Giardia lamblia* o las amebas.

En todos estos casos, la dieta antiinflamatoria puede representar un abordaje y un acompañante en el camino a la sanación. De hecho, el método de seis semanas que propongo en este libro está pensado para adaptarse tanto a personas con disbiosis y sintomatología digestiva como para aquellas que no. Recuerda que el fin último que buscamos tras un abordaje antiinflamatorio es el equilibrio y la nutrición óptimas de tu microbiota, para que ello se traduzca en una mejoría del sistema inmunitario y un mejor control de la inflamación.

ALERGIAS E HISTAMINOSIS

La histaminosis y las alergias tienen un punto en común: la sintomatología y la histamina que producen. Quienes las padecen presentan erupciones, urticarias, picor, estornudos, congestión nasal, mocos, dolor de cabeza, insomnio y, en ocasiones, hasta dolor en todo el cuerpo e hinchazón.

Esta histamina proviene principalmente de algunas células de nuestro sistema inmunitario, que se encargan de producirla ante situaciones amenazantes y también cuando tenemos alergias frente a alimentos y sustancias del ambiente. Estas alergias pueden diagnosticarse fácilmente a través de la medición del anticuerpo IgE frente a la sustancia sospechosa. Pero, ojo, porque puedes tener una hiperproducción de histamina sin tener alergia, o teniendo pruebas de alergias negativas, y es lo que se conoce como histaminosis.

Casi todos los individuos con disbiosis intestinal y alteraciones inflamatorias tienen histaminosis; digamos que viene en un *pack*. Dado que la histamina tiene una función hormonal, se disparará siempre que haya un escenario de inflamación crónica de bajo grado. Recuerda también que otra parte de la histamina la ingieres a través de los alimentos y que la degrada tu sistema digestivo; teniendo en cuenta que muchos pacientes inflamados tienen problemas digestivos, ya te imaginarás que se produce una acumulación de histamina y, por tanto, ¡histaminosis!

Pero no se trata de dejar para siempre los alimentos ricos en histamina. De hecho, la dieta antiinflamatoria no es necesariamente baja en histaminas. No obstante, el protocolo que aquí te planteo está diseñado para reducir las histaminas de forma intensa durante las primeras semanas, descansar y reparar tu salud digestiva, para luego ir incorporándolas paso a paso.

PROBLEMAS DE TIROIDES

Siempre digo que todo problema hormonal no tiene su origen en las hormonas, ni se soluciona intentando «controlarlas». Las hormonas son mensajeros químicos que llevan información sin parar de un lado a otro. En función de cómo esté tu cuerpo y tu mente, las hormonas llevarán un mensaje u otro, con lo cual que tengas un problema hormonal, una hormona baja o alta, tan solo nos está diciendo que el cuerpo necesita llevar ese mensaje.

Las hormonas tiroideas son sinónimo de energía y, por ello, son de las más importantes. Un fallo a la baja o al alza de la hormona tiroidea tendrá un impacto en todo tu organismo. Si el problema es que existe poca cantidad o actividad de la hormona (hipotiroidismo), hará que baje la energía en tus células y en todos tus sistemas: bajo pulso y ritmo cardíaco, baja motilidad intestinal, digestiones lentísimas y estreñimiento, baja lubricación y libido, sequedad en la piel, y poca regeneración y crecimiento celular, lo cual puede provocar una pérdida de cabello, una baja temperatura corporal y tendencia al frío. En cambio, si el problema es que existe mucha cantidad o actividad de la hormona tiroidea (hipertiroidismo), aumentará la energía en tus células y se observará la sintomatología contraria.

Sea al alza o sea a la baja, el sistema nos está diciendo algo: ¡necesitamos ahorrar energía o gastar energía! Una de las teorías que explicaría también la relación entre las disfunciones tiroideas y la inflamación es que «un organismo inflamado es un organismo estresado», y un organismo estresado requiere mucha energía para poder poner en marcha toda la ingeniería que implica el proceso inflamatorio. Esto, sin duda, puede afectar a tu salud tiroidea. Asimismo, una tiroides disfuncional afecta al nivel de energía que tienen tus células y a las funciones corporales, así que puede ser la causa o la consecuencia de un proceso inflamatorio crónico.

RESISTENCIA A LA INSULINA, DIABETES E HÍGADO GRASO

Estas tres condiciones comparten varios aspectos en común: las tres son de origen inflamatorio y metabólico.

Los términos «metabólico» y «metabolismo» se refieren a todos los procesos físicos y químicos del cuerpo que convierten o usan energía. Esta energía celular proviene de los sustratos energéticos de tu organismo: proteínas, grasas y carbohidratos, y estos, sin duda, tienen que ver con la dieta.

Pero lo más interesante es la relación entre la inflamación y el metabolismo, o lo que es lo mismo, la relación entre el sistema inmunológico y el metabolismo... el inmunometabolismo. Porque recuerda que la inflamación está muy relacionada con el sistema inmunológico.

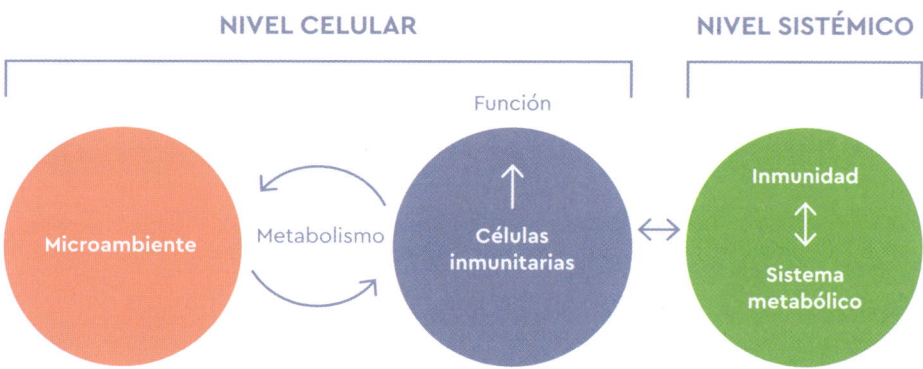

Fuente: Asociación Española de Microinmunoterapia (AEMI).

Cada vez más estudios demuestran que la función de la microbiota y las células inmunitarias y, por tanto, el grado de inflamación determinan el estado metabólico celular.[32] En paralelo, el metabolismo celular determina la función de las células inmunitarias. Por ello, muchas veces, muchos de los individuos que luchan contra su peso corporal, por más que restringen la comida, no logran ni perder grasa ni encontrarse mejor. Se sienten agotados, sin energía, con sobrepeso... En realidad, están inflamados.

NEUROINFLAMACIÓN Y NEURODEGENERACIÓN

La inflamación afecta al cuerpo, pero también al sistema nervioso. Es lo que hoy conocemos como «neuroinflamación». De hecho, muchos pacientes con disbiosis y problemas inflamatorios en el cuerpo experimentan síntomas de neuroinflamación. Refieren cansancio y fatiga, niebla mental (*brain fog*), disminución de la concentración y de la memoria, migrañas y dolor de cabeza, temblores en extremidades, labilidad emocional e irritabilidad, tendencia depresiva o ansiosa, entre otros síntomas.

Curiosamente, estos síntomas suelen exacerbarse a primera hora del día o al despertar. Normalmente, esto se debe a que por la noche se realizan procesos de detoxificación, y existe un aumento de la actividad del sistema inmunológico. En un organismo inflamado, estos procesos de desintoxicación no estarán funcionando en su totalidad y provocarán una acumulación de toxinas e inflamación. Asimismo, por la mañana solemos tener un pico de histamina y de hormonas del estrés (cortisol), lo que favorece esta sintomatología.

Lo cierto es que muchos individuos experimentan estos síntomas de forma temporal y luego se resuelven. Pero otras personas, por vulnerabilidad genética y otros factores (físicos y emocionales), desarrollan enfermedades neuroinflamatorias y degenerativas como el párkinson, el alzhéimer o alteraciones de la salud mental.

Todo proceso neuroinflamatorio guarda una estrecha relación con nuestro equilibrio digestivo y con la microbiota, con la salud intestinal y con la respuesta inmunitaria. Porque en la actualidad sabemos que el sistema nervioso, que en el pasado se pensaba que era un sistema estéril, consta de una barrera hematoencefálica capaz de filtrar toxinas y productos bacterianos, y guarda una estrecha relación con tu salud digestiva. La relación entre el intestino y el cerebro cobra cada vez más fuerza y arroja una gran luz a los procesos neuroinflamatorios y neurodegenerativos.

ENDOMETRIOSIS, OVARIO POLIQUÍSTICO Y MIOMAS

Me encantaría decir que estos trastornos son poco comunes, pero lo cierto es que cada vez somos más las mujeres que pasamos por este tipo de alteraciones. Se trata de alteraciones en el aparato reproductor femenino, caracterizadas por el crecimiento anormal, aunque benigno, de un grupo de células. Aunque la endometriosis, el ovario poliquístico y los miomas son diferentes, suelen tener algunas características, y sobre todo una raíz común: la inflamación.

Hay muchas hormonas que intervienen en la inflamación: el cortisol, la histamina y la insulina, aunque también las hormonas sexuales como los estrógenos y la progesterona. Ambas hormonas son necesarias, pero mientras que los estrógenos contribuyen a la inflamación, la progesterona suprime el sistema inmunitario, contrarrestando su efecto y generando un efecto más antiinflamatorio.

El hiperestrogenismo se define como un exceso de estrógenos y se debe a una elevación/acumulación de estrógenos, o bien a la disminución de los niveles de progesterona, la hormona que contrarresta y compensa el efecto de los estrógenos. Este hiperestrogenismo es el responsable de muchas alteraciones, como el síndrome premenstrual (retención de líquidos, cambios de humor, hinchazón extrema), las reglas dolorosas, irregulares o abundantes, el ovario poliquístico, los miomas, la endometriosis y, en casos más graves, puede aumentar el riesgo de cáncer de mama o de endometrio.

Aunque el hiperestrogenismo tiene distintas causas, casi siempre suele deberse a una mala eliminación de los estrógenos por alteraciones hepáticas, por un hígado sobrecargado o por un intestino inflamado. Este aumento de los estrógenos también puede ser consecuencia de la gran carga tóxica a la que estamos expuestos, provocada por la exposición a disruptores endocrinos y xenoestrógenos (sustancias que imitan la función de los estrógenos) en productos cosméticos, pesticidas, aditivos, plásticos, etc. Por último, el déficit de progesterona por un estrés sostenido o una mala alimentación también puede declinar la balanza a favor del estrógeno.[33]

Todo esto nos lleva a la siguiente pregunta: **¿los estrógenos generan inflamación o la inflamación eleva los estrógenos?** Una vez más, no sabemos discernir cuál fue el origen del problema. Lo que sí sabemos es que regular los niveles de estrógenos es una pieza clave para mejorar el sistema hormonal de la mujer en estas condiciones.

¿Y cómo se puede regular la concentración de estrógenos? A este respecto, debes saber que tu intestino y tu hígado desempeñan un gran papel y, por tanto, tu alimentación es crucial. La dieta antiinflamatoria te ayudará a recuperar tu salud digestiva, a lograr un equilibrio inmunitario, a reducir el estrés oxidativo y a mejorar la carga tóxica. Todas estas mejoras resultan beneficiosas en la regulación de los estrógenos.

INFERTILIDAD

Estamos viviendo lo que llamamos un «cuello evolutivo»; sí, pocas personas nos lo dicen tan claro y a la cara. Hace poco surgió la noticia de que una de cada seis parejas en España es infértil o tiene problemas para concebir, y puede que el número en otras sociedades más occidentalizadas sea mayor.

Tanto el número como la calidad de los ovocitos, así como el recuento de espermatozoides, un indicador clave de la salud humana, muestran una increíble y dramática disminución. Si a esto le sumamos también otros problemas inflamatorios que pueden afectar negativamente a la fertilidad, como los miomas, los problemas de tiroides, el ovario poliquístico, etc., el resultado es bastante triste.

Con esto no quiero llenarte la cabeza de miedos, y menos si ya estás pisando los treinta o cuarenta años de edad, que es cuando sentimos la amenaza del reloj biológico; pero sí quiero dejarte algo claro. El estrés oxidativo y la inflamación de bajo grado, producto de nuestro estilo de vida occidental y proinflamatorio, son los principales factores que juegan en contra de nuestra fertilidad como especie. Y en la mayoría de los casos hay mucho que podemos hacer para mejorarla. Pero nadie te lo cuenta. A las clínicas de fertilidad no les interesa y a la medicina moderna, menos.

> Una dieta antiinflamatoria, la identificación de posibles sensibilidades alimentarias, la reducción del estrés psicológico, la menor exposición a tóxicos, o la mejora de la microbiota intestinal-vaginal-endometrial son factores que pueden marcar un antes y un después en tu fertilidad.[34]

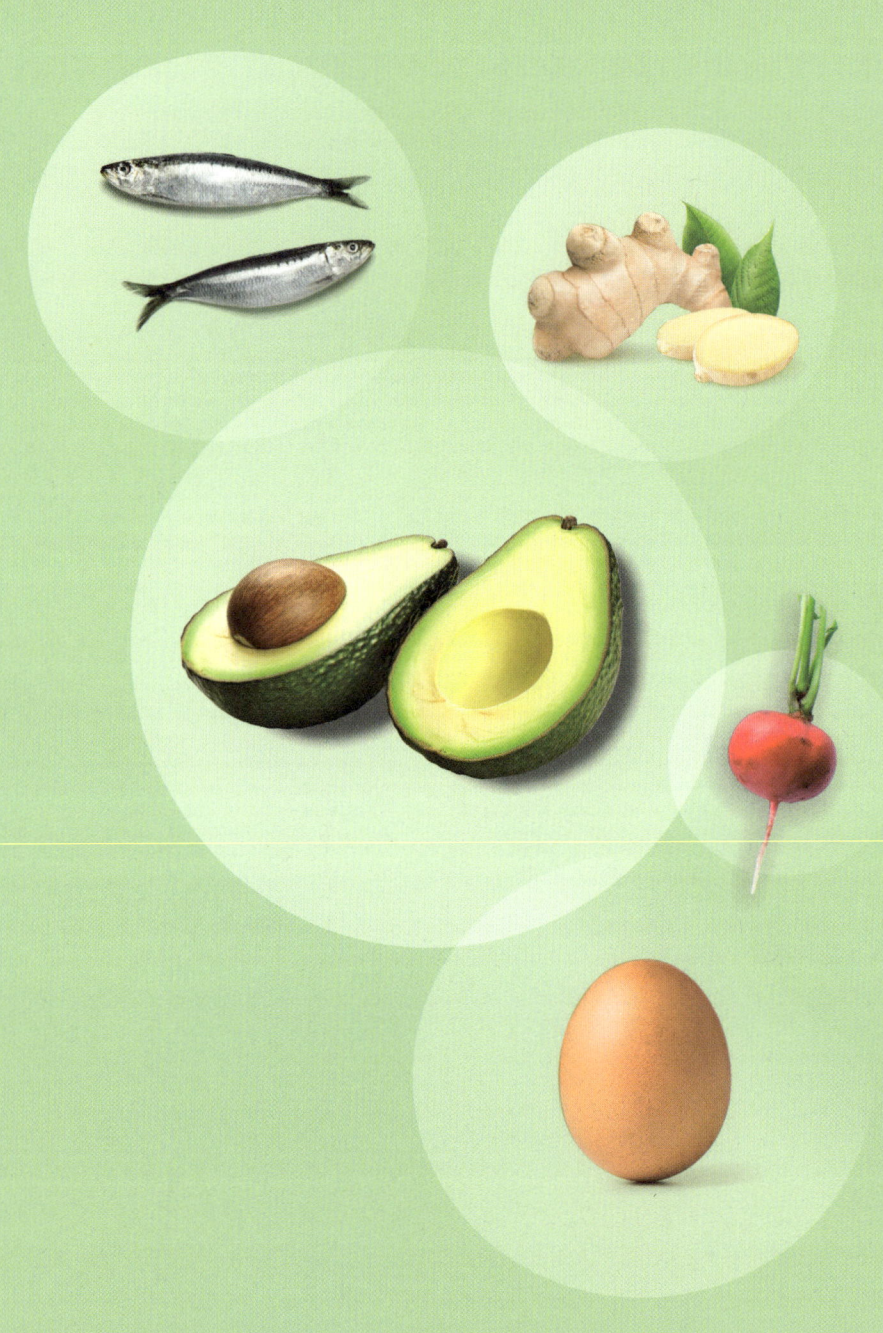

SEGUNDA PARTE
EL PROTOCOLO ANTIINFLAMATORIO

5

LOS DIEZ HÁBITOS INFALIBLES PARA DESINFLAMAR

Ahora sí, vamos directo al grano. En este capítulo te revelaré las diez acciones que considero vitales e infalibles para combatir la inflamación en los tiempos modernos. Aunque en realidad habría muchos más de diez hábitos, hemos de ser realistas: no podemos cambiarlo todo. Además, es importante que lo que hagas lo puedas mantener a largo plazo. Así que he priorizado aquí esos hábitos que, sin duda, son totalmente necesarios para solucionar la inflamación.

Ahora bien, a partir de ahora quiero que pongas en práctica esta premisa: «No te lo creas todo. Compruébalo en primera persona». La parte práctica de este libro se basa en el conocimiento y la experiencia que he adquirido después de tratar a muchos pacientes, así como en la búsqueda de un protocolo fácil de seguir y útil en la mayor parte de los casos. No todo está supercontrastado con evidencia científica, pero sí con experiencia clínica, que en ocasiones es mucho más determinante.

¿Te atreves a romper paradigmas? ¿Te comprometes a hacer un cambio en tu salud? Si la respuesta es afirmativa, vamos a ello.

HÁBITO 1. CAMBIA TU PERFIL DE GRASAS

Si existe un nutriente vital para la salud humana es la grasa. Tanto es así que iniciamos la vida tomando grasas. El calostro, la primera secreción de la leche presente en mamíferos, y la leche materna se componen de hasta un 10 % de grasas. El resto son agua, inmunoglobulinas y sustancias que ayudan al desarrollo inmunitario del bebé.

El hecho de que la grasa tenga tal implicación en los primeros días de vida tiene una gran razón de ser: permite aportar, en gran medida, densidad nutricional, un concepto del que ya hemos hablado antes. El calostro es un alimento nutricionalmente denso, ya que con una pequeña cantidad aportamos muchas calorías y nutrientes que nos interesan para poder saciar y cubrir los requerimientos de una nueva vida, así como para ir trabajando en la formación y maduración de algunos de los sistemas clave en el proceso inflamatorio: el digestivo, el nervioso, el hormonal y el inmunitario.

La importancia de las grasas en el proceso inflamatorio

Desde pequeños, nuestras membranas celulares van formándose gracias a los depósitos de grasa que se van acumulando en ellas. En nuestras células se deposita colesterol, ácidos grasos y muchos más componentes que son importantes para nuestra salud. Nuestra capacidad de «desinflamarnos» dependerá en gran medida del tipo de grasa que se deposite en nuestras células.[35]

El proceso inflamatorio precisa de los siguientes ácidos grasos esenciales y grasas esenciales para funcionar:

- **Omega-6.** Caracterizado por su función proinflamatoria, es esencial para poder activar el proceso inflamatorio y defendernos ante cualquier amenaza.

- **Omega-3.** Caracterizado por su función antiinflamatoria, es esencial para suprimir o apagar el proceso inflamatorio, es vital para desinflamar.

- **Colesterol.** Es esencial para la fabricación de hormonas y sus funciones.

Como ya sabes, el proceso inflamatorio y la mayoría de las enfermedades inflamatorias tienen que ver con nuestro sistema inmunitario y nuestras bacterias (microbioma), así como con nuestras hormonas. Y como hemos comentado, las grasas son esenciales para el buen funcionamiento de todo ello.

El omega-3 y la evolución humana

Hay otro sistema que influye en nuestros niveles de inflamación y que también se ha visto que tiene que ver con nuestro perfil de grasas: el sistema nervioso. Y es que el cerebro humano ha evolucionado, en gran parte, gracias a los maravillosos ácidos grasos omega-3, que dieron paso a la civilización y a la era moderna. Pero, además de su efecto antiinflamatorio y su famosa protección cardiovascular, los omega-3 son esenciales para que las membranas y las células (incluidas las del cerebro) estén sanas.

Un estudio publicado en la revista *Nature* en 2007 establecía que, hace unos 170.000 años, la dieta humana dio un giro brutal tras la incorporación de fuentes marinas ricas en ácidos grasos omega-3.[36] Con ello, el cerebro humano evolucionó de tal manera que desplazó a los neandertales y abrió el camino hacia la civilización.

A día de hoy, solo nos queda pensar una cosa: si un único nutriente fue capaz de cambiar nuestro rumbo de forma tan radical, ¡habrá que estudiarlo más! Y sí, cada vez somos más conscientes del efecto antiinflamatorio y esencial del omega-3. Pero, aunque lo sabemos, no lo ponemos en práctica. Como te comenté anteriormente, hoy en día, comemos hasta 25 veces más omega-6 que omega-3.

Piérdele el miedo al colesterol y a la grasa saturada

Agárrate, que vienen curvas.

Si eres de la vieja escuela, habrás escuchado que es mejor tomar lácteos sin grasa, que hay que evitar la piel y la grasa animal, y que es mejor tomar como mucho tres huevos a la semana, porque nos sube el colesterol.

Si eres de la escuela más «moderna» y rebelde, ya te habrás olvidado de lo anterior y sabrás que es mejor tomar los lácteos con toda su grasa, que es bueno comer grasa o sebo de animales, y que puedes comer los huevos que quieras.

Ay, señor, ¡cómo pueden confluir dos corrientes tan distintas!

Lo cierto es que para llevar una dieta antiinflamatoria no necesitas casarte con un extremo ni con el otro. Creo realmente que se puede y se debe llegar a un punto intermedio, y te cuento por qué.

Sí, es verdad que es un mito total eso de que el colesterol que ingieres se convierte en colesterol, te tapona las arterias y aumenta el riesgo cardiovascular. Ya hay estudios que demuestran lo contrario.[37] Así que si tu médico te dice que debes quitarte el colesterol y la grasa para mejorar tu salud, invítale a actualizarse.

Pero, más que eso, es un mito que el colesterol sea el malo de la película. El colesterol es y debe ser un elemento esencial en tu dieta y en tu vida.

Ahora bien, ¿qué fuentes de grasas saturadas y colesterol hay que elegir? Y, sobre todo, ¿qué entorno dietético tengo? Estas son dos preguntas clave que nos ayudarán a entender por qué no es cuestión de evitar comer grasa saturada o colesterol, sino de ingerir las fuentes correctas en el ambiente correcto.

1. Escoge grasas saturadas y colesterol de fuentes de calidad. La calidad es importante porque un animal bien criado y alimentado, que ha comido pasto y que se ha movido tendrá un perfil de grasas y de toxinas muy diferente a otro que ha estado creciendo enjaulado o en malas condiciones. Por ello, si vas a comer la grasa o el sebo del animal, que sea de uno bien alimentado. Y lo mismo aplicaría a los huevos.

2. El entorno dietético es importante. No es lo mismo comer grasa saturada y colesterol acompañado de una alimentación rica en fitonutrientes y antioxidantes (verduras, hortalizas y frutas) que hacerlo acompañado de pan, azúcar, bebidas alcohólicas o carbonatadas.

····

No es lo mismo comerte un filete de ternera o vaca con su grasa y verduritas que hacerlo acompañado de patatas fritas y un refresco azucarado o una cervecita.

····

Más que al colesterol y a la grasa saturada debemos temer a su oxidación, que ocurre en organismos con ambientes celulares enfermos, con altos niveles de azúcar en sangre, sedentarios o con estrés, entre otros. La oxidación de las grasas y del colesterol es la responsable de la aterosclerosis y otras enfermedades cardiovasculares.

En conclusión, piérdele el miedo a la grasa y al colesterol, come grasas buenas y, sobre todo, cuida tu ambiente celular.

Las grasas antiinflamatorias

Una parte importante de una dieta ancestral y antiinflamatoria es el consumo de ácidos grasos esenciales y grasas de calidad.

TIPO DE GRASA	FUENTE	FRECUENCIA IDEAL DE CONSUMO	FORMA IDEAL DE CONSUMO
✓ Omega-3 (DHA y EPA)	✓ Pescados azules	✓ Al menos 3-4 veces por semana	✓ Cocido a temperaturas <160 grados (sopas, estofados, salteados a temperatura baja)
✓ Omega-3 (ácido linolénico)	✓ Nueces, semillas de chía, semillas de lino	✓ 3-4 veces por semana/según disponibilidad	✓ Crudos
✓ Omega-9	✓ Aceite de oliva virgen extra, aguacate	✓ Diario/según disponibilidad	✓ Mejor en frío, pero también en cocciones suaves
✓ Grasas saturadas y colesterol	✓ Aceite de coco virgen extra	✓ 3 veces por semana/según disponibilidad	✓ En frío y en cocciones
✓ Aporte mixto de grasas	✓ Grasa animal, manteca, yemas de huevo	✓ Diario (cuidando las fuentes)	✓ Idealmente para cocinar. Las yemas de huevo se pueden tomar poco hechas

Como ves, la grasa animal, la manteca o el sebo, así como la mantequilla, están varias veces presentes. Y es que existe una falsa creencia sobre su composición y consumo. La manteca de cerdo y la grasa animal inmersa dentro de las carnes (sebo) no es solo grasa saturada y colesterol. Y si lo fuera, recuerda que ¡la grasa saturada no es tan mala! Pero más allá de eso, la composición de la manteca o del sebo varía en función de la alimentación que haya tenido el animal. Si se trata de animales bien alimentados, existe un perfil muy equilibrado de ácidos grasos en el que predominan los ácidos grasos monoinsaturados (presentes, por ejemplo. en el aceite de oliva y el aguacate). Además, la grasa de sebo ha demostrado mucha estabilidad cuando se usa en las frituras, mucho más que la que tienen grasas como el aceite de girasol o la oleína de palma, muy usados en la industria alimentaria.[38, 39]

Consejos a la hora de escoger grasas para cocinar

✓ Es importante que los aceites sean siempre «virgen extra» o prensados en frío para garantizar su pureza y beneficios.

✓ No existe ningún aceite ni grasa «ideal» para cocinar. Ninguno se mantiene intacto durante la cocción. Aun así, en la mayor parte de los casos, sugerimos no freír para evitar temperaturas superiores a 160 grados centígrados.

✓ Cocina siempre a bajas temperaturas en la medida de lo posible, evitando tostar, chamuscar, dorar en exceso o quemar los alimentos.

✓ Sé coherente en tu consumo; cada localidad posee sus «grasas tradicionales». Si vives en Latinoamérica o Asia, tradicionalmente se usan muchas grasas animales y grasa de coco para la cocción, así como aceite de aguacate (de más reciente consumo). Si vives en España y el Mediterráneo, ¡sácale jugo al aceite de oliva virgen extra! En la India y los países nórdicos, te sugiero utilizar mucha mantequilla, con la que podrás fabricar tu propio *ghee*.

✓ Si vas a utilizar sebo de animales o manteca, asegúrate de que sea un animal criado en las condiciones adecuadas. ¡La composición de su grasa dependerá de ello!

✓ ¡Añade especias y hierbas! Orégano, romero, tomillo, cúrcuma, clavo o canela son algunas de mis preferidas. Ayudan a evitar la oxidación de las grasas y disminuyen la formación de compuestos tóxicos durante las cocciones.

HÁBITO 2. CONSUME FIBRA Y ANTIOXIDANTES, CLAVES PARA UNA MICROBIOTA RESILIENTE

La importancia de la fibra y los antioxidantes en una dieta antiinflamatoria

Digan lo que digan, comemos poca fibra. Y además, comemos la fibra incorrecta. Aunque me digas que comes mucha fruta o que tomas el pan integral, ya verás como no comes suficiente fibra, o bien no estás tomando la fibra correcta.

Investigaciones realizadas en tribus muy ancestrales que aún mantienen un microbioma (bacterias intestinales) muy intacto y diverso revelan que estas llegan a consumir hasta 80 gramos de fibra al día.[40] La dieta occidental y moderna alcanza escasamente los 10-20 gramos, pero muchas veces incluye un tipo de fibra incorrecta.

La fibra dietética incluye las partes de los alimentos vegetales que tu organismo, en teoría, no puede «digerir» o «absorber», a diferencia de, por ejemplo, las grasas, los almidones y las proteínas. Sin embargo, este concepto es un poco erróneo, porque no es que no puedas digerirlo, sino más bien que tu cuerpo no obtiene energía o calorías a partir de la fibra. Pero, ojo, que no aporte calorías no implica que no tenga beneficios. La fibra dietética es uno de los principales nutrientes o sustratos de tus bacterias intestinales. ¡Sí!, tu microbiota necesita fibra para poder fermentar y generar compuestos beneficiosos para sí misma y para el resto del organismo.

....

Consumir fibra tiene otras ventajas: nos aporta saciedad, retrasa la absorción de nutrientes y mejora nuestro perfil metabólico después de comer.

....

En investigaciones publicadas se ha observado que consumir una comida rica en fibras disminuye los picos de azúcar e insulina en sangre y, por tanto, disminuye la inflamación tras las comidas. Dicho de otro modo, no es lo mismo desayunar un sándwich de pan con queso que un sándwich de pan con queso más verduras asadas.[41]

Por otro lado, están los antioxidantes. Estas sustancias están presentes en diversos alimentos de origen vegetal, principalmente frutas, verduras, hortalizas, hierbas y especias, que tienen un efecto estabilizador de los radicales libres, inhibiendo su oxidación y protegiendo nuestros órganos y sistemas.

Además del efecto directo y beneficioso de la fibra y los antioxidantes en tu microbiota y tu estrés oxidativo, hay otro factor por el que te interesa incluirlos en todas tus comidas. Básicamente, porque el acto de comer genera inflamación. Sí, es la llamada «inflamación posprandial», normal, fisiológica e inevitable. Ocurre después de las comidas y es necesaria para que tu cuerpo pueda defenderse ante cualquier posible amenaza que implique tu comida, incluidas las bacterias. También se produce por el aumento en los niveles de glucosa (azúcar en sangre) e insulina, y por el aumento del estrés oxidativo. Y es que generamos radicales libres de oxígeno cada vez que nos estresamos y cada vez que ponemos nuestros órganos a trabajar. Créeme, comer es un acto que, aunque lo hagamos varias veces al día, implica un gran esfuerzo de tu sistema digestivo y de muchos otros sistemas y, por tanto, genera inflamación.

Ahora bien, no todas las comidas tienen el mismo efecto proinflamatorio. Y más allá de eso, hay ciertos componentes dietéticos que nos pueden ayudar a controlar la inflamación posprandial. Son sobre todo la fibra soluble y los antioxidantes.

¿Todas las fibras son iguales?

Hay dos tipos de fibra: soluble e insoluble. Ambas tienen sus beneficios y deben incluirse en nuestra dieta, pero, para serte sincera, mi preferida es la fibra soluble. Te voy a explicar por qué.

Mientras que la fibra insoluble se encuentra principalmente en la cáscara y los salvados de cereales (pan y arroz integrales, por ejemplo), y en menor proporción en la piel y los tallos de verduras, la fibra soluble se halla sobre todo en verduras, frutas, tubérculos, hortalizas y raíces. La primera tiene un efecto más «mecánico» en tus heces, ya que permite que capten agua y se vuelvan más blandas. Sin embargo, la fibra soluble tiene un efecto más «metabólico» y profundo, pues, además de favorecer la buena digestión y la motilidad intestinal, sirve de sustrato energético para tus bacterias intestinales; también ayuda a reducir el colesterol y el azúcar en sangre, es decir, tendría un efecto muy antiinflamatorio, ese que conseguimos con el almidón resistente que te explico a continuación.

FIBRA SOLUBLE	FIBRA INSOLUBLE
✓ Aumenta la viscosidad de las heces, facilitando el tránsito intestinal. ✓ Es muy saciante, ya que disminuye la velocidad de la digestión y el vaciado del estómago. ✓ Nutre y restaura la mucosa digestiva. ✓ Es útil tanto en el estreñimiento como en casos de diarrea. ✓ Tiene un efecto prebiótico, ya que nutre a las bacterias intestinales y promueve la producción de factores asociados al sistema inmunitario de las mucosas. ✓ Tiene un efecto metabólico: reduce el pico de azúcar en sangre (glucemia) después de las comidas y disminuye la absorción de colesterol.	✓ Aumenta el volumen de las heces y acelera el tránsito intestinal. ✓ Previene el estreñimiento. ✓ Requiere un buen sistema digestivo para su digestión, ya que no se disuelve en agua y permanece intacta durante la digestión. ✓ Aporta también saciedad, aunque en menor medida.

El almidón resistente y las mejores fuentes de fibra prebiótica en una dieta antiinflamatoria

Los almidones o féculas son un tipo de carbohidrato presente en la mayor parte de cereales y tubérculos, así como también en legumbres y algunos frutos.

¿Qué alimentos contienen almidón?

Encontramos almidones en los carbohidratos o hidratos de carbono como:

- **Cereales:** trigo, espelta, centeno, cebada, avena, arroz, maíz, mijo. Y, por supuesto, sus derivados: pan, pasta, bollería, cereales de desayuno, galletas, harinas, etc.
- **Pseudocereales:** sarraceno (o alforfón), quinoa.
- **Legumbres:** lentejas, garbanzos, frijoles, guisantes, soja.

- **Tubérculos y raíces:** patata/papa, boniato/batata/camote, yuca.
- **Frutos:** plátanos (sobre todo verdes), castaña.

Sin embargo, ni todo el azúcar es igual, ni todo el almidón lo es. La absorción del almidón puede ser rápida o lenta, y eso determinará muchísimo su potencial inflamatorio, su papel metabólico y también las posibles modificaciones que genere en tu microbiota.

Por ejemplo, la dieta occidental presente en la mayor parte de los países industrializados es rica en almidones de muy rápida digestión: pan, patatas fritas, arroz, pasta, cereales de desayuno, bollería, etc. Y ahora me dirás: «¿Y si los tomo integrales?». Pues bien, si los tomas integrales, es cierto que reducirás el impacto en el azúcar en sangre y obtendrás otros beneficios de esa fibra. Sin embargo, los cereales y almidones «integrales» contienen fibra insoluble, un tipo de fibra que no tiene un impacto tan interesante en tu microbiota intestinal ni en tu salud digestiva; además, muchas veces, sobre todo si se consumen en exceso, pueden ser irritantes y provocar diarreas o digestiones lentas y complejas.

Por tanto, nos interesa sobre todo el consumo de almidón resistente, un tipo de fibra prebiótica que no degrada tus enzimas digestivas. Por eso, este tipo de almidón llega intacto al intestino delgado y al colon, donde es fermentado por nuestra microbiota, lo cual contribuye a su valor nutricional y equilibrio.[42] ¿Has escuchado lo de tomar la patata o el arroz frío para aliviar la diarrea? Esto es porque contienen almidón resistente.

El consumo de almidón resistente ofrece dos beneficios clave:

✓ Nutrimos a nuestra microbiota. El almidón resistente es un tipo de fibra prebiótica, es decir, es el alimento de tus bacterias (recuerda que también son microorganismos vivos que necesitan alimentarse).

✓ Cuando las bacterias fermentan la fibra soluble, generan ciertos productos metabólicos, como los ácidos grasos de cadena corta

(AGCC), moléculas con importante efecto antiinflamatorio tanto dentro de tu intestino como fuera (efecto sistémico).

En concreto, el almidón que vamos a aprender a preparar y que nos interesa es el almidón de tipo 3. Se llama también «almidón retrogradado» porque se forma cuando se cocinan y luego se enfrían ciertos cereales, pseudocereales, legumbres y, sobre todo, tubérculos y frutos ricos en almidón. ¿Te has dado cuenta de que las lentejas se ponen más espesas al día siguiente? ¿De que el puré de patatas está más duro horas después? ¿De que el arroz se pone pastoso en la nevera? Esto se debe a la liberación y formación de almidón de tipo 3.

Para favorecer la formación de este almidón resistente que tanto nos interesa será importante cocinar el tubérculo o cereal, dejarlo enfriar en el frigorífico y tomarlo frío (idealmente) o a temperatura ambiente al día siguiente, o al menos ocho horas después. También puedes tomarlo recalentado por debajo de los 150 grados centígrados.

¿Cómo consigo el almidón resistente?

Tubérculos, arroz, pasta → Cocinar → Refrigerar → **ALMIDÓN RESITENTE** → Volver a calentar (opcional; si se hace, no superar los 150 °C) → Prebiótico

¿Cuáles son las mejores fuentes de almidón resistente?

- **Tubérculos y raíces:** patata, papa, boniato, batata, camote, yuca, ñame, ocumo, malanga y apio criollo. Todo lo que nace bajo tierra y tiene textura harinosa tendrá almidón resistente.
- **Frutos y frutas tropicales (no maduras):** algunos frutos como plátanos, bananas o bananos, siempre que estén verdes o amarillos, son una gran fuente de almidón resistente. La castaña también es una gran fuente. El mango y la papaya sin madurar también pueden aportar almidón resistente prebiótico. En todos los casos es importante cocerlos como te contaremos más adelante.
- **Algunos cereales y pseudocereales:** el arroz blanco o semiintegral, la quinoa, el mijo y el trigo sarraceno son una interesante fuente de almidón resistente.

Aquí van algunos consejos para preparar almidón resistente:

→ Los tubérculos (patatas, batatas, ñame, yuca…) deben cocinarse preferiblemente al vapor, al horno o asados con piel, y luego enfriados durante al menos veinticuatro horas en el frigorífico. Puedes recalentarlos a temperaturas no extremas (inferiores a 100 °C).

→ El arroz (mejor que sea blanco o semiintegral, tipo basmati o jazmín), al igual que la quinoa, el mijo y el trigo sarraceno, puede cocinarse al vapor o hervido, y luego enfriarse durante al menos veinticuatro horas en el frigorífico. Puedes recalentarlos también.

→ Las sopas y cremas a base de vegetales y verduras más tubérculos (como patata o yuca) son mis preferidas, porque se cocinan en agua y pueden tomarse al día siguiente recalentadas para aprovechar su almidón resistente.

En el recetario incluyo mi crema prebiótica de la semana para que la hagas y la tengas a mano. Es una excelente opción para las cenas y una excelente fuente de fibra prebiótica.

Siempre digo que las abuelas, que saben más que nadie, preparaban almidón resistente ¡sin saberlo! ¿Quién recuerda esos guisos, estofados o sopas con carne y tubérculos, cocinadas lentamente durante todo el día, y que luego se recalentaban al día siguiente? Ahí lo tienes: ¡pura fibra prebiótica!

Los antioxidantes

Cómo hemos comentado antes, cualquier sustancia que inhiba la oxidación de nuestro cuerpo sería un antioxidante. La oxidación es un proceso natural, al igual que la inflamación y que el envejecimiento. Tenemos claro que, a día de hoy, estamos cada vez más oxidados e inflamados y, por eso, sin duda, te conviene tomar antioxidantes. Estamos hablando de sustancias como los polifenoles, la vitamina C, el betacaroteno, la cúrcuma o el resveratrol, entre otros. Seguramente habrás oído hablar de muchos de ellos.

Siempre digo que no hay mejores ni peores antioxidantes. Simplemente los que tienes en tu entorno son los adecuados para ti. Con esto me refiero a que cada región, país, latitud o cultura culinaria tiene sus propios antioxidantes y alimentos autóctonos con poder antioxidante. Te podría decir que la baya del Himalaya es el mejor antioxidante que existe, pero si vives en Alaska, no te vas a ir al Himalaya a buscar la dichosa baya. Ni es sostenible, ni es coherente, ni es necesario.

Así que te lo pondré fácil. Te voy a dejar una lista de mis mejores antioxidantes (y antiinflamatorios naturales) para que empieces a potenciarlos en tu dieta en función de donde vivas.

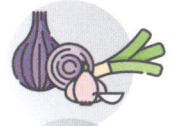
→ **Polifenoles:** presentes en cebollas, ajos, coles, puerros, brócoli, arándanos, uvas, granadas, frutos rojos, cacao, aceite de oliva virgen extra y té verde. También en el ginkgo biloba.

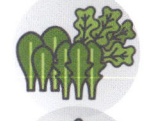
→ **Luteína:** verduras de hoja verde oscuro como la escarola, el berro, los canónigos o la rúcula.

→ **Carotenoides:** zanahoria, calabaza, tomate, boniato, mango, pimientos y papaya. Como verás, está presente en casi todo lo que tiene tonalidades naranja y rojo.

→ **Especias y hierbas antioxidantes:** cúrcuma, jengibre, orégano, tomillo, albahaca, romero, canela, clavo y casi todas las especias.

La regla de los cinco antioxidantes

Todos los antioxidantes de la lista anterior son interesantes y, como verás, están presentes en muchos alimentos de uso común. Así que cuantos más consumas, mejor.

Sí que es cierto que los primeros (polifenoles) y los últimos (especias y hierbas) tienen una ventaja, y es que en una mínima concentración obtenemos gran parte de sus beneficios.

Aunque no me gustan las reglas cerradas, puede ayudarte elegir los que tengas a mano y agregar al menos cuatro o cinco de ellos a diario a tus comidas. No es para nada difícil. Piensa que en una tortilla con tomates cherri y orégano ya tendríamos dos buenos antioxidantes; si eso lo acompañas de un trozo de boniato con canela... ¡ya van dos más!

Antioxidantes y microbiota: una combinación potente

Otro detalle que no te he contado es que los antioxidantes tienen un papel crucial en la salud de tus mucosas, tu microbiota y tu intestino. En la actualidad, se sabe que los compuestos/nutrientes naturales antioxidantes mejoran la abundancia y composición de la microbiota intestinal y, además, permiten la activación de nuestras propias enzimas antioxidantes.[43] Asimismo, la administración de polifenoles como la quercetina, presente en la cáscara de muchas frutas y verduras, en especial en la cebolla, también ha mostrado mejoras y un efecto metabólico y antiinflamatorio interesante, gracias a la *Akkermansia*, una bacteria muconutritiva vital para la salud de nuestras mucosas.[44]

....

En resumen, potenciar la ingesta de antioxidantes más fibra prebiótica es vital en una dieta antiinflamatoria.

....

HÁBITO 3. REGÁLATE DENSIDAD NUTRICIONAL

Anteriormente te he hablado de la densidad nutricional, un concepto importantísimo para entender lo que es realmente una buena nutrición. Durante mucho tiempo hemos pensado que comer bien significa ingerir alimentos bajos en grasas, bajos en carbohidratos, bajos en sal, bajos en azúcar (mejor con edulcorantes), ¡bajos en todo! Si este enfoque nutricional funcionara, no habría obesidad en Estados Unidos, país que lidera el consumo de productos *light, fat free* y todo *free*.

A día de hoy estamos saboreando las consecuencias de esas corrientes alimentarias absurdas y restrictivas que, durante mucho tiempo, han gobernado el mundo de las dietas. Y es que, curiosamente, cada vez tenemos más productos ligeros en el mercado mundial, pero cada vez estamos peor de salud, más obesos y más desnutridos.

Tenemos cada vez más déficit de vitamina D, vitamina K, vitamina B_{12}, folato, vitamina C, zinc, magnesio y muchos otros nutrientes, y tenemos suplementos para paliarlo. Pero ¿qué está pasando que cada vez se observa una mayor cantidad de déficits? Pues que hay una serie de cambios en nuestras elecciones alimentarias, cambios en los alimentos y en su poder nutricional, y cambios en nuestro intestino y nuestra microbiota que reducen la absorción de nutrientes.

Podría hablarte de muchos factores, pero ahora quiero centrarme en el primer cambio que he mencionado, nuestras elecciones alimentarias. En la actualidad comemos más cantidad de alimentos, pero nos nutrimos menos. Es decir, ingerimos muy pocos nutrientes. Y aquí la clave está en conocer los alimentos que, en pequeñas cantidades, concentran muchos nutrientes y, por tanto, aportan densidad nutricional.

Quiero que entiendas que para tener una dieta antiinflamatoria, para poder disfrutar de buenas digestiones y para mejorar la longevidad no hay por qué comer demasiado, sino que hay que comer lo justo, y dentro de lo justo debe haber densidad nutricional. Por ello, debemos conocer aquellos alimentos que son ricos en nutrientes y que, por tanto, formarán parte de nuestras comidas prácticamente a diario (según disponibilidad y estaciones).

Mi top diez de alimentos con mayor densidad nutricional

✓ Hígado y vísceras.
✓ Verduras de hoja verde (espinacas, kale, acelgas, berros, brócoli...).
✓ Huevos y huevas.
✓ Setas y hongos.
✓ Moluscos bivalvos: ostras, mejillones, almejas.
✓ Fermentados (kombucha, kéfir, kimchi, chucrut).
✓ Sardinas, arenques y pescados pequeños enteros (de la cabeza a la cola). Mucho mejor si son enteros para aportarte densidad.
✓ Caldos de hueso y de pescado (con cabeza y cola).
✓ Tubérculos.
✓ Frutos rojos y granadas.

Ya sé que el tema de comer animales enteros no les resulta muy agradable a muchos, pero pregúntale a tu abuela si le importaba. Y es que nuestros antepasados aprovechaban todo el animal, no solo porque no quedaba más remedio en aquellos tiempos de hambre y escasez, sino porque intuitivamente sabían que allí estaba el verdadero poder nutricional.

Estrategias para comer alimentos frescos y con densidad nutricional

✓ Basa tu alimentación en al menos un 60 % de alimentos frescos de origen vegetal (frutas, verduras, hortalizas) y deja un 10 % para salvarte la vida con verduras congeladas, en conserva o envasadas. Las verduras congeladas, en conserva y envasadas no son el demonio, pero no son comparables con comer el alimento fresco a nivel de sabor o de calidad nutricional (hay nutrientes muy sensibles a la temperatura).

✓ Intenta hacerte con una red local de apoyo formada por personas que aún siembren a la antigua. Sé que no es fácil y dependerá mucho de dónde vivas, pero créeme que merece la pena. Dedica tiempo a buscar, preguntar e investigar. Deja las típicas excusas de «no tengo tiempo», «aquí no se consigue nada» o «comer así es imposible para mí».

- ✓ Incorpora alimentos de alta densidad nutricional al menos dos o tres veces por semana. Mis preferidos son las vísceras (hígado, riñón, mollejas) o el paté casero a base de estas; los bivalvos; las huevas de pescado; las yemas de huevo de gallina y también de otros animales como codornices, patos y perdices; sardinillas y pescados enteros, y verduras de hoja verde (espinacas, kale, acelgas, berros, brócoli). Personalmente, no soporto el hígado (por más que lo he intentado y disfrazado), pero ¡todo lo demás me encanta!

HÁBITO 4. ROTA LO QUE COMES

Ya te he hablado antes de otro problema nutricional de la era moderna: la monotonía en la dieta, la poca rotación de alimentos, el olvido de las estaciones y la globalización de los patrones dietéticos.

En la actualidad, nuestra dieta rica en frutas y verduras casi siempre se basa en cinco o seis variedades: lechuga, tomate, cebolla, manzana y banana. Y así todo el año, con poca rotación. Nos olvidamos de las temporadas, de los alimentos locales, y por si fuera poco empezamos a tomar a menudo alimentos como la soja, como si viviésemos en China o Japón.

Comprender y reconciliarnos con la tierra donde vivimos, conocer sus temporadas y aprovecharlas es la mejor forma de rotar los alimentos que consumimos, e incluso descansar de algunos de ellos. Sí, una de las estrategias más interesantes para mejorar la salud digestiva, la microbiota y la inflamación es incorporar una diversidad de alimentos, pero sobre todo rotarlos. Esto no solo ayuda a aportar diversidad y nutrientes de calidad, sino también a reducir antes la probabilidad de generar sensibilidades alimentarias.

••••

Para facilitar una buena alimentación, utilizaremos tres estrategias clave: consumir productos de temporada, variar y rotar los alimentos, y optar por productos locales.

••••

Consumir productos de temporada

Aquí te tocará que investigar acerca de los alimentos de temporada en tu zona. Yo estoy en España, así que mencionaré los alimentos típicos de cada estación. Pero si vives en otro sitio del mundo, tendrás que investigar las temporadas de allí donde vivas. Un truco muy bueno es también abastecerse de una red de apoyo o de agricultores locales, porque casi siempre suelen producir alimentos según la temporada en concreto.

En el siguiente cuadro referencial encontrarás las temporadas de alimentos en España y el Mediterráneo. Es el que usaremos como referencia para entender la importancia de la rotación de alimentos.

Fruta de temporada

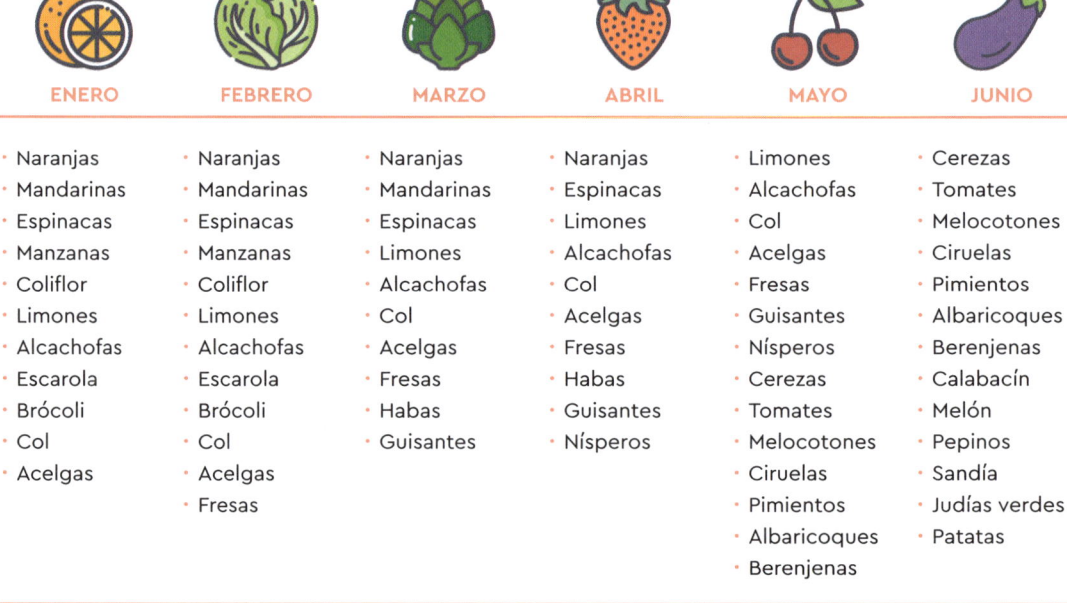

ENERO	FEBRERO	MARZO	ABRIL	MAYO	JUNIO
Naranjas	Naranjas	Naranjas	Naranjas	Limones	Cerezas
Mandarinas	Mandarinas	Mandarinas	Espinacas	Alcachofas	Tomates
Espinacas	Espinacas	Espinacas	Limones	Col	Melocotones
Manzanas	Manzanas	Limones	Alcachofas	Acelgas	Ciruelas
Coliflor	Coliflor	Alcachofas	Col	Fresas	Pimientos
Limones	Limones	Col	Acelgas	Guisantes	Albaricoques
Alcachofas	Alcachofas	Acelgas	Fresas	Nísperos	Berenjenas
Escarola	Escarola	Fresas	Habas	Cerezas	Calabacín
Brócoli	Brócoli	Habas	Guisantes	Tomates	Melón
Col	Col	Guisantes	Nísperos	Melocotones	Pepinos
Acelgas	Acelgas			Ciruelas	Sandía
	Fresas			Pimientos	Judías verdes
				Albaricoques	Patatas
				Berenjenas	

JULIO	**AGOSTO**	**SEPTIEMBRE**	**OCTUBRE**	**NOVIEMBRE**	**DICIEMBRE**
• Tomates	• Tomates	• Tomates	• Tomates	• Peras	• Manzanas
• Melocotones	• Melocotones	• Melocotones	• Pimientos	• Manzanas	• Uvas
• Ciruelas	• Ciruelas	• Pimientos	• Berenjenas	• Uvas	• Caquis
• Pimientos	• Pimientos	• Berenjenas	• Calabacín	• Granadas	• Espinacas
• Albaricoques	• Albaricoques	• Calabacín	• Judías verdes	• Caquis	• Coliflor
• Berenjenas	• Berenjenas	• Melón	• Peras	• Espinacas	• Escarola
• Calabacín	• Calabacín	• Pepinos	• Manzanas	• Coliflor	• Brócoli
• Melón	• Melón	• Judías verdes	• Uvas	• Escarola	• Col
• Pepinos	• Pepinos	• Peras	• Granadas	• Brócoli	• Acelgas
• Sandía	• Sandía	• Higos	• Caquis	• Col	• Naranjas
• Judías verdes	• Judías verdes	• Cebollas	• Patatas	• Acelgas	• Mandarinas
• Peras	• Peras	• Manzanas		• Naranjas	• Limones
• Higos	• Higos	• Uvas		• Mandarinas	
	• Cebollas	• Granadas		• Limones	
	• Manzanas				

Fuente: <Lamasiademartins.com>.

Frutas y verduras que podemos disfrutar todo el año

 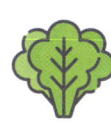 

- Plátanos
- Zanahorias
- Piña
- Kiwis
- Cebolla seca
- Ajos secos
- Lechuga

 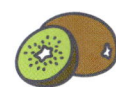 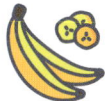

Fuente: Cítric Soldebre.

Variar y rotar los alimentos

Seguro que hay alimentos que ahora comes casi a diario (por ejemplo, el tomate y las manzanas). Si te fijas en la tabla anterior, el tomate solo deberíamos consumirlo únicamente en los meses de mayo a octubre (los meses de más sol), mientras que la manzana deberíamos consumirla más en los meses de septiembre a febrero (meses más frescos). Esto nos permitiría descansar del tomate y de la manzana durante los meses de noviembre a abril y de marzo a agosto, respectivamente. Unos seis meses de descanso de un alimento.

Es curioso pero, cuando detectamos sensibilidades alimentarias en un paciente, este es justo el tiempo en el que recomendamos suprimir la ingesta de un determinado alimento (4-6 meses). Esto permite que el sistema inmunológico descanse, que se reduzca la respuesta inflamatoria hacia este alimento y que, muchas veces, al reintroducirlo mejore su tolerancia. Una vez más, este es un claro ejemplo de que, si respetamos y nos ceñimos a los ritmos de la naturaleza, es muy probable que reduzcamos la probabilidad de presentar sensibilidades y alergias alimentarias, que ya sabemos que van cada vez más en aumento.

Te recomiendo que hagas un descanso en tu dieta de ciertos alimentos en concreto, sobre todo cuando no es su temporada. Son normalmente frutas y verduras que, aunque tengan muchos beneficios, hoy en día parecen estar detrás de muchas sensibilidades alimentarias. Estos son algunos de ellos:

ALIMENTO	VERANO	INVIERNO
Tomate	Tomar	Descansar
Pimientos	Tomar	Descansar
Berenjena	Tomar	Descansar
Calabacín	Tomar	Descansar
Naranjas	Descansar	Tomar
Fresas/frutos rojos	Descansar	Tomar

No te aconsejo quitarlos nunca del todo, pero sí hacer descansos de 4-6 meses en su consumo anual. En mi caso intento no comer tomate en invierno. También aplico este principio para otros alimentos como los frutos secos, que intento tomar más en invierno.

Consumir productos locales

Este libro no va de sostenibilidad, ni me considero el ser más eco y verde del mundo. Pero, como escuché decir una vez a Elizabeth Silvestre, «lo que es bueno para ti es bueno para el planeta; la salud es un tema global». Me pareció una frase brillante que podríamos aplicar a muchos ejemplos, como el aguacate. Parece que ahora el aguacate se ha vuelto el alimento de moda. Es maravilloso, y lo verás incluido en este libro y en las recetas, pero hagamos un consumo consciente.

Es importante verificar el origen de los alimentos e intentar que en su mayor parte sean de producción local (en tu país, tierra o continente) y que, preferiblemente, no hayan tenido que atravesar mil océanos para estar en tu plato, aunque no te voy a decir que yo lo cumplo a rajatabla. Esto ayudará también a que los alimentos adquiridos sean más frescos y hayan necesitado menos almacenamiento en su cadena de consumo. Si además procuras que sean de temporada, es ya la guinda del pastel.

Ya lo sé, este capítulo hace que parezca todo complicado y cuesta arriba. Y más cuando la mayoría de la gente compra en un supermercado, a última hora del día, cansada y agotada después de una larga jornada laboral. Pero no por ello debo dejar de decírtelo. Una alimentación antiinflamatoria va mucho más allá de seguir una dieta y un menú; implica un cambio en la forma en que elegimos lo que nos llevamos a la boca.

Algo que me ayudó mucho a entender todo esto de una forma bonita y amable con mi mente es conocer las temporadas y los productos de la tierra que habito, irme a la naturaleza, explorarla. Otro consejo que te doy es preguntarles y charlar con los viejecitos o agricultores de edad avanzada; puede ser tu abuelo o abuela, si aún viven, o algún otro conocido que tenga al menos setenta y cinco años. Pregúntale qué comía y en qué época lo comía, y aprenderás muchas cosas... muchas más de las que te he contado yo en este libro, ¡eso seguro!

HÁBITO 5. ANALIZA CON LUPA LOS TÓXICOS

Entramos en un tema peliagudo como es el de los tóxicos. Y digo «peliagudo» porque la mayoría de la gente me suele comentar cosas del tipo «pero es que hay que ocuparnos de tantas cosas», «¡que estrés!», «todo tiene tóxicos hoy en día»... Y sí, vivimos en un mundo ciertamente intoxicado, y la cosa no parece ir a mejor.

Cuando hablamos de tóxicos, nos referimos a cualquier sustancia que puede producir efectos nocivos en el organismo. Puede tratarse de sustancias presentes en alimentos (aditivos, colorantes, conservantes, agroquímicos); sustancias presentes en productos de cosmética y limpieza, y también metales y minerales que pueden generar cierta toxicidad. También elementos presentes en los gases ambientales, en el aire que respiras y, por supuesto, sustancias como el alcohol y el tabaco.

La pregunta que se suele suscitar es: ¿por qué si son tóxicos se permite su utilización por parte de la industria? Aquí podríamos debatir muchas cosas, pero sabemos que, por ejemplo, el azúcar no tiene nada beneficioso que aportarnos y ahí está, omnipresente en la industria alimentaria.

Uno de los principales argumentos usados por la ciencia y por la industria es que, «a bajas dosis» o a «dosis seguras», ciertos compuestos posiblemente tóxicos no causan daño. El problema sigue siendo, como siempre, la bioacumulación. Y es que, aunque nuestro organismo cuente con una gran maquinaria de detoxificación gracias al papel del intestino, el hígado, los pulmones, los riñones, la piel y la linfa, algunos de estos tóxicos escapan a esa maquinaria y se acumulan. De hecho, nacemos con una carga tóxica importante que se transfiere desde el vientre materno.

Por ello, aunque la industria y la ciencia refieran que es seguro cierta exposición a agentes posiblemente tóxicos como los pesticidas y los agroquímicos, no sabremos nunca cuánto estamos acumulando y cuándo llegará la gota que colmará el vaso. Como te comenté al inicio de este libro, los niveles de metales pesados son cada vez mayores en nuestra población, siendo los más preocupantes las concentraciones de aluminio, arsénico, plomo, mercurio y níquel.

El Instituto de Diagnóstico Ambiental y Estudios del Agua (IDAEA-CSIC) ha detectado hasta once nuevos compuestos químicos en la sangre del cordón umbilical de 69 bebés recién nacidos de Barcelona.[45] Estos son niños que ya vienen con una carga tóxica desde que nacen, una carga tóxica que confunde y desordena el sistema inmunitario y aumenta el riesgo de enfermedades inflamatorias, como las alergias en la infancia, tal y como te lo cuento a continuación.

Tóxicos e inflamación: ¿qué tienen que ver?

Todo. Recuerda que la inflamación es nuestro sistema de defensa. Es la forma en que nuestro sistema inmunológico reacciona ante cualquier estímulo que considere «agresor». El problema de los tóxicos es que no te expones una sola vez, sino que se acumulan, por lo que tienes a un sistema inmunitario constantemente activado que intenta lidiar y batallar con el componente tóxico en cuestión. Por ello, la exposición y acumulación de tóxicos en nuestro organismo es un pasaporte directo a la inflamación crónica.

Otro aspecto importante es el factor distracción. Cuando tienes al sistema inmunitario distraído intentando lidiar con tu carga tóxica, en ocasiones puede descuidar otros procesos vitales, como la defensa contra agentes biológicos (virus, bacterias, parásitos), e incluso algunos metales tóxicos pueden causar desequilibrios microbianos. Por ejemplo, se sabe que los altos niveles de mercurio están relacionados con un sobrecrecimiento de hongos, casi siempre cándidas de repetición. Por ello, disminuir la exposición a tóxicos y procurar una buena detoxificación y función de nuestros órganos depurativos es clave para desinflamar y mantener una microbiota en buen estado.

INGREDIENTES Y TÓXICOS QUE EVITAR	¿DÓNDE ESTÁN PRESENTES?
✖ Bisfenol-A (BPA) y bisfenol-S (BPS) ✖ Aluminio, plomo y asbesto ✖ Dióxido de titanio ✖ Derivados del petróleo (parafinas) ✖ Colorantes sintéticos ✖ Dietil ftalato (DEHP) ✖ Formaldehído ✖ Éteres de difenilo polibromados (PBDE) ✖ Parabenos (metilparabeno) ✖ Ftalatos ✖ Sustancias perfluoroalquilo y polifluoroalquilo (PFA) ✖ Productos químicos perifluorados (PFC) ✖ Lauril sulfato de sodio ✖ Triclosán ✖ Formaldehídos ✖ Polietilenglicol (PEG) ✖ Butilhidroxianisol (BHA) y butilhidroxitolueno (BHT) ✖ Benzofenona, oxibenzona, ovabenzona ✖ Ácido perfluorooctanoico (PFOA)	✖ Cosmética y maquillaje ✖ Productos de higiene personal (champú, cremas, geles) ✖ Cremas o protectores solares ✖ Productos de limpieza (en especial, productos de desinfección) ✖ Aromatizantes y perfumes de hogar ✖ Perfumes y colonias ✖ Pesticidas presentes en frutas y verduras ✖ Ollas y utensilios de cocina de aluminio y teflón ✖ Plásticos ✖ Cremas dentales ✖ Ambiente (aire), sobre todo en grandes ciudades y cerca de zonas industriales

¿Son seguros los pesticidas en la fruta y verdura?

No nos podemos salvar de todo, pero sí podemos tomar mejores decisiones. En general, todas aquellas frutas y verduras que tengan piel final que sea difícil de retirar (como los frutos rojos) o que ni siquiera tengan piel (como la lechuga) tendrán tendencia a acumular más residuos tóxicos procedentes de agroquímicos (pesticidas, fungicidas, herbicidas, fertilizantes, etc.). Mientras, todo aquello que tenga una piel dura y fácil de retirar (como la calabaza o las naranjas) podría ser una fuente menos problemática de tóxicos siempre que retiremos la piel.

No obstante, me gusta fijarme mucho en las listas que te dan una idea mucho más visual del asunto. Se trata de la lista de los doce sucios y los quince más limpios, donde se expone de manera fácil y práctica aquellas frutas y verduras con más y menos residuos tóxicos, respectivamente.

Los «doce sucios» y los «quince limpios»

Los «doce sucios» (*The Dirty Dozen*) hace referencia a una lista publicada por el Environmental Working Group (EWG), una organización estadounidense, que incluye las frutas y verduras que están más contaminadas con pesticidas cuando se cultivan de la manera convencional. Estos alimentos se eligen de entre un total de 46 incluidos en el análisis. Todos los años, esta lista se actualiza, por lo que te recomendamos consultarla (www.ewg.org/foodnews/summary.php). Conocer esta lista te ayudará a seleccionar y evitar las doce frutas o verduras más contaminadas con residuos de pesticidas, cuyo consumo habitual está desaconsejado. Es recomendable adquirirlas solo en versión eco o bio.

Pero no todo es tan grave. Si por un lado tenemos los doce más sucios, el EWG también se encarga de investigar los quince más limpios, es decir, aquellas frutas y verduras con menor carga tóxica y de pesticidas. Por tanto, puedes consumirlas con más «tranquilidad» sin necesidad de que sean cien por cien ecológicas u orgánicas.

Los doce sucios y los quince limpios en 2023

LOS DOCE SUCIOS

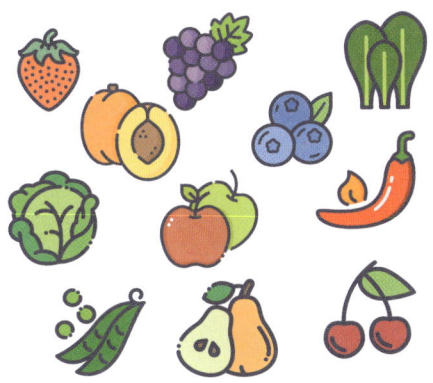

- Fresas
- Espinacas
- Col rizada, berza y hojas de mostaza
- Melocotón
- Pera
- Nectarina
- Manzana
- Uva
- Pimientos morrones y picantes
- Cereza
- Arándano
- Judías verdes

LOS QUINCE LIMPIOS

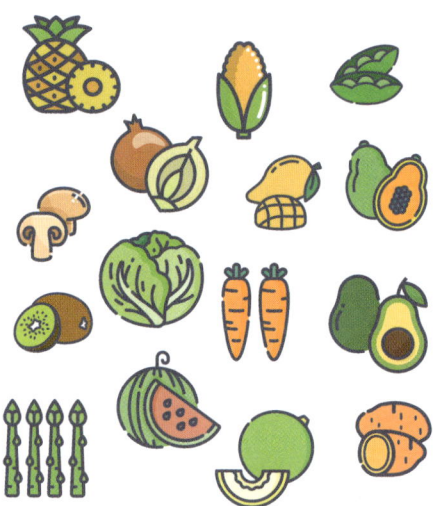

✓ Aguacate
✓ Maíz dulce
✓ Piña
✓ Cebolla
✓ Papaya
✓ Guisantes dulces (congelados)
✓ Espárragos
✓ Melón dulce
✓ Kiwi
✓ Repollo
✓ Champiñones
✓ Mango
✓ Boniato
✓ Sandía
✓ Zanahoria

Si te fijas con atención en las diferencias entre los doce más sucios y los quince más limpios, verás algo muy interesante: mientras que los doce más sucios suelen ser verduras y frutas con piel fina difícil de retirar, los quince más limpios casi siempre tienen piel o una corteza más gruesa y fácil de retirar. Y es que la piel de frutas y verduras es una barrera que impide el paso de los pesticidas a la pulpa o al interior.

Por ello, por norma general, casi siempre las verduras y frutas de piel fina y que no puedes retirar (uvas, fresas, frutos rojos, manzanas, peras, espinacas, lechugas) tendrán más probabilidad de acumular carga tóxica que las frutas y verduras de corteza dura o que se puede retirar (naranja, mango, melón y aguacates, entre otros).

¿Cómo lavar frutas y verduras para reducir su carga tóxica?

«¿Hay algo más que pueda hacer para reducir la exposición a agroquímicos?».

«¿El lavado puede ayudarme?».

La respuesta es «sí» y «sí». Además de intentar hacer una buena compra, sigue estos consejos para ayudarte a reducir la carga de pesticidas en las frutas y verduras de consumo:

- ✓ Lava la fruta o verdura bajo un chorro de agua corriente, ya que se sabe que esto elimina más residuos que simplemente remojarla en un recipiente.
- ✓ El pelado o cepillado de alimentos como las patatas, los melocotones o las zanahorias con un cepillo de cerdas limpio puede ayudar a reducir la carga de pesticidas en la superficie del alimento.
- ✓ Después de hacer un lavado con agua corriente, se recomienda remojar la fruta y verdura en bicarbonato de sodio y vinagre. Para ello hay que hacer primero un enjuague con vinagre blanco (¼ de taza de vinagre por cada litro de agua) y luego con bicarbonato, para lo cual necesitamos mezclar una cucharadita de bicarbonato de sodio en dos tazas de agua y hacer el remojo. El remojo se haría por separado (primero en vinagre y luego en bicarbonato), idealmente de cinco a diez minutos en cada solución. El bicarbonato ha mostrado una gran efectividad en la reducción de pesticidas, según un estudio realizado por la Universidad de Massachusetts.[46]

Cabe destacar que ningún método de lavado es cien por cien eficaz. Además, estos métodos suelen ayudar a reducir la carga de pesticidas en la piel, pero no la que ya ha penetrado al alimento en sí. Sin embargo, pueden contribuir a disminuir la entrada de tóxicos en nuestro organismo a través de la dieta y, por tanto, mejoran nuestra salud e inflamación.

El agua de consumo: las mejores alternativas

El tema del agua es complejo, porque en la mayor parte de los países y ciudades del primer mundo se toma agua del grifo que, en teoría, es apta para el consumo humano. Pero, ojo, que sea apta para el consumo humano solo garantiza una cosa: que se ha potabilizado, que seguramente posee una baja carga microbiana y que no nos hará enfermar, a menos a corto plazo.

Pero, como siempre digo, todos nos preocupamos por la higiene y los microorganismos, y pocos por los tóxicos. El agua de consumo es también un importante vehículo de metales pesados, así como de pequeñas cantidades de cloro residual. Aunque en teoría se usan en cantidades «seguras», no dejan de representar un vehículo del mismo, que también ejerce cambios en nuestra salud y en nuestro propio equilibrio microbiano.

Sin duda, en casa es sumamente importante usar un sistema de filtrado para el agua de consumo. Hay muchos tipos de sistema de filtrado: ósmosis inversa, intercambio iónico, luz ultravioleta, carbón activado, etc., y cada fabricante te lo venderá como mejor que cualquier otro. Yo opté por usar el filtro de carbón activado, tanto por su buena relación calidad/precio como por su capacidad de filtrar metales tóxicos, cloro, óxido y tierra. Es importante que te asegures también de que cuente con un sistema de alcalinización e ionización, que también ayudará a garantizar la presencia de minerales nutritivos como el magnesio y el potasio, que son importantes para una buena hidratación.

Consejos simples y económicos para reducir la exposición a Tóxicos

- ✓ Usa aceite de almendras o de coco en tu piel en lugar de cremas corporales hidratantes. Puedes agregar una gota de aceite esencial de lavanda o limón por cada medio litro de aceite para darle un olor agradable.
- ✓ Reduce o, simplemente, evita lavarte con gel de baño. No es estrictamente necesario. Opta por los jabones sólidos artesanales.
- ✓ Usa cremas solares con filtros físicos o minerales. Hay muchas en el mercado.
- ✓ Busca cremas dentales sin fluoruros.
- ✓ Compra frutas y verduras de estación. Opta por las ecológicas y, de no ser posible, decántate por las que tienen piel (naranjas, plátano o banana, mandarinas, calabaza, calabacín, cebollas, etc.) para poder retirarla.

- ✓ Evita pescados de gran tamaño (atún rojo, pez espada, emperador, calamar gigante).
- ✓ Usa aceites esenciales en cantidades justas y correctas en vaporizador para aromatizar tu hogar en lugar de aromatizantes en espray.
- ✓ Sustituye el desodorante por alternativas sin aluminio.
- ✓ En casa, limpia todo lo que puedas con vinagre o bicarbonato, o ambos a la vez, porque es lo más seguro.
- ✓ No necesitas perfumarte todos los días. Mientras menos lo hagas, mejor.
- ✓ Almacena tus alimentos en envases de vidrio y evita comprar productos en plástico.
- ✓ No calientes en microondas ningún tipo de superficie plástica en contacto con alimentos.

HÁBITO 6. APRENDE A HACER AYUNO «INTELIGENTE»

Seguro que has escuchado ya miles de veces lo del ayuno intermitente: que si es maravilloso, que si te ayuda a perder peso, a mejorar tu glucemia y tus digestiones... Se dicen muchas maravillas, pero, para serte sincera, no me encanta este concepto o, al menos, no me encanta cómo lo practican muchas personas.

«¿Cuántas horas tengo que ayunar?». «Es el ayuno 16/8, ¿no?». «Estoy contando las horas para terminar mi ayuno». «Me he descargado una aplicación para controlarlo». No, no y no. Algo tan intuitivo y primordial para la salud como es el ayuno no puede ser llevado con rigidez y con tantas reglas. Al final, creo que todo eso nos desconecta aún más del objetivo del ayuno: descansar.

Este es realmente el objetivo del ayuno: el descanso digestivo, celular, inmunitario e inclusive mental. El ayuno bien practicado, de forma «inteligente», ayuda a que el sistema digestivo descanse, a que tus células bajen su actividad y a que el sistema inmunitario disminuya esa actividad inflamatoria que activa cada vez que ingieres alimentos. Asimismo, la mente también puede dejar de pensar en qué comes y qué preparas para comer.

En definitiva, es un acto de descanso que permite que nuestro cuerpo concentre su energía en otros procesos: descanso, regeneración y reparación. Esto sería imposible si nos pasamos todo el día comiendo, que es justo lo que ocurre a día de hoy: comemos demasiado, a todas horas, y no nos permitimos descansar lo suficiente ni física ni mentalmente.

¿Cada cuánto comer y cuántas horas de ayuno hacer?

Esto no debería ser ni una regla ni una imposición. En realidad, el ser humano debería ser capaz de poder sentir el hambre y el apetito y comer en consonancia. También he de destacar que nuestro cuerpo cambia y nuestras necesidades también. Más aún si eres mujer y tienes todo un baile hormonal cada mes que modula también tu apetito.

Así que la respuesta a esa pregunta debería ser tan sencilla como «come cuando tengas hambre y cuando no, ayuna». Sin embargo, esto solo sería viable si viviéramos en un escenario realmente natural para el ser humano; si estuviésemos en la naturaleza, sin acceso a un frigorífico o a una despensa 24/7; si viviéramos en un escenario real donde sembrar, recolectar e inclusive cazar fuesen actividades necesarias para poder abastecernos de comida. Pero pedirle a un ser humano moderno que coma «cuando tenga hambre», estando expuesto a alimentos ultraprocesados, hiperpalatables y hasta adictivos que ha fabricado la industria alimentaria, es una utopía en toda regla. Por ello, tenemos que reeducarnos y reaprender a comer y también a ayunar.

••••

Ayuna las horas que puedas y sientas, una vez que hayas integrado el ayuno en tu vida.

••••

Integrar el ayuno inteligente

El ayuno no debe ser una práctica autoimpuesta. Es evidente que al inicio vas a tener que entrenarte, pero, una vez lo tengas integrado, suelta el control de las horas y sé flexible. Más aún si eres mujer, ya que, desde el punto de vista hormonal, la mujer tolera «peor» el ayuno. Por ello, es importante escucharte, ser flexible y aplicar la variedad. No ayunes siempre las mismas horas, ya que es lo más antinatural que existe.

Siente, varía y adapta el ayuno a tu vida. No solo es importante practicar el ayuno, sino también cómo lo hagas, desde dónde y por, supuesto, qué comes fuera del ayuno. Asegúrate de tomar alimentos ricos en densidad nutricional e interesantes para tu cuerpo.

Esta es la forma de empezar a practicar el ayuno de forma inteligente:

1. Empieza cenando temprano (idealmente antes de las ocho de la noche, o incluso más temprano si vives en zonas donde se oculta el sol pronto). Tras la cena no comas ni piques más.

2. Realiza un buen descanso digestivo nocturno (ayuno nocturno), para lo cual deben transcurrir al menos 12-14 horas entre la última comida (cena) y el desayuno del día siguiente. Si cenas a las siete de la tarde, deberás desayunar como mínimo entre las siete y las nueve de la mañana.

3. Durante el día, no comas, ni piques entre comidas. Idealmente, haz dos o tres comidas al día con al menos 4-6 horas de ayuno o descanso digestivo entre medias.

4. Después de que integres lo anterior, empieza entonces a «ponerte a prueba». Algunos días es probable que tu cuerpo te pida un par de horas más de ayuno, pudiendo prolongarlo a 16-18 horas.

5. Cuando todo lo anterior esté integrado, puedes probar ayunos más largos o ayunos terapéuticos, que sugiero sobre todo cuando existen enfermedades autoinmunes, procesos inflamatorios agudos o dolor, o incluso algún proceso infeccioso (algún virus), en cuyo caso el apetito se esfuma de forma natural. De hecho, lo normal es que, cuando nuestro cuerpo necesita sanar un proceso inflamatorio o infeccioso agudo, el apetito se esfume; esto permitirá alargar el ayuno fácilmente y le facilitará a nuestro cuerpo el descanso celular suficiente para que se dedique a sanar. Estos ayunos terapéuticos pueden ser de 24 horas, 36 horas o incluso más tiempo; pero en estos casos te sugiero que te dejes asesorar por un buen profesional de salud, quien podrá orientarte mejor sobre la frecuencia ideal y adaptarlo a tu caso.

No te olvides que durante el ayuno, y más aún si es prolongado, debes garantizar una buena hidratación. Podrás tomar agua, infusiones, electrolitos e incluso, en algunos casos, caldos sin sólidos.

> ### *Contraindicaciones para el ayuno*
>
> Es importante que no hagas ayuno si...
> - ✖ Tienes una mala relación con la comida o lo usas como método de «control» y compensación.
> - ✖ Tienes gastritis erosiva o sientes mucho dolor abdominal en períodos de ayuno (en este caso busca consejo profesional).
> - ✖ Presentas mareos, hipotensión o dolor de cabeza (busca consejo profesional o empieza poco a poco hasta adaptarte). Este es un claro signo de maladaptación al ayuno que puede darse, por ejemplo, en personas con resistencia a la insulina o prediabetes.
> - ✖ Estás embarazada o lactando (dependerá del caso y del tiempo de ayuno).
> - ✖ Comes procesados, alcohol y no tienes buenos hábitos (en estos casos, es más inteligente trabajar en mejorar tu dieta antes que ayunar).

Todo esto es lo que llamo ayuno inteligente, ayuno terapéutico, ayuno coherente. Porque lo que no es inteligente es estar mirando el reloj a cada minuto, contando los segundos para acabar el ayuno. O que ello te lleve a un exceso de control. Porque todo hábito, llevado con rigidez, pasa de ser sano a no serlo. El ayuno debe ser una práctica que se sienta y se disfrute. Debe ser un hábito de salud.

HÁBITO 7. CUIDA TUS DIGESTIONES

¿Hace falta combinar de una u otra manera los alimentos para desinflamar? ¿Hay malas o buenas combinaciones?

Este un tema interesante porque es cierto que las combinaciones de alimentos influyen en la salud digestiva y, por tanto, en la inflamación. Cabe tener en cuenta que en el pasado no contábamos con tanta abundancia alimentaria, y menos con tantas combinaciones posibles. En la época de mangos o de melocotones, podíamos comer medio kilo de fruta para almorzar y basta. Ahora nos comemos la fruta, la carne, el arroz, la sopa y un yogur en la misma comida, lo cual supone una mayor carga para tu sistema digestivo.

Aquí te seré sincera: no hay ningún estudio científico que demuestre que combinar más o mezclar más alimentos afecte a la salud de alguna manera. Pero, en la práctica clínica, sí vemos que minimizar las mezclas y combinaciones de comidas te ayudará sobre todo a mejorar tus digestiones y, por tanto, a mejorar el proceso inflamatorio.

Tomar la fruta antes de las comidas

Si estás al día en temas de nutrición en las redes sociales, habrás oído eso de que es mejor tomar la fruta como postre, o combinada con grasas y proteínas, para disminuir su impacto en el azúcar en sangre (glucemia). Y sí, esto es cierto, pero también lo es que puede que no sea lo más adecuado en personas con problemas digestivos o intolerancia/malabsorción a la fructosa. Por ello, el consejo, una vez más, será individualizar.

✓ **Si tus digestiones son buenas**, no tienes gases ni intolerancias, pero presentas resistencia a la insulina, diabetes, hígado graso, o simplemente quieres mejorar tu salud metabólica o inflamación, te sugiero tomar la fruta combinada con otros alimentos, idealmente con algo de grasa o proteína, o como postre tras una comida ligera.

✗ **Si tus digestiones no son buenas y tienes a menudo gases**, distensión abdominal o intolerancias alimentarias, sin duda, la recomendación sería tomar la fruta en ayunas (con el estómago vacío) o antes de las comidas.

Avivar el fuego digestivo

El ácido y el picante son un arma potente para mejorar tus digestiones. Sí, ya sé que muchas veces, cuando sufrimos gastritis, nos quitan los cítricos, los ácidos y los picantes, pero hoy te explicaré por qué te interesa tanto consumirlos.

Los alimentos ácidos y los picantes activan la digestión. Ambos favorecen la secreción de ácido clorhídrico por parte de las células parietales del estómago. Esto ayuda muchísimo a que, por un lado, segregues más enzimas digestivas y, por otro lado, este ácido estomacal también actúa como un potente antimicrobiano que ayuda a neutralizar cualquier microorganismo potencialmente dañino o patógeno que esté presente en los alimentos.

Entonces, ¿por qué en ocasiones nos quitan el ácido y el picante cuando tenemos problemas digestivos? Porque, básicamente, si la capa mucosa del tracto digestivo está afectada, cualquier sustancia ácida o picante te causará molestias. Imagina por un momento que tienes una rozadura en el pie. ¿Qué pasa si te exprimes un limón encima o le agregas vinagre? Pues que arderá y te dolerá, sin duda. Pero aquí la culpa no la tiene el ácido, sino que la culpa es de tu piel o de tu mucosa que está afectada.

En conclusión, si tienes una gastritis aguda, o te duele mucho el estómago tras tomar alimentos ácidos o picantes, puede que te convenga retirarlos por un tiempo de tu dieta, o no tomarlos con el estómago vacío.

Reparar la mucosa

Además de adoptar una alimentación antiinflamatoria, en estos casos también será importante apoyar nuestras mucosas con sustancias reparadoras como:

- ✓ **Aloe vera en forma de zumo o gel.** Te sugiero tomar uno o dos chupitos al día, mejor con el estómago vacío.
- ✓ **Batido de aloe y papaya en ayunas.** Puedes tomarlo durante un mes junto con una dieta antiinflamatoria como la propuesta más adelante. Te aseguro que te encontrarás mucho mejor.

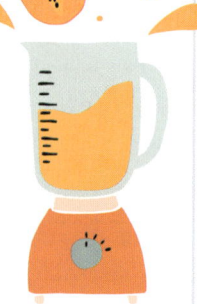

Batido de papaya y aloe

INGREDIENTES
- 1 taza de papaya
- 2 cucharadas de zumo de aloe vera.

PREPARACIÓN:
- Mezclar todos los ingredientes en una batidora o blender. Tomar dos o tres veces a la semana, al menos 10-15 minutos antes del desayuno.

Una vez que te mejores y tu mucosa esté más sana, te sugiero encarecidamente agregar ácidos o picantes, o ambos, a tus comidas y a tu día a día.

Por ejemplo, puedes hacer lo siguiente:

1. Tomar medio vaso de agua tibia con limón o jengibre, o ambos, en ayunas.
2. Tomar encurtidos naturales, fermentados o aceitunas avinagradas con tus comidas.
3. Agregar especias picantes, como el jengibre, la pimienta de cayena, la canela, el jengibre y el clavo de olor.

Activar el sistema nervioso parasimpático: el método de las cinco respiraciones

No es ningún secreto para nadie que la mayoría comemos deprisa, sin pausa, apenas sin masticar, y muchas veces en ambientes inadecuados, como el coche o el trabajo y, por tanto, con estrés. La realidad es que ningún ser vivo está preparado para comer deprisa y con estrés.

De hecho, si tienes mascota, te invito a probarlo. Ningún perro come después de haberse peleado con otro. Y si lo hacen, normalmente vomitan o tienen un corte digestivo. Los humanos contamos con sistemas de adaptación tan eficientes que nos hemos terminado adaptando incluso a comer con estrés.

Probablemente estés pensando: «¿Y qué hago si en el trabajo tengo quince minutos para comer?». Sé que, muchas veces, nuestras circunstancias no son las mejores. Por ello, he diseñado un método fácil, sencillo y sobre todo eficaz para reducir tu estrés, mejorar tus digestiones y activar tu sistema nervioso parasimpático en menos de tres minutos. Se trata de hacer cinco respiraciones profundas, diafragmáticas, antes de cada comida:

1. Inhala por la nariz en cinco tiempos (contando hasta cinco), inflando tu abdomen.
2. Retén el aire entre cinco y seis tiempos.
3. Exhala muy lentamente por la nariz o suavemente por la boca en siete tiempos.
4. Repítelo, idealmente, hasta cinco veces.

Aunque estemos en un ambiente de estrés, de rapidez, y poco apto para comer, el hecho de respirar así enviará una señal de relajación al cerebro, ya que activa el sistema nervioso parasimpático, el que rige la relajación, y el nervio vago, una de nuestras grandes armas antiinflamatorias. Si respiras lentamente y no de forma entrecortada como cuando tenemos ansiedad, el cerebro interpreta que todo está bien, aunque el ambiente no sea el mejor. Así que puedes engañar a tu cerebro y relajar tu cuerpo antes de las comidas aunque el ambiente no sea el mejor.

Esta activación parasimpática a través de la respiración, por cortita que parezca, ayudará a que tu sistema digestivo funcione mejor, ya que la cascada de neuropéptidos y hormonas necesarios para una buena digestión parten de nuestro cerebro. Así permitirás a tu sistema digestivo relajarse, segregar jugos gástricos y moverse adecuadamente para desplazar los alimentos a través del tubo digestivo.

HÁBITO 8. DEPURA A DIARIO

A lo largo de este libro te he hablado mucho de la importancia de la carga tóxica y de detoxificar tu cuerpo.

Nuestros propios sistemas se están colapsando. Tenemos sistemas digestivos que no evacúan, sistemas nerviosos hiperactivados que no descansan, sistemas respiratorios colapsados, organismos con carencias nutricionales y deshidratados, hígados que se esfuerzan por sobrevivir. Nuestros sistemas se han adaptado a un entorno más tóxico, pero a costa de algo importante: están sacrificando sus funciones vitales.

Por ello, debemos darles un empujón y cuidar nuestros órganos depurativos. Por esa misma razón, quiero hablarte de tres hábitos importantes para respaldar tu détox.

Evacuar a diario: una necesidad biológica

¿Cuántas veces hay que evacuar al día? Esta es una pregunta compleja de responder. Como siempre, depende de varios factores, sobre todo del número y volumen de ingestas o comidas. Asimismo, influye el género, ya que las mujeres tenemos un tránsito más lento y, por tanto, evacuamos menos. También he de decir que nuestro ciclo menstrual y la actividad hormonal pueden ser asimismo determinantes.

Algo en lo que estamos de acuerdo la mayoría de los clínicos es que, en condiciones normales, en que existe una buena hidratación y una alimentación correcta, deberíamos evacuar al menos una vez al día.

Pero no solo es importante evacuar al menos una vez al día, sino también la consistencia de las heces. Las heces duras, resecas, con dificultad de expulsión también forman parte de lo que se considera estreñimiento, uno de los problemas de salud más frecuentes en nuestros pacientes y también uno de los más importantes que hay que resolver. Porque si no evacúas a diario:

- Es imposible que tus digestiones sean buenas.
- No puedes tener una buena détox.
- Favoreces el terreno para una disbiosis intestinal y, desde luego, tu microbiota no estará bien equilibrada.

Remedios y estrategias para vencer el estreñimiento

El estreñimiento puede deberse a muchas causas, desde una dieta baja en fibra o inadecuada, una disbiosis intestinal o el sedentarismo, hasta tener estrés o no relajarte (para evacuar necesitas estar en calma). También puede deberse a la deshidratación o al déficit de magnesio.

Por ello, la primera sugerencia para mejorar tu estreñimiento será adoptar una alimentación antiinflamatoria y rica en prebióticos para promover una buena salud intestinal. Sin embargo, si ya llevas tiempo en esto, o si aun así no mejoras, te sugiero también las siguientes recomendaciones:

- Empieza el día tomando en ayunas medio vaso de agua tibia mezclado con medio vaso de agua de mar o plasma marino. Puedes añadir además el zumo de medio limón. Esto te ayudará a activar el sistema digestivo por la mañana y, además, aportará electrolitos que mejorarán tu hidratación. Un cuerpo deshidratado tiene más tendencia al estreñimiento.
- Intenta beber agua a temperatura ambiente o tibia. Ello favorece también los movimientos digestivos.
- Supleméntate con magnesio. Verás que en el apartado final de suplementos lo sugerimos. Si sufres estreñimiento, te conviene incluir

el magnesio en forma de citrato, porque ayuda a acelerar el tránsito intestinal. Una dosis de 500-800 miligramos de magnesio suele ayudar mucho a mejorar el estreñimiento. Puedes tomarlo por la mañana, o bien antes de dormir para favorecer también así el sueño y el descanso.

→ Antes de dormir tómate un vaso de agua tibia con una cucharadita de postre colmada de semillas de lino molidas más una cucharadita de postre de aceite de coco derretido. Mézclalo todo y tómatelo en ese momento.

→ Algo muy importante es comprar una banqueta para el baño para tener una mejor postura a la hora de evacuar (la postura fisiológica es hacerlo de cuclillas). Hay muchas banquetas en el mercado, y con que eleves ligeramente los pies del suelo ya estarás favoreciendo una mejor postura. Aunque no lo creas, esto ayuda y mucho.

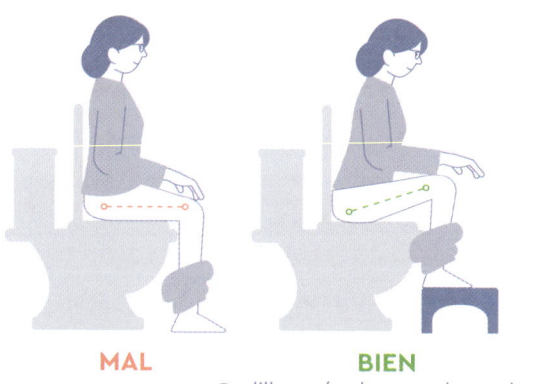

FACILITA LA EVACUACIÓN CUIDANDO TU POSTURA

MAL — BIEN
Rodillas más altas que las caderas

Por último, aunque no por ello menos importante, haz espacio para evacuar. Es importante que sepas que la microbiota y el sistema digestivo tienen también un ritmo evacuatorio o «biorritmo». De hecho, los movimientos digestivos suelen ser más rápidos por la mañana (en concreto entre las siete y las nueve de la mañana), por lo que es mucho más probable y recomendable que, si evacúas, sea en ese momento. Pero para ello, debemos reservar un espacio de tiempo para evacuar. Si vas con prisas, y a esa hora te tienes que ir a trabajar, te recomiendo mucho despertarte unos quince minutos antes para ir reeducando y entrenando a tu intestino. Lo ideal sería despertarnos, dedicarnos un ratito de tranquilidad (15-20 minutos, idealmente después de tomar las bebidas tibias de la mañana) y luego prepararnos una infusión calentita mientras nos relajamos leyendo o haciendo algo tranquilo. Ese es el momento en que podemos intentar evacuar. Seguro que no ocurrirá el primer día, pero hay que darle tiempo.

Desde luego no te olvides de que la alimentación es clave, y la hidratación también, así que debes beber suficiente agua. Y, por supuesto, es importante el movimiento. Si no te mueves y estás todo el día en el sofá y en la oficina, tu sistema digestivo se volverá igual que tú: perezoso.

Sudar más, una excelente terapia depurativa

La piel es otro de nuestros maravillosos órganos depurativos y nos permite eliminar toxinas a través del sudor, así que agradece cuando sudas.[47] Sin embargo, para sudar, debemos someter a nuestro cuerpo a cambios de temperatura, y sobre todo movernos.

Hacer deporte es clave porque te hace sudar. Muévete siempre que puedas. Mucho mejor si se trata de ejercicio funcional que combine fuerza o resistencia con pesas (o con el propio peso del cuerpo) con ejercicios aeróbicos como el entrenamiento de alta intensidad (HIIT), correr, andar a paso rápido o saltar, entre otros. Este tipo de deporte es ideal para fortalecer tus músculos, mantener una buena salud cardiovascular y también activar la sudoración y, por tanto, la depuración.

Otro de los beneficios del ejercicio físico es que nos fuerza a respirar más y mejor. Con ello ponemos a prueba nuestro sistema respiratorio y nuestros pulmones, que, si recuerdas, son otro de los órganos depurativos.

Forzar la sudoración en la sauna

Aunque sudar es maravilloso, a algunas personas les cuesta un poco. También es posible que necesiten un estímulo externo para empezar a abrir los poros y sudar. Para estos y para todos, la sauna puede ser una excelente herramienta.

Existen dos tipos de saunas: la sauna húmeda (también conocida como «baño turco» o *hammam*) y la sauna seca, con altas temperaturas (80–90 ºC) pero baja humedad (inferior al 20 %). Ambas son recomendables.

A través del sudor que se genera en la sauna permitimos que el cuerpo elimine toxinas e impurezas de la piel, lo cual no solo favorece tener un buen aspecto físico exterior, sino también un buen estado interno. Se ha observado que la sauna podría favorecer la longevidad, así como la salud cardiovascular;[48] también potencia el sistema inmunitario a través de la disminución de la inflamación.[49] Y es que, al final, la sauna es otro tipo de estresor agudo que nos ayuda a favorecer la hormesis. La hormesis implica la exposición a estresores (temperaturas extremas, humedad, hambre) a dosis bajas, lo cual favorece nuestra resistencia y capacidad de adaptación al estrés, generando cambios favorables en nuestro sistema inmunitario.

HÁBITO 9. CIERRA Y LÍMPIATE BIEN LA BOCA

Hasta ahora, hemos hablado mucho de la microbiota intestinal, ese conjunto de microorganismos que conviven en nuestro intestino y que modulan numerosos procesos. Y sí, hablamos mucho de microbiota intestinal por ser la más extensa, diversa y estudiada, pero recientemente hemos sabido que la microbiota bucal puede ser tanto o más importante que la intestinal. Te explico por qué.

Pero hay otros órganos antes de llegar al intestino. Nuestros alimentos pasan por la boca, por el esófago y por el estómago y, en gran parte, nuestros problemas intestinales están muy condicionados por la salud de todos ellos. Si tenemos una microbiota bucal alterada, muchos de estos microorganismos pueden migrar y colonizar nuestro tracto digestivo, incluyendo el intestino.

Según los estudios científicos, se cuentan alrededor de unos 100 millones de bacterias por cada mililitro de saliva. Además, no solo hay una especie de bacteria. Se han encontrado hasta 600 especies diferentes de bacterias en la boca.[50] La cantidad de bacterias y especies en nuestra boca es —aunque te sorprenda— más abundante que la de otros sitios de nuestro cuerpo que podrían parecerte «más sucios», como los genitales. Así que, sin duda, cuidarte la boca te interesa.

Las investigaciones más recientes señalan que las enfermedades periodontales y la disbiosis o desequilibrio de la microbiota oral podrían estar implicadas en el desarrollo de ciertas enfermedades autoinmunes, crónicas e inflamatorias.[51]

Relación de la microbiota oral y ciertas bacterias con la aparición de enfermedades inflamatorias sistémicas

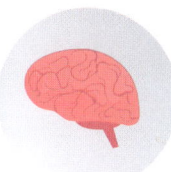

Enfermedad de Alzheimer
- *Espiroquetas*
- *Porphyromonas gingivalis*

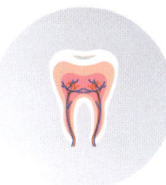

Periodontitis
- *Porphyromonas gingivalis*
- *Treponema denticola, Tannerella forsythia*
- *Arqueas metanógenas*
- *Proteobacteria*

Caries
- *Streptococcus mutans, Lactobacillus*
- *Streptococci no mutans*

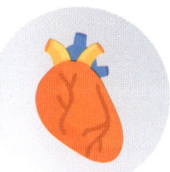

Enfermedad cardiovascular
- *Porphyromonas gingivalis*
- *Porphyromonas endodontalis*
- *Prevotella intermedia*
- *Prevotella nigrescens*
- *Campylobacter rectus*

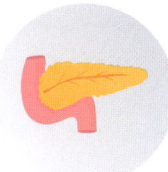

Diabetes
- *Aggregatibacter, Neisseria, Gemella*
- *Porphyromonas, Filifactor, Eubacterium*

Cáncer de páncreas
- *Leptotrichia (bajo temprano, alto después)*
- *Porphyromonas gingivalis*
- *Aggregatibacter actinomycetemcomitans (alto temprano, bajo después)*

Fibrosis quística
- *Estreptococos orales (alta o baja, depende de las condiciones ambientales)*
- *Otros estreptococos*

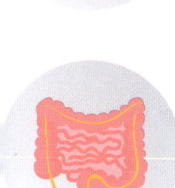

Cáncer de esófago
- *Tannerella forsythia, Porphyromonas gingivalis*
- *Neisseria, Neumococo*

Cáncer colorrectal
- *Lactobacillus, Rothia*
- *Fusobacterium nucleatum*

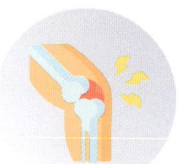

Artritis reumatoide
- *Veillonella, Atopobium, Prevotella*
- *Leptotrichia, Lactobacillus salivarius*
- *Cryptobacterium curtum*
- *Porphyromonas gingivalis, Haemophilus, Neisseria*
- *Rothia mucilaginosa, Rothia dentocariosa, Rothia aeria*

Fuente: <https://www.mdpi.com/2076-2607/8/2/308>.

La microbiota oral y el equilibrio de sus microorganismos podría incidir y modular significativamente la aparición de enfermedades sistémicas y autoinmunes, entre ellas la artritis, el cáncer, la diabetes, las enfermedades cardiovasculares, la fibrosis quística y el alzhéimer.

Se ha descrito una relación directa, por ejemplo, entre la presencia de *Porphyromonas gingivalis* y *Prevotella copri*, dos patógenos implicados en la enfermedad periodontal, y su vinculación con la artritis reumatoide, una enfermedad autoinmune que afecta las articulaciones. También se han asociado a la patogénesis de enfermedades sistémicas como la aterosclerosis, enfermedades cardiovasculares, infecciones respiratorias, etc.

Se sospecha que la disbiosis de la microbiota oral podría estar implicada también en otras enfermedades autoinmunes como el lupus sistémico, la enfermedad de Crohn, la osteoartritis, etc. Y así, aunque resulte increíble, nuestra microbiota y nuestra boca podrían guardar relación con todo esto. Por eso, lo que pasa en nuestro intestino y en nuestra boca no se queda ahí.

Síntomas de disbiosis oral o alteración de la microbiota de la boca

- ✖ Gingivitis o Inflamación de las encías.
- ✖ Encías que sangran con facilidad (por ejemplo, al cepillarnos los dientes).
- ✖ Lengua seburral, lengua blanca o geográfica.
- ✖ Diagnóstico de enfermedad periodontal o periodontitis.
- ✖ Placas o inflamación de la garganta (amigdalitis) recurrentes.
- ✖ Caries recurrentes.

Recuerda: aunque no tengas ninguno de estos síntomas, sin duda te interesa cuidar tu salud bucal.

Protocolo para cuidar la microbiota oral

Lo primero que debemos hacer para cuidar nuestra microbiota oral es, desde luego, vigilar lo que comemos e ingerimos. Una dieta occidental, baja en fibra y rica en procesados y azúcares, afectará negativamente a nuestra microbiota oral.

Sin embargo, también existen otros factores más específicos que podrían estar asociados, como:

- → El sobreconsumo de almidones (harinas refinadas) y azúcares.
- → La mala higiene dental.
- → El tabaco.
- → El uso de colutorios (enjuagues bucales), antibióticos y productos agresivos de higiene dental.
- → Más recientemente se habla también del uso de amalgamas (empastes) a base de mercurio y su impacto en la microbiota oral y la salud en general.

Así que, desde luego, lo primero que habría que hacer es mejorar la dieta y adoptar una alimentación antiinflamatoria como la propuesta en este libro. Solo con esto, muchos pacientes ya ven una mejoría en su salud bucal. Todo esto podemos complementarlo con el siguiente protocolo:

1. Realiza un buen cepillado dental, usando a ser posible cepillos con cerdas naturales o eléctricos.

2. Antes o después del cepillado, aplica la técnica de *oil pulling* (ideal para hacer en ayunas); esta técnica consiste en realizar enjuagues bucales con una cucharada de aceite (idealmente aceite de coco), por su efecto antimicrobiano y su gran sabor. Para ello, vierte directamente una cucharada de aceite en la boca y haz enjuagues (tal y como harías con un enjuague bucal), durante unos cinco minutos como mínimo, y escupe.

3. Límpiate la lengua con un raspador de lengua; esto permitirá desplazar mucho mejor las bacterias y la placa microbiana que se adhiere a la lengua para así facilitar la higiene de la boca. Simplemente utiliza el raspador y realiza movimientos de adentro afuera para retirar la

primera capa de la lengua. No tienes que hacerlo demasiadas veces, solo un par.

4. Elimina los microorganismos oportunistas. Si además padeces gingivitis o periodontitis, encías sangrantes, caries de repetición, o tienes tendencia a placas/faringitis o inflamación de garganta de forma recurrente, te aconsejo realizar este paso que ayuda a eliminar bacterias y microorganismos que puedan causar infecciones periodontales y disbiosis oral. Para ello usaremos aceites esenciales, que tienen un efecto antibiótico y antimicrobiano. Aunque podemos usar muchos, yo particularmente prefiero recomendar el aceite de clavo, el aceite de menta y el aceite de árbol de té, por ser altamente antimicrobianos y ayudarnos con el mal olor o el aliento.

    Es muy sencillo. Simplemente tendrás que agregar cada mañana una gota de alguno de estos aceites esenciales (clavo, menta o árbol de té) a la cucharada de aceite que usas para el *oil pulling*. Así, tus dientes y tu boca quedarán limpios de impurezas y toxinas, impregnados por el aroma de este aceite, y podremos aprovechar su efecto antimicrobiano. La idea es no tomar alimentos ni bebidas por espacio de treinta minutos después de este lavado, así que, de paso, prolongamos el ayuno.

    El *oil pulling*, el cepillado y el raspado de lengua son técnicas que puedes hacer de por vida. Sin embargo, este último paso lo recomiendo por tiempo limitado (como máximo unos tres meses). Puedes descansar y repetir unas dos veces al año. Recuerda que lo más importante será siempre trabajar en las bases: la alimentación y el estilo de vida antiinflamatorio.

5. Para cuidar la salud bucal, también es importante que duermas con la boca cerrada. La mayoría de la gente duerme con la boca abierta, lo cual acarrea dos grandes problemas: la respiración es de peor calidad y se favorece la entrada y proliferación de microorganismos. Un método sencillo es cerrarte la boca con un esparadrapo antes de dormir para que, de esa forma, permanezca cerrada.

HÁBITO 10. VUÉLVETE UNA MÁQUINA DE MELATONINA Y ENDORFINAS

La melatonina es tu aliada antiinflamatoria

Seguro que ya conoces a la melatonina. Se ha hecho tan famosa en los últimos años que se consigue hasta en formato gominola.

Seguramente, habrás escuchado que se trata de la «hormona del sueño» y, sí, sin duda lo es. Pero en verdad yo diría que es mucho más que eso: la melatonina es una hormona antiinflamatoria. Además, posee otra ventaja, y es que tiene un efecto antioxidante, antiinflamatorio y antitumoral. Por ello te conviene sintetizarla.

Efectos de la melatonina en el sistema inmunitario

- Mejor regulación del ritmo circadiano
- Antiinflamatoria e inmunomoduladora
- Antienvejecimiento
- Protectora celular
- Regulación del eje de estrés y hormonal
- Mejora de la salud digestiva y de tu microbiota
- Reparadora celular

En concreto, se han observado los siguientes efectos beneficiosos:[52]

- Una reducción de la neuroinflamación en el sistema nervioso.
- Una mejor reparación celular.
- Una mejor regulación del eje hipotalámico-hipofisario-suprarrenal (y, por tanto, una menor secreción de hormonas del estrés).
- Una menor producción de mediadores de la inflamación (citoquinas e interleuquinas proinflamatorias).
- Una menor producción de radicales libres y, por tanto, un menor envejecimiento celular.
- La buena salud de tus mitocondrias y, por tanto, mejores niveles de energía.
- Una mejor salud digestiva, ya que tu microbiota también es regulada por el ritmo circadiano.

Aprende a sintetizar melatonina

Todos tenemos la capacidad de segregar melatonina, pero se sabe que estamos perdiendo esa capacidad. Y esto no solo afecta a nuestro sueño y descanso, sino que aumenta nuestro grado de inflamación, altera nuestro ritmo circadiano, disminuye nuestra capacidad antioxidante, etc. Pero la buena noticia es que puedes aprender a sintetizar melatonina. Para ello será necesario lo siguiente:

- ✓ Exponte a luz natural durante el día, especialmente a primeras horas de la mañana, y a la oscuridad durante la noche.
- ✓ Evita el uso nocturno de ordenadores, tabletas, móviles y otros dispositivos que emitan luz blanca o azul.
- ✓ En caso de que estés inevitablemente expuesto o no puedas evitar ver dispositivos por la noche, hay también opciones de luz de descanso y luz roja en dispositivos que te invito a utilizar. También puedes utilizar gafas o lentes de protección de luz azul, que son una maravilla. Sin embargo, lo mejor será siempre dejar de hacer uso de esos dispositivos cuando cae la noche, porque te ayudará incluso a mejorar tus niveles de estrés, sueño y descanso.

✓ Intenta concentrar la mayor parte de tus comidas en horas de luz. Idealmente, deberíamos evitar comidas copiosas una vez cae la noche. Siempre les recomiendo a mis pacientes intentar cenar antes de las ocho de la tarde y, a ser posible, alimentos de fácil digestión como cremas, sopas, caldos de verdura y carnes blancas o huevos. Además, el acto de comer disminuye la secreción de melatonina, por lo que cuanto antes cenes, mejor.

✓ Es muy importante la hora en la que nos vamos a la cama, ya que la secreción de melatonina se inicia principalmente a partir de las 18:00-19:00 horas, alcanzando un buen pico de secreción antes de las 23:30 horas. Por ello, irte a dormir antes de las 23:30 horas es un requisito fundamental para mejorar tu curva de sueño y melatonina.

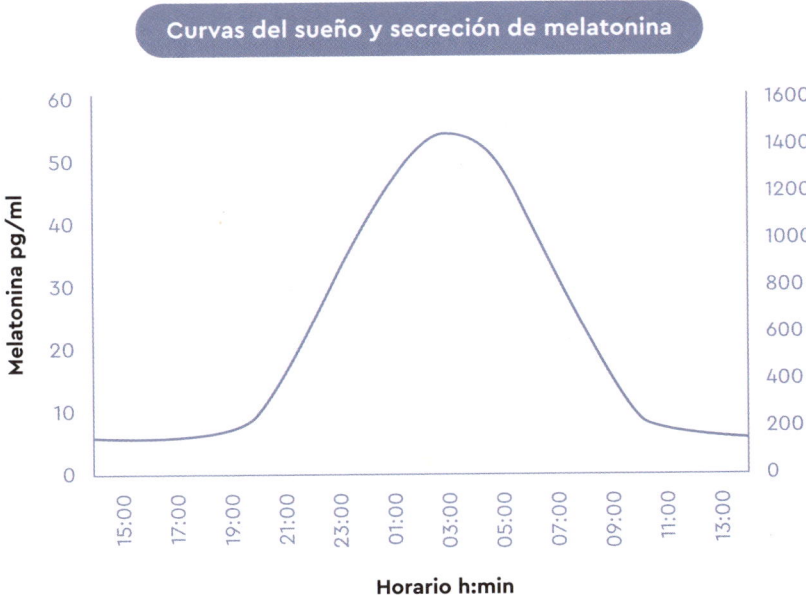

✓ Otro consejo importante es cuidar las luces de casa o de la zona de trabajo. Utiliza luz blanca o enriquecida en azul para iluminar durante el día, y emplea luz anaranjada, roja o amarilla (luz cálida de baja temperatura de color) para iluminar por la noche.

El estrés y la mala calidad del sueño

Siempre me gusta recordar que la noche depende del día. Porque, por más que cuides lo que haces antes de dormir, e incluso te suplementes con melatonina, si tienes mucho estrés durante el día, es complicado que tengas un sueño de calidad.

También hay personas que concilian el sueño fácilmente y poseen una buena secreción de melatonina, pero tienen muchísimos despertares nocturnos. Esto último es una clara señal de que el sistema nervioso simpático está activado y de que el estrés está fuera de control.

Este grupo de personas con estrés diurno no suele responder muy bien a tomar melatonina en pastillas o cápsulas, porque su problema es, en esencia, un exceso de hormonas del estrés (cortisol, adrenalina, noradrenalina e histamina) y no necesariamente un déficit de melatonina. En estos casos, la solución es obvia: hay que trabajar la base, lo que está generando ese exceso de estrés, y para ello será muy necesario el apoyo de profesionales de la psicología.

El estrés y la inflamación

La ansiedad y la depresión han aumentado hasta un 30 % en los últimos cinco años. Esto no solo se debe al estrés, sino que nuestra microbiota y nuestro sistema inmunitario también contribuyen a ello. Nuestras vidas estresantes nos inflaman.

Se dice que el intestino es nuestro segundo cerebro, ya que solo en el intestino delgado hay más de cien millones de neuronas, a las que podemos sumar las que se encuentran en el esófago y el estómago. Esto propicia una comunicación bidireccional entre «los dos cerebros».

Existen varios mecanismos que lo explican:

→ La microbiota intestinal produce neurotransmisores, citoquinas y demás metabolitos relacionados con el estado de ánimo, la inflamación y la alteración del equilibrio del sistema inmunitario.

Del mismo modo, una situación de estrés y ansiedad prolongada en el tiempo puede influir negativamente en la salud de nuestra microbiota.

→ El nervio vago conecta el tronco cerebral con casi todos los órganos esenciales, entre ellos el intestino. El nervio vago es el encargado de activar nuestros sistemas de alerta mediante la producción de cortisol (la hormona del estrés) a través del llamado eje hipotalámico-hipofisario-suprarrenal (HPA). Asimismo, la microbiota tiene un papel fundamental en la organización del eje HPA durante las primeras fases de la vida y en nuestra respuesta al estrés en la vida adulta.

→ Esta situación nos lleva a procesos de inflamación derivados del cortisol y de la alteración de la microbiota, que, cuando entra en desequilibrio, permite que se filtren algunas sustancias a la sangre que alteran el sistema inmunitario, lo cual genera más inflamación.

Interacción bidireccional entre la microbiota, el intestino, el sistema nervioso y la inflamación

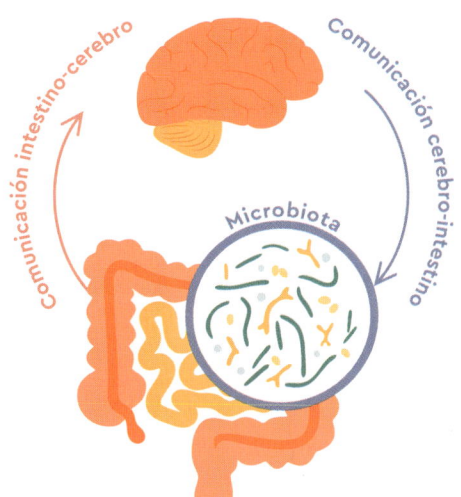

Activación nervio vago

Neuropéptidos y neurotransmisores.
Ej. leptina y serotonina

Señalización inmunológica.
Ej. IgA

Señalización de integridad de barrera.
Ej. zonulina

Ácidos grasos de cadena corta.
Ej. butirato

Comunicación intestino-cerebro

Comunicación cerebro-intestino

Microbiota

Neurotransmisores.
Ej. serotonina y dopamina

Control neuromuscular de peristalsis

Lucha o huida/ repuesta de estrés.
Ej. cortisol

Secreción de moco

El intestino y su microbiota regulan la salud del sistema nervioso y viceversa. La microbiota produce ácidos grasos de cadena corta con función antiinflamatoria sistémica, además de mantener la integridad de la barrera hematoencefálica impidiendo la entrada de toxinas al sistema nervioso. Además, regula la producción de neurotranmisores en el sistema nervioso y modula la activación del nervio vago con función antiinflamatoria. Por otro lado, el sistema nervioso regula la secreción de moco, el cual es crucial para la salud de la barrera intestinal. La secreción de cortisol aumenta la permeabilidad intestinal y controla los movimientos del sistema digestivo y la regulación del tránsito intestinal.

¿Por qué se habla tanto del nervio vago?

El nervio vago (que, como siempre digo, de vago no tiene nada) es un arma antiinflamatoria muy potente. Forma parte del sistema nervioso parasimpático, que, a diferencia del sistema nervioso simpático, favorece la relajación, la motilidad gastrointestinal, la regeneración celular y una mejor actividad inmunitaria. Se sabe que ayuda a controlar la ansiedad, a mejorar nuestro estado de ánimo, a tratar las migrañas y las enfermedades crónicas inflamatorias, a mejorar la calidad del sueño, a controlar los niveles de azúcar en sangre y a fortalecer el sistema inmunitario.

Cuando existe un bajo tono del nervio vago, o este está debilitado, se ve afectada la motilidad y el funcionamiento del aparato digestivo, desde la faringe hasta el intestino grueso. Por tanto, tendremos digestiones más lentas y pesadas, así como tendencia al estreñimiento y al famoso intestino irritable.

Respiración, movimiento y activación neurovagal para dormir y vivir mejor

Estos son algunos consejos para mejorar tu calidad de vida y dormir mejor.

1. **Practica la respiración diafragmática y consciente a diario.** Se sabe que con dos o tres minutos puede ser suficiente para lograr esa relajación que buscamos. Si te gusta meditar, te irá genial, pero si te

cuesta, empezar a hacer pequeños intervalos de dos o tres minutos de respiración diafragmática al día te llevará por el buen camino.

¿Cómo practicar la respiración diafragmática y consciente?

- Inhala lenta y profundamente por la nariz contando hasta cinco, llenando tu abdomen de aire (de abajo arriba). Siente con tus manos cómo se va inflando y expandiendo.
- A continuación, sostén el aire durante seis segundos.
- Después empieza a exhalar suavemente en siete tiempos (por la nariz, a ser posible), y siente cómo tu abdomen desciende y va contrayéndose hasta meterse dentro de tu espalda.
- Sostén por unos instantes el abdomen contraído y repite.

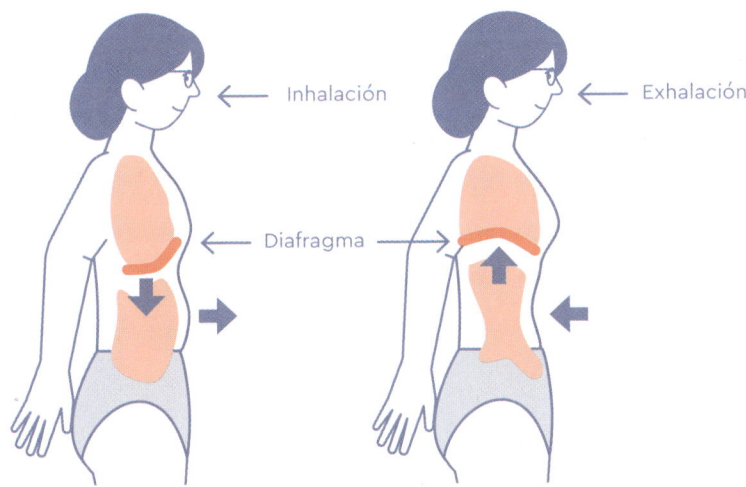

2. **Asegúrate de reírte mucho y como puedas.** Rodéate también de personas que estimulen la risa en ti. La risa es relajante, estimula el diafragma e interviene en el control de la frecuencia respiratoria.

Aunque no lo creas, cada vez que te ríes estás contribuyendo a la mejoría del nervio vago y de tu inflamación.

3. **Date duchas frías.** Se sabe que treinta segundos de agua fría atenúan el efecto de lucha o huida que genera el estrés. Como te contaba cuando te hablaba de la sauna, los estresores agudos son interesantes. Por eso, tanto las duchas frías como la sauna te ayudarán a mejorar tu salud si las aplicas por períodos cortos de tiempo.

4. **El canto y el baile relajan y estimulan el diafragma.** Si te gusta bailar, aprovéchalo.

5. **La actividad física o el movimiento, sea cual sea, también es muy beneficioso.** Estimula tu respiración y sudoración, activa el nervio vago y suma en salud.

6. **Realiza actividades de presencia o meditación.** Podríamos llamarlas «meditación» y punto, pero yo prefiero denominarlas «actividades de presencia». A algunas personas les va bien meditar, entrenan su mente para ello, y eso sin duda genera grandes beneficios. Pero otras sufren mucho al meditar y no lo logran. Y no lo logran, no porque no puedan, sino porque requiere un entrenamiento. Así que si meditar no es lo tuyo, tienes dos opciones: o buscar un buen maestro de meditación, u optar por actividades de presencia o meditativas. Estas actividades normalmente tienen que ver con las manos o con alguna actividad manual: por ejemplo, la cerámica, la orfebrería o la jardinería. Requieren concentración, observación, atención plena, lo cual, en esencia, es meditar.

6

EL RETO PARA DESINFLAMAR EN SEIS SEMANAS

Ha llegado el momento de pasar a la acción, no vayamos a quedarnos solo en la teoría. Más que de una dieta, quiero hablarte de un método con acciones clave que abarcan todos los ámbitos de la salud.

El método antiinflamatorio se basa en establecer un plan de acción por fases para ayudar a mejorar la inflamación, la salud digestiva y la inmunidad. Este método consta de tres fases: una primera donde nos enfocamos en limpiar el sistema digestivo y priorizar el descanso celular («Retirar y descansar»), una segunda fase donde nos enfocamos en renutrir y reparar posibles deficiencias («Renutrir y reparar») y una tercera fase en que reimplantamos en nuestra microbiota bacterias interesantes y procuramos su mantenimiento («Reimplantar y mantener»). Este protocolo es fruto de mi experiencia con pacientes, ya que he visto que organizar el trabajo por fases es la mejor forma de obtener resultados a largo plazo.

Estas tres fases están claramente diseñadas para desinflamar de forma intensa tu tracto digestivo, el principal hábitat de tu microbiota, lo cual es clave para mejorar tu grado de inflamación. Posteriormente, en la fase de adaptación y mantenimiento, la idea es incorporarlo como un estilo de vida a largo plazo.

Mientras que la fase 1 y 2 son ideales para detoxificar, descansar, limpiar y renutrir, la fase 3 es ideal para reordenar el sistema inmunitario, reponer y repoblar el microbioma. Por ello, también adaptaremos la suplementación a cada una de las fases. Aunque la suplementación es una parte opcional del tratamiento, la considero muy necesaria en estos tiempos modernos. Básicamente, porque hoy en día estamos en la era de los déficits. Suelos más pobres, estrés, alimentación inadecuada, inflamación intestinal... son algunas de las razones que afectan negativamente a la ingesta, la absorción y la utilización de vitaminas y minerales.

El reto dura seis semanas porque es el tiempo ideal para notar cambios a nivel físico, así como para integrar un nuevo hábito en tu vida. Pero no te ilusiones, porque el cuerpo humano no es tan «predecible», y a pesar de que me encantaría decirle a todo el mundo que en seis semanas resolverá todos sus problemas, la realidad es otra. He visto que algunos casos mejoran en tan solo siete días, mientras que otros requieren más tiempo. Por eso, el objetivo no es aferrarte a un plan de seis semanas, sino adoptar la alimentación antiinflamatoria como un estilo de vida.

Seis semanas es el tiempo promedio en que he visto cambios maravillosos en muchos de quienes empiezan una dieta antiinflamatoria. También es un tiempo prudencial para permitirnos incorporar con calma, y sobre todo consciencia, los cambios propuestos. Así que ¡vamos a ello!

¿A QUIÉN VA DIRIGIDA LA DIETA ANTIINFLAMATORIA?

Es para todo el mundo. No tienes que ser intolerante al gluten o tener una enfermedad autoinmune para empezar a preocuparte por la inflamación. Porque, si nos fijamos en las estadísticas, se sabe que una de cada dos mujeres y uno de cada tres hombres padecerá algún tipo de cáncer a lo largo de su vida. Una de cada tres personas presenta algún tipo de alteración neurocognitiva y neuroinflamatoria, y aunque la inflamación no es tan medible, todos tenemos algún tipo de tendencia inflamatoria.

Aquí la pregunta es: ¿vas a esperar a enfermarte para empezar a tomar las riendas de tu salud? Trabajar en la prevención es clave. Y esa es la invitación.

Aunque seas de los que presumen de decir que «yo no sufro de nada», o «no me duele nada», o «creo que no tengo inflamación», te invito a probar este método. Muchos pacientes, después de cambiarse a la dieta antiinflamatoria, me hacen comentarios como estos:

- → «No era consciente de que vivía sin energía».
- → «Ahora noto que mis digestiones antes no eran tan buenas como pensaba».

→ «Se me ha ido el dolorcito de cabeza con las reglas».

En ocasiones, lo que ocurre es que nos acostumbramos al malestar. Y cuando empezamos a cambiar nuestro estilo de vida, notamos que, sin duda, se puede estar mejor.

Así que, definitivamente, tengas un problema inflamatorio o no, te invito a probar la dieta antiinflamatoria.

¿QUÉ COMER EN UNA DIETA ANTIINFLAMATORIA?

Es una pregunta sencilla. Lo que más debe primarse en una dieta antiinflamatoria es aquello que encontrarías de forma fácil y sin demasiado esfuerzo en un bosque. Se trata de volver al origen, de comer con lógica, de respetar los ritmos de la naturaleza y de comer en abundancia lo que rápidamente y sin gran esfuerzo encontraríamos en ella. En la pirámide de alimentación antiinflamatoria que te mostraba anteriormente (pág. 30), muy diferente a la tradicionalmente propuesta para una alimentación saludable, puedes ver cómo es la alimentación antiinflamatoria.

Pero no solo se trata de seguir (a rajatabla) lo propuesto en una pirámide, sino también de adaptarlo a la disponibilidad que tengamos allá donde vivamos, así como a las temporadas, e incluso plantear variaciones en nuestra dieta para lograr la máxima flexibilidad metabólica y microbiana posible. Esto quiere decir que necesitamos variar, rotar, cambiar. En el pasado, la naturaleza nos forzaba a dejar ciertos alimentos en función de las temporadas (teníamos tomates en meses de sol y luego en invierno no los consumíamos), o teníamos más acceso a frutas frescas en verano y menos en invierno, donde consumíamos alimentos más densos, como carnes y pocos hidratos de carbono. Esta rotación permitía también que nuestra microbiota, nuestras células y nuestros genes cambiasen y surgieran «adaptaciones» que mejoraban nuestra salud y nos hacían más resilientes.

A continuación te propongo un ejercicio que te ayudará a reconectar con ese ser humano primitivo que habita en todos nosotros. Con ese ser que no tiene un supermercado para comprar, ni ve la tele a diario, donde le intentan vender X productos como «saludables». Ese ser humano no está tan influenciado y, por tanto, puede elegir mejor.

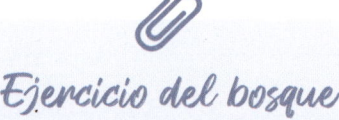

Ejercicio del bosque

Imagínate por un momento que estás en un bosque, en plena naturaleza, y que te sueltan allí sin tener ningún alimento cerca.

¿Qué encontrarías para comer? Dependiendo de la estación del año, seguro que encontrarías frutos silvestres, verduras, hojas verdes, hortalizas y alguna raíz o tubérculo. Tal vez se cruce también algún animal pequeño que puedas cazar fácilmente para cenar si te las ingenias. Difícilmente tendrías acceso a alimentos como cereales, pan, azúcar, lácteos, e incluso frutos secos y semillas. Eso no seria tan sencillo.

Después de realizar este ejercicio de reflexión, ¿podemos imaginarnos cómo es una alimentación antiinflamatoria? Como ves, la base y los principales alimentos que deberían formar parte de la alimentación antiinflamatoria, a diario y en todas las comidas, son principalmente aquellos que nos brinda la tierra todo el año: verduras de hoja verde, hortalizas (zanahoria, coliflor, calabaza, brócoli, etc.), frutas frescas y algunos tubérculos almidonados (yuca, boniato, patata), siempre de temporada.

No es el pan del desayuno, ni la leche del café que te tomas a diario, lo que debería ser la «base» de tu alimentación. Sin embargo, el modelo de alimentación occidental nos impone que la base de nuestra alimentación deberían ser los cereales, el pan, la pasta y sus derivados. Pero ¡nada más lejos de la realidad!

En mi primer libro, *Atención con la inflamación*, te hablé de un listado de alimentos que habría que potenciar, evitar y moderar en la dieta antiinflamatoria. Es un listado muy útil. Si es la primera vez que empiezas este tipo de dieta antiinflamatoria, verás importantes resultados si la pones en práctica durante un mínimo de treinta días.

Alimentos que potenciar, evitar y moderar en una dieta antiinflamatoria

ALIMENTOS QUE POTENCIAR	ALIMENTOS QUE TOMAR CON MODERACIÓN	ALIMENTOS QUE EVITAR POR COMPLETO
✓ Verduras, sobre todo de hoja verde y crucíferas, cocidas al dente. Preferir aquellas de temporada, e incorporarlas en todas las comidas. ✓ Raíces y tubérculos, sobre todo nabos, zanahorias, calabaza, remolacha. ✓ También, aunque en menor proporción, patatas, boniatos y otros tubérculos.	• Legumbres: lentejas, alubias o frijoles, garbanzos, etc.** • Cereales y pseudocereales: trigo sarraceno, mijo, quinoa, arroz salvaje.** • En todos los casos se recomienda tomarlos bien remojados (2 horas para los cereales y 8 horas para las legumbres) o germinados. • Ideal tomarlos 2-3 veces por semana.	✘ Cereales con gluten (trigo, centeno, cebada, avena)*** y derivados (galletas, pastas, pan, cerveza, malta).* ✘ Maíz y productos sin gluten comerciales (la mayoría suele contener maíz en su composición).***
✓ Frutas, sobre todo a primera hora del día, en ayunas, o después de practicar ejercicio. Todas están permitidas, pero escógelas siempre de temporada.	• Frutos secos y semillas (preferiblemente nueces, semillas de calabaza, lino y sésamo).** • Lo ideal son 100 gramos máximo por semana, bien masticados.	✘ Cacahuetes, pistachos, anacardos.**, ***
✓ Aves pequeñas: codornices, perdices, faisán. ✓ Huevos de codorniz. ✓ Conejo. ✓ De consumo diario.	• Aves bien alimentadas: pollo, pavo (de campo, de pastoreo o criados al aire libre). • Huevos de gallina código cero. • Cordero. • Vísceras de animales bien alimentados. • Consumo 3-4 veces/semana.	✘ Carne de ternera, vaca, cerdo o buey.** ✘ Embutidos derivados.**
✓ Pescados y frutos del mar (marisco) pequeños, salvajes y bajos en mercurio (sardinas, arenques, salmón salvaje, caballa, etc.). ✓ También pulpo, mejillones, calamares pequeños, ostras y almejas. ✓ Conservas de pescado en botes de vidrio.	• Moderar la ingesta de alimentos en conserva y latas. Siempre es mejor inclinarse por lo fresco.	✘ Pescados como el atún, el pez espada o el calamar gigante, que pueden contener altos niveles de metales pesados.*

ALIMENTOS QUE POTENCIAR	ALIMENTOS QUE TOMAR CON MODERACIÓN	ALIMENTOS QUE EVITAR POR COMPLETO
✓ Grasas de calidad con potencial antiinflamatorio y antioxidante. ✓ Priorizar el aceite de oliva virgen extra, el aguacate. ✓ Aceitunas y carne de coco fresca.	→ Mantequilla (de animales bien alimentados) y *ghee* (mantequilla clarificada de origen hindú). → Grasa/sebo de animales bien alimentados. → Aceite de coco. → Estas grasas son ideales para cocciones a altas temperaturas.	✘ Aceite de girasol, canola, maíz o soja.* ✘ Grasas hidrogenadas presentes en margarina, manteca y nata vegetal.* ✘ Productos procesados con aceite de girasol, soja, colza o canola.* ✘ Frituras hechas con estos aceites.*
✓ Bebidas vegetales (leche) de almendras, de coco, de chufa o de nueces. Mejor caseras o, en su defecto, con menos de 3 ingredientes en lo posible.	→ Bebidas vegetales y yogures (sin azúcares) a base de semillas, almendras, coco, arroz, etc.	✘ Lácteos de todo tipo (leche, queso, yogur) de cabra, vaca, oveja o búfala.***
✓ Especias: todas las que quieras. Compra especias ecológicas o bio, pues hay mucho riesgo de contaminación en ellas.	→ Sal marina sin refinar o sal del Himalaya (1 cucharadita por día). → Algas crudas o en sopas (1 cucharada por porción) en pequeñas cantidades. Cómpralas siempre eco u orgánicas.	✘ Aliños preparados, salsas y condimentos industriales.* ✘ Todo tipo de alimentos procesados con presencia de aditivos, azúcares refinados en ingredientes como gomas, jarabes, colorantes y aromas.*
✓ Vinagre de manzana, zumo de limón.	→ Pimienta, chili, picantes.**	✘ Vinagre destilado blanco.**
✓ Agua, infusiones de todo tipo. ✓ Té verde, té negro, té matcha, té rojo y té blanco.	→ Kombucha, kéfir de agua (1 vasito al día, mejor antes de las comidas). → Café ecológico y de calidad (1 taza al día como máximo). → Cacao puro en polvo y chocolate al 85 %.	✘ Refrescos, zumos envasados y bebidas alcohólicas.*

*Alimentos directamente proinflamatorios. **Alimentos de difícil digestión. ***Alimentos que pueden causar sensibilidad alimentaria.

Fuente: *Atención con la inflamación.*

LA DIETA ANTIINFLAMATORIA EN LA PRÁCTICA

Después de trabajar muchos años implementando este tipo de alimentación, he llegado a una conclusión: la mente humana necesita fluidez a la hora de comer, pero también necesita estructura, sobre todo al inicio. Es decir, que cuando vamos a empezar a cambiar nuestra forma de alimentarnos, o sea, nuestra «dieta», necesitamos tener una estructura, un orden, y que nuestra mente racional sepa concretamente qué comer y qué no. Si te soy sincera, odio los menús cerrados y las dietas rígidas. Por eso soy también amante de la fluidez.

He diseñado estas tres fases para aportar estructura en un inicio y fomentar la fluidez y la flexibilidad al final. Así que tendrás mucha información estructurada, listas de alimentos y menús concretos para que empieces a desinflamar tu cuerpo.

Te prometo que al seguir esta dieta durante seis semanas te sentirás realmente mejor. Y no solo eso, sino que tu mente habrá integrado todo este cambio. A partir de ahí, te invito a olvidarte del menú y a empezar a dar rienda suelta a tu creatividad. A ir al mercado local, a disfrutar de los sabores de la temporada, a reconciliarte con los agricultores, pescaderos y ganaderos de tu zona, a conocer qué se da en tu tierra. Y a permitirte improvisar tus comidas en base a lo que la naturaleza te vaya dando. Esa es realmente la meta de una alimentación y un estilo de vida antiinflamatorio.

En cada fase encontrarás un menú de referencia o menú tipo. Los menús son una guía de cómo y qué comer, pero no son una sentencia. Personalmente, me cuesta horrores seguir un menú, y por eso quiero que sepas que los menús son solo ideas con las que puedes jugar. Tú puedes crear tus propias ideas en base a los alimentos que tengas disponibles y jugar con las combinaciones. Eres libre de cambiar o repetir cualquiera de las preparaciones. Lo más importante es que te sea útil, práctico, fácil y sobre todo sostenible a largo plazo.

Tampoco tienes que comer diferente cada día. Yo te propongo un menú diferente cada día para que tengas variedad, aunque en la práctica esto es muy complicado de llevar a cabo. Si tienes tiempo para cocinar diferente cada día, genial. Si no, puedes aplicar lo que yo hago: duplicar o triplicar las recetas, y repetir hasta tres veces una misma preparación durante la semana para poder estructurar mis desayunos, comidas y cenas.

Cada menú incluye siete ideas de desayunos, siete comidas y siete cenas. Pero tú puedes crear tus propias variaciones y jugar un poco con los ingredientes disponibles.

En cuanto a cantidades, verás que en los menús no especifico porciones, porque todos somos distintos y nuestras necesidades son diferentes. La dieta antiinflamatoria no pretende ser un plan restrictivo en cuanto a porciones, ni hacerte pasar hambre, sino que quiere más bien reeducar tu cuerpo, tu paladar y tu saciedad para que sepas, por ti mismo, cuándo parar de comer.

No obstante, sugiero aplicar el principio japonés *hara hachi bu*, que sugiere llenar el estómago hasta un 80 % de su capacidad, es decir, parar de comer cuando se está casi saciado, pero no del todo. En otras palabras, comer hasta el punto en que podrías comerte después una o dos manzanas. De esta forma evitamos llenarnos en exceso y favorecemos una buena digestión.

Fase 1. Retirar y descansar (semanas 1 y 2)

Esta fase tiene como objetivo aligerar el trabajo de tus órganos, promover la depuración natural de tu cuerpo y reducir la sintomatología digestiva. En esencia, promueve el descanso, y no solo el físico, sino que también será importante tomarnos en serio el descanso mental, dormir bien, practicar ejercicios de respiración y dedicar más tiempo a estar en calma y no hacer nada. Si cumples bien esta fase, será mucho más fácil que el resto de las fases sean efectivas.

En esta fase retiraremos todos los alimentos que la tabla anterior indica que hay que «evitar» y priorizaremos aquellos que hay que «potenciar». Así que toca ser algo más estrictos, aunque, por suerte, es por poco tiempo. Lo que buscamos es darle el mayor descanso posible a tu sistema digestivo.

Además de lo propuesto en las tabla de la páginas 143 y 144, también será importante eliminar otros alimentos como estos:

- **Frutas y verduras ricas en FODMAP:** cebolla, ajo, cebolletas, crucíferas (brócoli, coliflor, kale, col/repollo), espárragos y alcachofas. También algunos frutos como manzanas, ciruelas y peras.

- **Frutas y verduras ricas en histamina, o con mayor potencial inmunogénico:** tomates, patatas, pimientos o pimentón, y berenjenas. También algunos frutos como melocotones, kiwi, fresas, piña, naranjas y mandarinas.

- **Legumbres, semillas y cereales:** en esta fase dejaremos por completo todos los cereales, semillas y frutos secos, incluyendo también los cereales sin gluten, como el sarraceno, el arroz, la quinoa, y todos los frutos secos y semillas.

Lista de alimentos en la fase 1

ALIMENTOS QUE POTENCIAR	ALIMENTOS QUE TOMAR CON MODERACIÓN	ALIMENTOS QUE EVITAR POR COMPLETO
✓ Verduras de fácil digestión y principalmente cocidas: calabaza, calabacín, zanahoria, chirivía, remolacha, judías verdes o vainitas, espinacas, rúcula, berros. ✓ Raíces y tubérculos, sobre todo boniatos, yuca, ocumo, ñame (estos tres últimos se dan más en zonas tropicales). ✓ Frutas, sobre todo a primera hora del día, en ayunas, o después de practicar ejercicio. ✓ Priorizaremos: papaya, coco, aguacate, plátano, caqui, manzana y pera (ambas solo cocidas).	→ Verduras crudas «a potenciar». → Lechuga (preferir la lechuga hoja de roble o la escarola). → Manzana o pera cocidas. → Puede usarse ajo negro fermentado en pequeñas cantidades.	✘ Verduras ricas en FODMAP: cebolla, ajo (excepto el ajo negro fermentado), cebolletas, crucíferas (brócoli, coliflor, kale, col/repollo), espárragos, alcachofas. ✘ Manzana, peras y ciruelas crudas. ✘ Verduras ricas en histamina o con mayor potencial inmunogénico: tomate, patatas, pimientos o pimentón, berenjenas. Y algunos frutos como melocotones, kiwi, fresas, piña, naranjas y mandarinas. ✘ Todos los cereales con gluten (trigo, centeno, cebada, avena)*** y derivados (galletas, pastas, pan, cerveza, malta)*. ✘ Todos los cereales sin gluten (maíz, arroz, sorgo, mijo, quinoa, sarraceno). ✘ Todos los frutos secos y semillas, excepto el lino molido, por su fácil digestión y su efecto prebiótico.
✓ Aves pequeñas: codornices, perdices, faisán. ✓ Huevos de codorniz. ✓ Conejo. ✓ Consumo diario.	→ Aves bien alimentadas: pollo, pavo (de campo, de pastoreo o criado al aire libre). → Huevos de gallina de código cero. → Cordero. → Vísceras de animales bien alimentados. → Consumo 3-4 veces/semana.	✘ Carne de ternera, vaca, cerdo o buey. ** ✘ Embutidos derivados.**
✓ Pescados y frutos del mar (marisco) pequeños, salvajes y bajos en mercurio (sardinas, arenques, salmón salvaje, caballa, etc.). ✓ También pulpo, mejillones, calamares pequeños, ostras y almejas. ✓ Conservas de pescado en botes de vidrio.	→ Moderar la ingesta de alimentos en conserva y latas. Siempre es mejor inclinarse por lo fresco.	✘ Pescados como el atún, el pez espada o el calamar gigante, que pueden contener altos niveles de metales pesados.*

ALIMENTOS QUE POTENCIAR	ALIMENTOS QUE TOMAR CON MODERACIÓN	ALIMENTOS QUE EVITAR POR COMPLETO
✓ Grasas de calidad con potencial antiinflamatorio y antioxidante. ✓ Priorizar el aceite de oliva virgen extra, el aguacate. ✓ Aceitunas y carne de coco fresca.	→ Mantequilla (de animales bien alimentados) y *ghee* (mantequilla clarificada de origen hindú). → Grasa/sebo de animales bien alimentados. → Aceite de coco.	✗ Aceite de girasol, canola, maíz o soja.* ✗ Grasas hidrogenadas presentes en margarina, manteca y nata vegetal.* ✗ Productos procesados con aceite de girasol, soja, colza o canola.* ✗ Frituras hechas con estos aceites.*
✓ Bebidas vegetales (leche) de almendras, de coco, de chufa o de nueces. Mejor caseras o, en su defecto, con menos de 3 ingredientes en lo posible.		✗ Lácteos de todo tipo (leche, queso, yogur) de cabra, vaca, oveja o búfala.***
✓ Especias: todas las que quieras. Compra especias ecológicas o bio, pues hay mucho riesgo de contaminación en ellas.	→ Sal marina sin refinar o sal del Himalaya (1 cucharadita por día). → Algas crudas o en sopas (1 cucharada por porción) en pequeñas cantidades. Cómpralas siempre eco u orgánicas.	✗ Aliños preparados, salsas y condimentos industriales.* ✗ Todo tipo de alimentos procesados con presencia de aditivos, azúcares refinados en ingredientes como gomas, jarabes, colorantes y aromas.*
✓ Vinagre de manzana, zumo de limón.	→ Pimienta, chili, picantes.**	✗ Vinagre destilado blanco.**
✓ Agua, infusiones de todo tipo. ✓ Té verde, té negro, té matcha, té rojo y té blanco.	→ Kombucha, kéfir de agua (1 vasito al día, mejor antes de las comidas). → Café ecológico y de calidad (1 taza al día como máximo). → Cacao puro en polvo y chocolate al 85 %.	✗ Refrescos, zumos envasados y bebidas alcohólicas.*

*Alimentos directamente proinflamatorios. **Alimentos de difícil digestión. ***Alimentos que pueden causar sensibilidad alimentaria.

Suplementación antiinflamatoria en la fase 1

Magnesio

Es un mineral esencial para tu organismo. Se calcula que cerca de un 80 % de la población no alcanza la cantidad diaria recomendada.[53] El motivo es que la pobreza del suelo hace que nuestros alimentos tengan menos magnesio y, a su vez, nuestros niveles de estrés tan elevados generan una mayor demanda de magnesio. Y es que el magnesio participa en todas las reacciones celulares que se producen en el cuerpo. Sin magnesio no hay células sanas ni energía. Un déficit de magnesio se traduce en alteraciones metabólicas e inmunitarias, afecta negativamente a la detoxificación, empeora la recuperación muscular, el descanso y el sueño, y disminuye los movimientos intestinales (estreñimiento). Por eso, el magnesio es clave para controlar la inflamación.

Dosis sugerida: 400-600 miligramos repartidos en dos tomas, idealmente entre la mañana y la noche. Siempre sugiero al menos una de las dos tomas por la noche, ya que así nos ayuda a descansar más.

¿Cómo tomarlo? Sugiero tomar la dosis de la mañana tras el desayuno y la dosis de la noche antes de dormir.

¿Cuál recomiendo? Hay muchas formas de magnesio, pero las más comunes y las que recomiendo son el bisglicinato, el treonato, el citrato y, más recientemente, el magnesio liposomado de liberación lenta. No recomiendo ni el óxido ni el cloruro de magnesio por su baja biodisponibilidad y absorción. Las dos primeras formas (bisglicinato y treonato) son ideales para mejorar los niveles de magnesio de forma general y sobre todo favorecer la función neuromuscular (más energía, fuerza, sueño y descanso). El citrato suele ser la elección cuando se padece estreñimiento o un tránsito intestinal lento (digestiones lentas). Si no es tu caso, es mejor optar por las otras opciones, ya que la absorción del citrato es menor. Por último, tenemos el magnesio liposomado, que es muy interesante cuando existen fuertes déficits de magnesio o cuando se tiene tendencia a padecer diarreas, ya que el intestino lo tolera muy bien aunque se trate de dosis altas. Además, aporta los beneficios de todos los anteriores.

¿Cuánto tiempo tomarlo? Sugiero tomarlo un mínimo de tres meses, aunque podría tomarse de por vida sin mayores contraindicaciones. No obstante, lo mejor es acudir a un profesional de salud para apoyarnos en este proceso.

Vitamina D

Conocida como la vitamina del sol, es en realidad mucho más que eso. La vitamina D es un elemento esencial para tu sistema inmunitario y tiene una función primordial en la regulación de la inflamación, así como de los procesos autoinmunes. Un estudio hecho en España reveló que entre el 51,8 y el 76,5 % de la población española tiene hipovitaminosis D y valores inferiores a 20 ng/ml en sangre. Debemos tener en cuenta que para que la vitamina D sea realmente útil y ejerza su función antiinflamatoria debe estar presente en niveles superiores a 50 ng/ml en sangre,[54] una cifra de la que estamos muy lejos. Sin embargo, al ser una vitamina liposoluble, su exceso no se ve eliminado por el organismo humano. Por ello, es importante monitorizar los valores de vitamina D en sangre, para así asegurarnos de no pasarnos de la raya con la suplementación.

Dosis sugerida: en general, sugiero tomar de 2.500 a 6.000 unidades internacionales (UI) al día. Esta dosis puede quedarse corta si hay déficit, y sobre todo si hay enfermedades inflamatorias y autoinmunes presentes, así que en algunos casos es necesario trabajar con dosis más altas (10.000 a 20.000 UI). Si es tu caso, consulta con un profesional especialista que pueda orientarte mejor.

¿Cómo tomarla? Siempre durante el día y tras una comida grasa. Puede ser el desayuno si incluimos huevos, aceite, aguacate o frutos secos, o tras la comida principal, que casi siempre tiene grasas.

¿Cuál recomiendo? Encontraremos vitamina D sola en el mercado y también unida a K_2. La vitamina D_3 con K_2 es la forma ideal, ya que así su aprovechamiento es mayor. No obstante, si vamos a tomar dosis altas de vitamina D (>6.000 UI) aconsejo tomar solo la vitamina D, ya que si bien sabemos que es seguro tomar vitamina D a dosis altas, aún no lo sabemos de la vitamina K_2. Si tomamos entre 2.000 y 6.000 UI, podemos tomar vitamina D_3 combinada con K_2.

¿Cuánto tiempo tomarla? Hay que tomarla el necesario para que suban los niveles en sangre y lleguemos a rangos óptimos. Durante el invierno o los meses de poco sol es casi obligatorio tomarla, ya que el déficit está casi asegurado.

Omega-3

¿Hace falta que te cuente por qué es tan importante? Yo creo que a estas alturas no es necesario. Si te acuerdas, en el libro te ha hablado muchísimo de su relevancia para la salud y la inflamación. Pero hay otro punto importante, y es que nuestra ingesta de omega-3 es muy baja hoy en día. Comemos muy poco pescado graso, pequeño y salvaje, y demasiados cereales y animales mal alimentados, cuyas grasas contienen omega-6 en abundancia y carecen de omega-3. Por eso, lo considero un elemento esencial para mejorar ese balance de ácidos grasos interno y favorecer la reducción de la inflamación.

Dosis sugerida: 2-4 gramos al día fraccionado en 2 o 3 tomas si queremos realmente aprovechar sus beneficios antiinflamatorios.

¿Cómo tomarlo? Al igual que la vitamina D siempre lo recomiendo tras una comida grasa, por ejemplo comida y cena.

¿Cuál recomiendo? Sin duda, el mejor omega-3 es el de origen marino (aceite de pescado), pero no de cualquier origen. Asegúrate de que especifique el tipo de pescado, que idealmente deber ser salvaje (*wild*) y ser siempre de pescados pequeños (sardinas, arenques, salmón, trucha). Si eres vegetariano o vegano, puedes usar aceite de microalgas, pero si no, siempre es mejor tomar aceite de pescado.

¿Cuánto tiempo tomarlo? Un mínimo de seis meses, sin dejar de asegurarnos de tomar en paralelo suficiente omega-3 en nuestra dieta diaria.

Menú antiinflamatorio para la fase 1

Verás que cada menú incluye siete ideas de desayunos, comidas y cenas. Pero tú puedes crear las tuyas propias y jugar un poco con los ingredientes disponibles. En cuanto a cantidades, verás que en los menús no especifico porciones, porque todos somos distintos y nuestras necesidades diferentes. La dieta antiinflamatoria no pretende ser un plan restrictivo en porciones y hacerte pasar hambre, sino más bien reeducar tu cuerpo, tu paladar y tu saciedad para que solito sepas cuándo parar de comer.

Sin embargo, sugiero aplicar el principio japonés *hara hachi bu,* en el cual se sugiere llenar el estómago hasta un 80% de su capacidad. Es decir, parar de comer cuando estás casi saciada, pero no del todo. En otras palabras, comer hasta el punto en que podrías después comerte 1 o 2 manzanas. De esta forma evitamos llenarnos en exceso y favorecemos una buena digestión.

Fase 1. Menú* antiinflamatorio de otoño-invierno[55]

	DÍA 1	DÍA 2	DÍA 3	DÍA 4	DÍA 5	DÍA 6	DÍA 7
COMIDA 1 (DESAYUNO)	• Tortilla con espinacas, boniato y comino + cúrcuma *latte* (1)	• *Smoothie* regenerativo de invierno (2)	• Tortitas tipo crepes de boniato (3) + compota de manzana prebiótica (4) o manzana asada	• Arepas de yuca (5) + fiambre de pollo casero (6) + ghee	• Sardinas o caballa en escabeche antiinflamatorias (7) + chips de zanahoria (8)	• Pincho de tortilla de patatas con calabaza	• Yogur de coco + frutos rojos
COMIDA 2 O PRINCIPAL (ALMUERZO)	• Crema de calabaza + • merluza con perejil	• Cordero estofado con verduras de temporada (calabaza, zanahoria, acelgas, boniato)	• Contramuslos de pollo campero al horno con romero + yuca hervida + acelgas salteadas	• Ensalada antiinflamatoria de invierno (9) + • Estofado de salmón o pescado al curry (10)	• Tortilla de huevos con restos de proteína de la semana + calabaza al horno con romero	• Caballa a la plancha + salteado de acelgas con boniato	• Sopa de pollo, con patata, zanahoria y espinacas
COMIDA 3 O ÚLTIMA (CENA)	• Salteado de espinacas y pasas con pavo	• Ensalada antiinflamatoria de invierno (9) + (opcional) 1-2 huevos	• Crema de verduras digestiva (11) + bacalao al horno	• Bonito o caballa en conserva + aceitunas	• Caldo de colas de pescado (12) + tostaditas de boniato (13) con paté de higaditos de ave (14)	• Crema de calabaza con huevo duro	• Ensalada antiinflamatoria de inverno (9)

Menú sin gluten/lácteos, con restricción de frutos secos, sin semillas, ni legumbres ni cereales. Frutas bajas en FODMAP e histamina.

* Los platos numerados en todos los menús corresponden a las recetas incluidas en el recetario antiinflamatorio. Las demás propuestas mencionadas no se han añadido en el recetario, ya que son comunes y de elaboración más sencilla; se incluyen únicamente como sugerencias adicionales para complementar el plan antiinflamatorio.

Fase 1. Menú antiinflamatorio de primavera-verano

	DÍA 1	DÍA 2	DÍA 3	DÍA 4	DÍA 5	DÍA 6	DÍA 7
COMIDA 1 (DESAYUNO)	• Huevos revueltos con calabacín rallado y cilantro o perejil	• *Smoothie* regenerativo tropical (15)	• Tortitas tipo crepes de plátano (16) + cúrcuma *latte* (1)	• Huevos fritos con chips de plátano macho (8)	• Arepas de yuca (5) + caballa en escabeche antiinflamatoria (7) + aguacate	• Pincho de tortilla de patatas con calabacín	• Yogur de coco + papaya
COMIDA 2 O PRINCIPAL (ALMUERZO)	• Salmón al horno + ensalada de remolacha y zanahoria con vinagreta antiinflamatoria (17)	• Salteado de pavo con judías verdes y orégano	• Crema fría de calabacín y menta (18) + sardinas a la plancha	• Caldo de huesos (19) + ensalada de escarola con bonito	• Crema de remolacha antiresfriados (20) + tortilla de huevos con restos de proteína de la semana	• Caballa fresca al horno o a la plancha + calabacín a la plancha con limón	• Sopa de pollo, con patata, zanahoria y calabacín
COMIDA 3 O ÚLTIMA (CENA)	• Caldo de huesos (19) + calabacín a la parrilla con pavo	• Ensalada de escarola con zanahoria, huevo cocido y vinagreta antiinflamatoria (17)	• Caldo de colas de pescado (12) + tortilla francesa	• Fiambre de pollo casero (6) con encurtidos de zanahoria (21)	• Wok de pavo y judías verdes con jengibre, cilantro	• Crema de remolacha antiresfriados (20) + huevo duro	• Ensalada de remolacha y zanahoria + caballa en conserva + vinagreta antiinflamatoria (17)

Menú sin gluten/lácteos, con restricción de frutos secos, sin semillas, ni legumbres ni cereales. Frutas bajas en FODMAP e histamina.

Infusión digestiva y depurativa

Esta infusión te ayudará a mejorar las digestiones y dar un empujón a tus órganos depurativos en la fase 1. Favorece las funciones depurativas y la eliminación de líquidos, además de potenciar tus digestiones.

INGREDIENTES

- 1 litro de agua
- ½ cucharadita de semillas de hinojo o anís
- 1 cucharadita de diente de león
- 1 cucharadita de cola de caballo
- 1 cucharadita de desmodium o cardo mariano
- 1 cucharadita de boldo

Opcional: agregar un poco de jengibre (raíz) para cambiar el sabor.

PREPARACIÓN

- Coloca todos los ingredientes en un cazo u olla y deja hervir durante cuatro minutos. Después apaga el fuego y déjalo tapado para que repose. Cuela y conserva en un envase de vidrio. Tómala durante el día.
- ¿Cómo tomarla? Puedes tomar la infusión caliente en ayunas, a media mañana y tras las comidas. También puede tomarse como agua a temperatura ambiente o tibia (no fría). Sugiero tomar un litro o cuatro tazas diarias desde que te despiertes hasta las 16:00 horas (no lo hagas por la noche para evitar las idas al baño nocturnas).

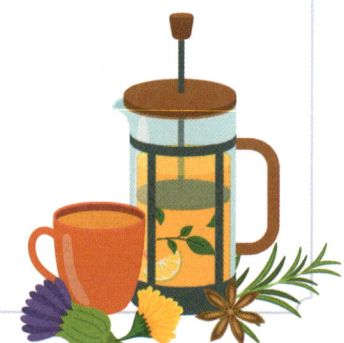

Otros puntos importantes en la fase 1

✓ Hay que cenar lo antes posible, idealmente antes de las 20:00 horas. Si vives en una zona horaria con pocas horas de luz, es ideal adelantar aún más la cena. Realiza un ayuno nocturno de como mínimo 12 horas. Si cenas a las 19:00 horas, deberás desayunar como mínimo a las 7:00 horas del día siguiente.

- ✓ Dos o tres veces por semana, prolonga este ayuno a 14, 16 o 18 horas, según tu tolerancia.
- ✓ Las comidas deberán ser sobre todo cocidas, evitando un exceso de crudos y ensaladas para facilitar su digestibilidad.
- ✓ También se incorporarán muchas preparaciones en versión líquida, semilíquida o puré: cremas, caldos y *smoothies*. Todo ello sirve para facilitar las digestiones y quitarle trabajo al sistema digestivo.
- ✓ En esta fase se aconseja hacer ejercicio a diario, al menos 30 minutos de caminata, preferiblemente en ayunas, y complementar con actividad física de fuerza o resistencia de baja intensidad (pesas, pilates, funcionales).
- ✓ Se recomienda practicar las respiraciones propuestas en el capítulo cinco para promover la relajación y activación del nervio vago.
- ✓ Es fundamental garantizar el buen sueño, el descanso y las evacuaciones diarias. Por ello, además de los suplementos básicos para desinflamar, si existen problemas para dormir y evacuar, se recomienda agregar las pautas propuestas en las páginas 123–125 y 132–133.
- ✓ Además se sugiere añadir las infusiones antiinflamatorias propuestas en las páginas 156 y 162.

Recuerda: esta fase la mantendremos durante 14 días (dos semanas) antes de pasar a la fase 2. A pesar de que notarás una gran mejoría, no es conveniente alargarla demasiado.

Fase 2. Renutrir y reparar (semanas 3–6)

Una vez has superado la fase 1, lo normal es sentir menos hinchazón y más energía, y tener mejores digestiones. No es que busquemos resultados rápidos, pero sí que debe de haber un mínimo cambio. En este momento, nuestro sistema digestivo estará más descansado, y empezaremos con la fase 2, donde nos enfocaremos en «añadir». Por suerte, ya no quitaremos más alimentos, sino que más bien ampliaremos la lista. Para ello:

→ Añadiremos todas las verduras y frutas hasta ahora retiradas de la lista, aunque seguiremos tomándolas preferiblemente en formato cocido.

→ Haremos una reintroducción progresiva. Lo conveniente es que incorpores una a una las frutas y verduras que habían sido retiradas, y que lo hagas en pequeñas cantidades y nunca combinadas entre sí. Un día puedes probar un trocito de cebolla y otro, por ejemplo, un tronco de brócoli. Si existe una buena tolerancia, puedes ir incrementando las cantidades progresivamente.

→ Por el momento, seguiremos sin tomar cereales, ni legumbres, ni semillas (excepto semillas de lino molido).

Es totalmente normal que en esta fase y, sobre todo, al reintroducir las frutas y verduras retiradas, sientas algo más de gases, distensión o movimientos digestivos. Esto ocurre básicamente porque las frutas y verduras son fibra prebiótica y nutritiva para tus bacterias y, sí, tener gas es medianamente normal. Desde luego, lo ideal es que estos gases no sean incómodos, ni causen distensión o malestar. Y, por supuesto, aquí seguirá siendo clave e imprescindible mantener la buena rutina de sueño, descanso, hidratación y evacuación.

Suplementación antiinflamatoria en la fase 2

Vitaminas del grupo B

Las vitaminas del grupo B, esenciales para la producción de energía, la actividad neuromuscular, la detoxificación del hígado y la regeneración de tejidos, forman parte también del protocolo antiinflamatorio. Cada vez es más común presentar déficits de muchas de ellas, lo que ocasiona fatiga extrema, alteraciones del sueño y una mala detoxificación y recuperación, entre otros.

Dosis sugerida: como se trata de un complejo de vitaminas y hay muchas variedades en el mercado, lo mejor es seguir las instrucciones del prospecto del fabricante. Normalmente, se toman una o dos cápsulas diarias tras las comidas.

¿Cómo tomarlas? Idealmente por la mañana después del desayuno para apoyar la producción de energía.

¿Cuáles recomiendo? Por todo lo anterior, sugiero tomar un complejo de vitaminas B en la fase 2. Pero no vale cualquier complejo, sino que recomiendo vitaminas del grupo B o un complejo B que incluya B_{12} y folato metilados o activados para un mejor aprovechamiento. Este complejo debe contener todas las vitaminas del grupo B: B_1 (tiamina), B_2 (riboflavina), B_3 (niacina), B_5 (ácido pantoténico), B_6 (piridoxina), B_9 (ácido fólico) y B_{12} (cobalamina). Podrás reconocerlo porque suelen llevar el prefijo *metil-* (o *methyl-*) antes de la vitamina B_{12} (metilcobalamina) y del ácido fólico (metilfolato). Es ideal que este complejo también contenga otras vitaminas y nutrientes como el inositol y la colina.

¿Cuánto tiempo tomarlas? Las vitaminas del grupo B son hidrosolubles, así que nuestro cuerpo excreta su exceso a través de la orina (por ello, podemos orinar más amarillo o amarillo fluorescente). Sugiero tomarlas al menos durante tres meses y luego evaluar junto a un terapeuta su necesidad a largo plazo.

Suplementos de vitaminas liposolubles A, D, E, K, o aceite de hígado de bacalao

¿Te acuerdas de la famosa densidad nutricional? Te he hablado mucho de ella a lo largo de este libro porque la considero muy necesaria. En gran parte, porque los alimentos «densos» suelen ser muy ricos en vitaminas liposolubles, así como en vitaminas del grupo B; como hemos dicho, en la actualidad existen grandes déficits de estas últimas. Esto se debe a que nos encanta comer musculito a la plancha (pechuga de pollo, filetes de cerdo, bistecs) sin grasa, sin huesos, sin cartílagos... y también sin nutrientes.

Las vísceras, así como los cortes con colágeno y con grasa, suelen ser los más ricos en vitaminas liposolubles. Y el hecho de dejarlos de comer es, en gran parte, la razón de que tengamos déficit de estas vitaminas y de que te tenga que mandar a suplementarte.

Ya te hablé de la vitamina D y la K, pero la vitamina A es también importante para el sistema inmunitario. Y qué decir de la vitamina E, que es una potente antioxidante.

En esta segunda fase añadiremos un complejo de vitaminas liposolubles. Para ello, además de mandarte a tomar hígado y alimentos densos, recomiendo tomar aceite de hígado de bacalao, una excelente fuente de vitaminas liposolubles.

Dosis sugerida: Recomiendo tomar una o dos cucharadas de aceite de hígado de bacalao tras la comida principal.

¿Cuánto tiempo tomarlo? Hay que tomarlo por lo menos tres meses, y es mucho mejor que sea durante los meses de invierno. De esta forma nos ayudará a mejorar la inmunidad y nuestras defensas contra los virus y a prevenir resfriados estacionales.

Menú antiinflamatorio para la fase 2

Fase 2. Menú antiinflamatorio de otoño-invierno

	DÍA 1	DÍA 2	DÍA 3	DÍA 4	DÍA 5	DÍA 6	DÍA 7
COMIDA 1 (DESAYUNO)	• Huevos revueltos con setas shiitake + mandarinas	• *Paleo porridge* de calabaza y coco (22)	• *Falsa crepe de lino (23) rellena de caballa en escabeche (7) y espinacas*	• Bizcocho cremoso tipo *brownie* de boniato y chocolate (24) con compota de manzana (4)	• *Hash browns* de patata (25) con salmón ahumado y huevo frito	• *Smoothie* regenerativo de invierno (2)	• Falsa crepe de lino (23) rellena de pollo salteado con setas
COMIDA 2 O PRINCIPAL (ALMUERZO)	• Crema de verduras digestiva (11) + bacalao empanado con coco	• Muslo de pavo al horno con patatas, zanahoria, brócoli y cebolla + romero	• *Frittata* de huevos con champiñones y boniato + ensalada antiinflamatoria de invierno (9)	• Sardinas en escabeche antiinflamatorias (7) con bastones de yuca + escarola aliñada	• Sopa de pollo con verduras (zanahoria, calabaza, col)	• Caballa fresca a la plancha + calabaza asada con romero	• Cordero estofado con verduras de temporada (calabaza, zanahoria, acelgas, boniato
COMIDA 3 O ÚLTIMA (CENA)	• Acelgas salteadas con pollo y manzana	• Tortilla de patatas + aceitunas	• Keto pan de brócoli con almendras (26), con paté de sardinas con pimientos asados (27)	• Caldo de huesos (19) + tortilla francesa	• Crema de verduras digestiva (11) + merluza al horno	• Tortilla francesa con champiñones	• Sardinas en escabeche antiinflamatorias (7) + escarola aliñada

Menú sin gluten/lácteos; con restricción de frutos secos, sin semillas, ni legumbres ni cereales. Todas las verduras y frutas están permitidas.

Fase 2. Menú antiinflamatorio de primavera-verano

	DÍA 1	DÍA 2	DÍA 3	DÍA 4	DÍA 5	DÍA 6	DÍA 7
COMIDA 1 (DESAYUNO)	Huevos revueltos con tomate, cebolla y cilantro + chips de yuca (8)	*Smoothie* bowl de verano (28)	Tortitas tipo crepes de plátano (16) con piña a la plancha	*Hash browns* de patata (25) con aguacate y huevo frito	*Smoothie* regenerativo tropical (15)	Revuelto de huevos con tomate, calabacín y cebollino	Yogur de coco con papaya
COMIDA 2 O PRINCIPAL (ALMUERZO)	Crema fría de pepino y menta (18) + bacalao al horno	Chuletas de cordero a la plancha + pimientos asados	*Frittata* de huevos con tomates cherri, calabacín y orégano + chips de yuca (8)	Sardinas a la plancha con ensalada de tomates y cilantro	Gazpacho antiinflamatorio de verano (29) + pollo al grill	Crema de calabacín y albahaca (30) + caballa a la plancha	Pavo estofado con alcachofas y perejil
COMIDA 3 O ÚLTIMA (CENA)	Tiras de pavo salteadas con calabacín y pimientos	Pincho de tortilla de patatas + aceitunas	Crema de calabacín y albahaca (30) + bastones de zanahoria con paté de sardinas con pimientos asados (27)	Patatas asadas con guacamole	Crema de verduras digestiva (11) + merluza al horno	Pimientos asados con huevo duro	Caballa en escabeche antiinflamatoria (7) + tomate con perejil y aceite de oliva

Menú sin gluten/lácteos; con restricción de frutos secos, sin semillas, ni legumbres ni cereales. Todas las verduras y frutas están permitidas.

Infusión antiinflamatoria de cúrcuma y jengibre

INGREDIENTES

- 1 litro de agua
- 1 cucharadita de cúrcuma en polvo, ecológica
- 20 gramos de jengibre (1 trozo)
- 1 pizca de pimienta
- Zumo de ½ limón

PREPARACIÓN

- Mezcla todos los ingredientes en una batidora, o ralla el jengibre y mézclalo con el resto de los ingredientes en una botella de vidrio.
- Guárdalo en el frigorífico para tomar en frío (es ideal si aún hace calor), o déjalo a temperatura ambiente. Si no te acostumbras al sabor, puedes agregar un poco de estevia.
- En ambos casos puede colarse para retirar los sólidos antes de beber.
- Tómalo durante todo el día, especialmente media tacita antes de las comidas, para mejorar la digestión.

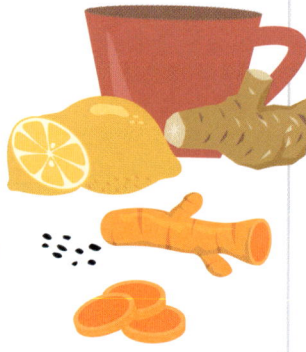

Fase 3. Reimplantar y mantener (a partir de la semana 6)

Si has llegado hasta aquí, ¡felicidades! Eso quiere decir que has logrado completar las fases 1 y 2 con éxito. A partir de ahora, lo fundamental es mantener todas las pautas anteriores, añadiendo todos los alimentos que forman parte de una alimentación antiinflamatoria. Así pues, ampliamos la dieta y la convertimos ya en un estilo de vida.

Es momento de adoptar una alimentación antiinflamatoria a largo plazo que nos permita seguir nutriendo y manteniendo una buena salud digestiva y unos niveles de inflamación bajo control. Como te decía, en esta fase ya podrás comer todos los alimentos incluidos en el listado: «Alimentos que potenciar, evitar y moderar en una dieta antiinflamatoria». Sin embargo, mi recomendación es irlo haciendo de forma progresiva.

Introduciremos entonces los cereales, ateniéndonos a las recomendaciones de ese listado. Incluiremos sobre todo los cereales sin gluten y de fácil digestión, como el trigo sarraceno, el mijo, la quinoa o el arroz salvaje. Es interesante siempre lavarlos bien e incluso remojarlos un mínimo de dos horas, o de un día para otro (tirando el agua al siguiente día), para mejorar su digestibilidad.

Te recomiendo probar primero los cereales y luego dar una oportunidad a las legumbres: lentejas, alubias o frijoles, o garbanzos, que debemos procurar siempre dejar en remojo como mínimo ocho horas. Es mejor empezar tomándolos en formato germinado.

Desde luego, la cantidad y la frecuencia con que se ingieren importa. Es ideal tomar estos alimentos dos o tres veces por semana y priorizar siempre el consumo de verduras, frutas y tubérculos como fuente de carbohidratos.

En esta fase 3 también introduciremos los frutos secos y las semillas. De acuerdo con la lista, incluiremos preferiblemente nueces, así como semillas de calabaza, lino y sésamo. Lo ideal son 100 gramos máximo por semana, bien masticados. Es conveniente evitar el resto de los frutos secos, al menos por ahora, dentro de una dieta antiinflamatoria.

Suplementación antiinflamatoria en la fase 3

Probióticos

Hoy en día se habla mucho —yo diría que demasiado— de los probióticos. Que si son beneficiosos, que si mejoran la salud intestinal y el sistema inmunitario. Y, sí, todo esto es medianamente cierto, pero es que un probiótico no vale de mucho, o de nada, sin el medio o contexto adecuado. Hablar de probióticos es hablar de bacterias aisladas en una cápsula, sobre o bebida que llegará (con suerte) a tu intestino y generará efectos beneficiosos. Pero para que eso ocurra, el medio que rodea a la bacteria debe ser propicio y fértil, es decir, tu intestino debe estar en condiciones.

Un error habitual es pensar que los probióticos desinflaman. Muy al contrario, a veces un probiótico puede empeorar el panorama si existe un intestino dañado o enfermo, es decir, si el medio es inadecuado. Por eso he esperado hasta la fase 3 de este protocolo para hablarte de los famosos probióticos, bacterias vivas que, una vez que hayamos hecho lo anterior, encontrarán un medio adecuado para sobrevivir y ejercer los efectos que buscamos. Así que, ahora sí, a tomar probióticos.

Dosis sugerida: al ser bacterias no hay una dosis estándar, depende del complemento.

¿Cómo tomarlos? Es mejor seguir las recomendaciones del fabricante en el prospecto. La mayoría de los probióticos se toman durante o después de las comidas, pero algunos deben tomarse con el estómago vacío.

¿Cuáles recomiendo? Para empezar, recomiendo suplementos probióticos de fácil tolerancia y no demasiadas cepas. Cuando hablo de cepas, me refiero al tipo de bacterias presentes en el suplemento (por ejemplo, *Lactobacillus acidophilus*, *Bifidobacterium lactis*, etc.

No me voy a extender demasiado hablándote aquí sobre bacterias, porque esto da para todo un libro, pero te diré que lo ideal para empezar es un probiótico combinado con un máximo de seis cepas probióticas. Estas son las que más me gustan para empezar:

- → *Saccharomyces boulardii.*
- → *Lactobacillus acidophilus.*
- → *Lactobacillus plantarum.*
- → *Lactobacillus casei.*
- → *Bifidobacterium longum.*
- → *Bifidobacterium bifidum.*

Si encuentras algún probiótico con varias de estas cepas, vamos por buen camino.

¿Cuánto tiempo tomarlos? De forma general, y para mantener una buena salud de nuestra microbiota, recomiendo tomar probióticos dos veces al año durante dos a tres meses consecutivos, y luego descansar. Si tienes alguna patología como SIBO, LIBO, candidiasis o tomas antibióticos, puede que necesites una pauta específica para tomar los probióticos.

Antioxidantes

En la fase 3 podemos introducir antioxidantes, que en la actualidad resultan de gran ayuda para impulsar los procesos de detoxificación y prevenir el daño oxidativo. Como ya te he comentado, hoy en día estamos expuestos a muchos más tóxicos, estrés y mala alimentación, factores que, sin duda, aceleran el envejecimiento y aumentan la producción endógena de radicales libres. Por eso, en esta etapa es ideal introducir antioxidantes.

¿Cómo tomarlos? Te aconsejo tomar uno, o máximo dos, según tu caso o condición. Cómo verás, cada uno tiene diversas aplicaciones, por lo que escógelo según lo que quieras trabajar.

¿Cuáles recomiendo?

- **Quercetina.** Es un flavonoide antioxidante muy potente presente en la corteza de los cítricos. Tiene un papel interesante en el manejo de las histaminas y las alergias. Además, tiene un efecto antiinflamatorio comprobado en las enfermedades autoinmunes. La dosis aconsejada es de 600–1000 miligramos diarios.

- **Cúrcuma.** Es una aliada antiinflamatoria. Ayuda a mejorar el dolor, potencia la actividad hepática y también ha demostrado ser beneficiosa en enfermedades inflamatorias y autoinmunes. Su alto nivel de polifenoles antioxidantes sería, en gran parte, el responsable de ello. Sin embargo, hay ciertos casos en los que la cúrcuma no es tan interesante (por ejemplo, en caso de gastritis o reflujo, o si estamos tomando anticoagulantes, hay que vigilar y supervisar su consumo). En el resto de los casos podemos tomar cúrcuma. La dosis ideal para mejorar un estado inflamatorio es de 1 a 3 gramos de cúrcuma al día (1.000 a 3.000 miligramos diarios), tomados junto a las comidas principales.

- **Ácido alfa lipoico.** Es un antioxidante presente en los alimentos que también puede producir de forma endógena nuestro cuerpo. No solo participa en las fases de detoxificación del hígado, sino que también tiene un papel clave en el metabolismo de los carbohidratos, por lo que lo solemos usar en pacientes con resistencia a la insulina, sobrepeso, síndrome metabólico, diabetes y problemas cardiovasculares, entre otros. Se ha puesto de manifiesto que puede resultar tremendamente útil para estabilizar las concentraciones de azúcar en sangre y, por tanto, mejorar el estrés oxidativo y el metabolismo.[56] Sugiero tomar una dosis de 600-1.200 miligramos diarios mejor fuera de las comidas.

→ **Selenio.** Es un mineral meganecesario para una buena salud tiroidea, que además tiene una tremenda función antioxidante. Se postula que hoy en día tenemos grandes déficits principalmente por el bajo aporte en la dieta a causa de la creciente escasez de este mineral en el suelo. Si tienes alteraciones tiroideas, este mineral favorece la activación de la hormona tiroidea y puede ser muy interesante. Se sugiere una dosis de 100-200 microgramos al día.

→ **N-acetilcisteína (NAC).** Es la forma estable del aminoácido cisteína, precursora del glutatión, nuestro antioxidante endógeno más potente. Personalmente, me gusta más prescribir NAC que glutatión, puesto que mientras que la NAC se encuentra naturalmente presente en los alimentos, el glutatión lo fabrica nuestro cuerpo. Por ello me gusta respetar la fisiología y dejar al cuerpo fabricar la cantidad de glutatión que necesita a partir de la cantidad de NAC aportada. Es útil en diversas condiciones, sobre todo en alteraciones respiratorias y alérgicas, resfriados frecuentes, alteraciones hepáticas o simplemente si queremos potenciar la detoxificación. Se usa en dosis de 600 a 1.200 miligramos diarios, preferiblemente entre comidas.

¿Cuánto tiempo tomarlos? Tómalos durante un espacio de mínimo tres meses.

Menú antiinflamatorio para la fase 3

Fase 3. Menú antiinflamatorio de otoño-invierno

	DÍA 1	DÍA 2	DÍA 3	DÍA 4	DÍA 5	DÍA 6	DÍA 7
COMIDA 1 (DESAYUNO)	• Tortilla con acelgas + salmón ahumado	• Tostada de pan de trigo sarraceno (31) con fiambre de pollo casero (6), hojas de espinaca fresca y aceitunas	• Tortitas de calabaza con almendra, naranja y canela (32) + arándanos	• Crepes proteicas de garbanzos (33), rellenas con pollo a trozos y hongos salteados	• Tortilla de manzana caramelizada (34) + nueces	• Tortitas de boniato (3) con manzana asada y nueces	• Smoothie regenerativo de invierno (2)
COMIDA 2 O PRINCIPAL (ALMUERZO)	• Crema de calabaza + salmón empanado con almendras molidas	• Chuletas de cordero a la plancha con salteado de verduras (judías verdes, zanahoria, brócoli, champiñones)	• Caldo de colas de pescado (12) + mejillones al vapor con chips de zanahoria (8)	• Escarola con almendras + muslos de pollo al horno	• Wok de fideos de arroz salteados con col, zanahoria en tiras y gambas	• Paella de marisco con alcachofas y judías verdes	• Caballa en escabeche antiinflamatoria (7) + escarola aliñada + chips de zanahoria (8)
COMIDA 3 O ÚLTIMA (CENA)	• Ensalada de lechugas con huevo duro, caballa y zanahoria rallada	• Crema de verduras digestiva (11) con semillas (1 cucharada)	• Boniato asado relleno de salteado de setas y huevo revuelto	• Encurtidos de zanahoria (21) + tortilla francesa con champiñones y orégano	• Tosta de pan de trigo sarraceno (31) con fiambre casero (6) + escarola aliñada con aceite y vinagre	• Ensalada antiinflamatoria de invierno (9) con tiras de pollo a la plancha	• Crema de calabaza + huevo duro

Menú sin gluten/lácteos. Todas las frutas y verduras permitidas.

Fase 3. Menú antiinflamatorio de primavera-verano

	DÍA 1	DÍA 2	DÍA 3	DÍA 4	DÍA 5	DÍA 6	DÍA 7
COMIDA 1 (DESAYUNO)	• *Smoothie bowl* de verano (28) con escamas de coco	• Tostada de pan de plátano macho (35) con aguacate y paté de sardinas con pimientos asados (27)	• Bol de frutas de verano con yogur de coco	• Crepe proteica de garbanzos (33), rellena de aguacate y bonito	• Tortilla de plátano caramelizado (34) + chips de coco o nueces	• *Smoothie* regenerativo tropical (15)	• Tortitas tipo crepes de plátano (16) con canela
COMIDA 2 O PRINCIPAL (ALMUERZO)	• Crema de calabacín y albahaca (30) + • merluza al horno	• Ensalada antiinflamatoria de verano (36) con tiras de pollo y aguacate	• Caldo de colas de pescado (12) + pinchos de pescado y langostinos con pimientos asados	• Tomate con aceite de oliva y perejil + sardinas a la plancha	• Espaguetis de calabacín con salsa boloñesa de pavo (37)	• Paella de marisco con alcachofas y judías verdes	• Caballa al horno con calabacín y tomates cherri
COMIDA 3 O ÚLTIMA (CENA)	• Ensalada de lechugas con huevo duro, caballa y zanahoria rallada	• Boniato asado relleno de aguacate y bonito en conserva	• Crema de verduras digestiva (11) con semillas (1 cucharada)	• Tortilla pizza (38)	• Tosta de pan de plátano macho (35) con fiambre casero (6) + tomate y aguacate	• Pimientos asados con caballa en conserva	• Crema de calabacín y albahaca (30) con huevo duro

Menú sin gluten/lácteos. Todas las frutas y verduras permitidas.

REINTRODUCCIÓN DE ALIMENTOS Y MANTENIMIENTO DEL MÉTODO PARA DESINFLAMAR EN SEIS SEMANAS

Hasta aquí tenemos claro el protocolo que debe seguir una dieta antiinflamatoria. Pero, oye, ¿quiere decir eso que jamás podré volver a comer gluten, ni maíz, ni leche? Pues depende de tu caso, de tus circunstancias, de tus patologías y de tu estado actual.

Antes de pensar en reintroducir alimentos, te invito a sentir. Si ya has acabado el protocolo de seis semanas, te invito a preguntarte:

- → ¿Cómo te sientes?
- → ¿Ha mejorado tu salud digestiva?
- → ¿Cómo está tu energía en comparación con antes?
- → ¿Has notado cambios en tus niveles de dolor (menstrual, de cabeza, articular, muscular)?
- → ¿Estás durmiendo mejor?

Haz un listado de las cosas que presentabas antes de empezar el protocolo y al acabarlo, para poder evaluar realmente tu evolución.

Agregaría también otra variable relacionada con cómo te sientes a nivel mental con este estilo de alimentación. Y, para ello, merece la pena que te preguntes:

- → ¿Me siento capaz de sostener este estilo de alimentación a largo plazo?
- → ¿Me siento a gusto y confortable comiendo así?
- → ¿O más bien siento una limitación, miedo y malestar?

Puede que nos veamos en tres escenarios:

1. Has notado una mejoría en la mayoría de los indicadores y una transformación de tu salud.
2. Has notado una mejoría en alguno de los indicadores, pero crees que aún falta camino por andar o que hay síntomas/signos sin resolver o que requieren más tiempo.
3. No has notado ningún cambio importante.

Si crees que estás en el escenario 1, lo ideal es que mantengas este estilo de vida a largo plazo para seguir mejorando tu salud. En el escenario 2, y sobre todo en el 3, puede que necesites más tiempo para percibir una mejoría, o que haya disfunciones que necesiten una intervención más específica y personalizada, así como el apoyo de un profesional de la salud. Ten en cuenta que lo ideal para poder ver un cambio sostenible en el tiempo es mantener este estilo de alimentación, suplementación y forma de vivir al menos tres meses, así que dale tiempo.

También será importante plantearte los demás factores de la ecuación que puede que estén interviniendo en el proceso de mejoría. Recuerda: no solo te nutres de lo que comes. Por tanto, si en el día a día convives con emociones asociadas al miedo, a la ansiedad, a la inseguridad o a la tristeza, o peor aún, si lo de «comer sano» te produce miedo, tal vez allí esté el principal problema y necesites trabajar a ese nivel.

En general, yo recomiendo todas estas prácticas de por vida. No hace falta parar prácticamente nada. No obstante, la suplementación debe ser supervisada a largo plazo por profesionales para que puedan apoyarte de forma específica para tu caso. Pero me dirás: «¿Se acabó el pan y la leche para siempre?». Depende. A continuación te cuento un poco más.

7

SITUACIONES ESPECIALES Y CONSIDERACIONES

ENFERMEDADES AUTOINMUNES: ¿EXISTE UNA DIETA PARA CURARLAS?

Lo cierto es que ni existe una dieta específica que «cure» la autoinmunidad, ni es algo exclusivamente relacionado con la dieta. Por tanto, son muchos los factores que debemos vigilar en una enfermedad autoinmune más allá de la dieta.

En lo que respecta a la dieta, me atrevería a decir que todas las enfermedades autoinmunes responden bien y mejoran con un protocolo de dieta antiinflamatoria. Por ello, es el tipo de alimentación que recomiendo en estos casos. Porque si mejoras la salud digestiva, el estrés oxidativo y la permeabilidad intestinal, puede controlarse la respuesta inflamatoria y, por tanto, la autoinmune. Lo que sí es cierto es que, en estos casos, recomiendo tener en cuenta ciertos aspectos. En la enfermedad inflamatoria intestinal (colitis ulcerosa y enfermedad de Crohn), deberán realizarse ajustes en función de la condición y gravedad para apoyar al sistema digestivo y evitar complicaciones. En la celiaquía no solo deberá evitarse el gluten presente en el trigo, el centeno, la cebada y la avena, sino también excluirse todo tipo de trazas. Habrá que tener mucho cuidado con la contaminación cruzada.

En ocasiones puede ser interesante eliminar las solanáceas (berenjena, pimentón o pimiento, patatas y tomate) y los lácteos a largo plazo, sobre todo en brotes y enfermedades autoinmunes con afectación articular y dolor.

DISBIOSIS INTESTINAL: MÁS ALLÁ DE LOS ANTIBIÓTICOS

En la mayoría de los casos, a menos de que se trate de un individuo muy inmunosuprimido o de ciertas infecciones muy complejas, el tratamiento para mejorar y erradicar estas disbiosis y desequilibrios microbianos no es únicamente tomar un antibiótico. De hecho, dista mucho de serlo. Solemos pensar que «me tomo el antibiótico y está todo solucionado», pero lo cierto es que esto solo funciona en un pequeño porcentaje de los casos, y si funciona, suele dar lugar a recidivas o recaídas tras el tratamiento.

No digo que el antibiótico no sea muchas veces necesario. De hecho, es muy probable que, al tomarlo, sientas mejoría. Pero ¿realmente esa mejoría es sostenible? He ahí la cuestión.

En la mayoría de los casos necesitaremos trabajar sobre el terreno, que es justo lo que hemos estado comentando a lo largo de estas líneas. ¿Cómo nutres tu microbiota? ¿Cómo está tu sistema inmunitario? ¿A cuántos tóxicos te estás exponiendo? Si no trabajas sobre el terreno, no habrá mejoría.

En resumen, estas serían las estrategias claves para librarnos de cualquier disbiosis intestinal:

- ✓ **Optimiza tu ácido estomacal.** Tener unos niveles adecuados de ácido estomacal actuará como un escudo ante la entrada y colonización de microorganismos infecciosos. Para ello, puede ser interesante tomar jengibre crudo (masticar un trozo) o en infusiones antes de las comidas, o incorporar el famoso vinagre de manzana (o zumo de limón): una cucharadita disuelta en agua antes de las comidas. En algunos casos puede requerirse también el apoyo con enzimas digestivas.

- ✓ **Nutre tus bacterias intestinales y tu sistema inmunitario con fibra, antioxidantes, vitaminas liposolubles y grasas antioxidantes y antiinflamatorias.** Cabe destacar que algunas fibras pueden tolerarse mal en una disbiosis intestinal (sobre todo en el SIBO). Por ello, en estos casos se aconseja prolongar la restricción de FODMAP realizada en la fase 1 un par de semanas más, y luego realizar una reintroducción progresiva de los FODMAP.

- ✓ **Fomenta un buen détox.** Si de verdad quieres mejorar el estado de tu sistema digestivo, deberás asegurarte de que tus órganos depurativos (intestino, hígado, pulmón, piel y linfa) estén trabajando al máximo. Para ello te sugiero aumentar en tu dieta el consumo de plantas e infusiones amargas (alcachofas, diente de león, achicoria), y si lo deseas, agregar unas gotas de tintura de cardo mariano o diente de león a las comidas.

✓ **Descansa.** No hay sistemas sanos sin un buen descanso celular. Dormir es primordial. De hecho, muchos de mis pacientes con problemas digestivos mejoran tan solo descansando mejor. Asegúrate de darle mucha importancia a este aspecto e incorporar los consejos que te he ofrecido en este libro.

HISTAMINOSIS: CUANDO EL PROBLEMA NO ES «SOLO» LA HISTAMINA

Eliminar la histamina de la dieta no es la solución, aunque puede ayudar en el camino. Por ello, verás que dentro del método antiinflamatorio propuesto hemos incluido opciones bajas en histamina para ayudarte al principio a sentirte mejor. Pero realmente los beneficios los verás a largo plazo, una vez se ordene tu microbiota, tu sistema digestivo y, por supuesto, tu sistema inmunitario.

Asimismo, si deseas profundizar aún más, además de las pruebas de alergia, existen pruebas específicas y funcionales que pueden ayudarte a conocer los alimentos que favorecen una mayor liberación de histamina por parte de tu sistema inmunitario o que lo activan en mayor medida. Una de ellas es la prueba de la histaminosis alimentaria no alérgica (HANA), y otra es la prueba ALCAT (por sus siglas en inglés, *antigen leukocyte cellular antibody test*), en la que se evalúa la reacción celular ante ciertas sustancias alimentarias.

También puede ser interesante determinar la posible base genética que nos predispone a una mala metabolización de la histamina a nivel digestivo. Para ello pueden medirse y evaluarse los polimorfismos asociados a la enzima diamino-oxidasa (DAO), encargada de degradar la histamina.

Profundizar en estas pruebas y sus resultados, además de realizar un acompañamiento profesional, nos permitirá realizar una aproximación más específica de la dieta antiinflamatoria a tu estado de salud.

PROBLEMAS DE TIROIDES: NUTRIENTES ESENCIALES

Si sufres hipotiroidismo o hipertiroidismo, puedes realizar una dieta antiinflamatoria. De hecho, es altamente recomendable hacerlo en ambos casos.

No obstante, también te invito a identificar los factores que pueden estar fastidiando a tu querida tiroides o desencadenando un proceso de ataque autoinmune contra tu tiroides. Porque sí, una de las principales causas de la disfunción tiroidea es la autoinmunidad. En este caso podemos estar hablando de una tiroiditis de Hashimoto o de una enfermedad de Graves. Para poder diagnosticar si tu hipotiroidismo es de origen autoinmune, habrá que analizar los anticuerpos antitiroideos en sangre (antiperoxidasa, antitiroglobulina y antimicrosomales).

Al margen de si el hipotiroidismo o hipertiroidismo es de origen autoinmune o no, se sabe que el sistema inmunitario y la microbiota tienen una marcada influencia en el funcionamiento tiroideo. Por ello, la alimentación siempre guardará relación con tu tiroides.

De hecho, te interesará saber —y quizá te sorprenderá saberlo— que la hormona tiroidea se fabrica en la tiroides, pero realmente se activa en el intestino, el hígado y el riñón. Por ello, un intestino (y un hígado) disfuncional o inflamado es una pieza clave en cualquier alteración tiroidea. También la microbiota y el sistema inmunitario tienen mucho que ver aquí, primero porque pertenecen a tu sistema digestivo, y segundo porque también se ha observado que la presencia de infecciones recurrentes y crónicas, así como la disbiosis intestinal, pueden causar problemas tiroideos.

Así que si tienes problemas de tiroides, te interesa seguir una dieta antiinflamatoria, poniendo énfasis sobre todo en la ingesta de yodo (presente en el pescado y los productos del mar) y de selenio (nueces de Brasil o suplementos). Asimismo, deberás eliminar por completo el gluten y los lácteos, ya que se sabe que sus proteínas pueden afectar aún más al funcionamiento tiroideo y promover aún más la autoinmunidad contra la tiroides. También te interesará tener una microbiota en condiciones y equilibrarla lo mejor posible.

Así que ya lo sabes: una microbiota y un intestino sanos intervendrán favorablemente en la activación de la hormona y mantendrán en calma a tu sistema inmunitario.

RESISTENCIA A LA INSULINA, HÍGADO GRASO Y SÍNDROME METABÓLICO

A día de hoy sabemos que todas las enfermedades metabólicas como la diabetes, el hígado graso o la esteatosis hepática, la resistencia a la insulina, el síndrome metabólico y la obesidad son también enfermedades inflamatorias.

En estas situaciones, además de seguir una dieta antiinflamatoria, puede ser de gran ayuda restringir o reducir sustancialmente el consumo de hidratos de carbono. Esto permitirá una mejor eficiencia metabólica y maximizará los beneficios de la dieta antiinflamatoria.

Por ello, si estás en alguna de estas situaciones o patologías, te recomendaría lo siguiente:

- ✓ Reducir aún más la toma de hidratos de carbono almidonados (tubérculos, cereales y legumbres), así como de frutas, a una o dos porciones al día. Será preferible su consumo en horas de luz.
- ✓ No olvidarte jamás de la actividad física de fuerza y de aplicar el ayuno inteligente.
- ✓ Incorporar hierbas amargas y sustancias avinagradas, como el cardo mariano, el diente de león, la berberina y el vinagre de manzana (dos cucharadas), que ayudarán a potenciar y mejorar la digestión y la absorción de carbohidratos, así como a potenciar tu actividad hepática. Es mejor tomarlas antes de las comidas.
- ✓ Realizar un trabajo emocional y psicológico, ya que en la mayoría de los pacientes con sobrepeso hay un historial de dietas de repetición y una mala relación con la comida. Es imprescindible hacer un trabajo multidisciplinar si queremos ver resultados.

ENVEJECIMIENTO Y MENOPAUSIA: LLEGAR A LA MADUREZ CON GANAS

Si te encuentras en esta etapa vital, mi sugerencia, como ante cualquier cambio, es aceptar que esto también forma parte de la vida y que no implica en ningún momento que todo acaba. La menopausia pueden ser el inicio de una etapa vital e increíble de madurez.

Desde luego, tus hábitos de vida influyen notablemente en los procesos degenerativos, en tu energía y en tu vitalidad en la menopausia y el envejecimiento. Seguir una dieta antiinflamatoria, potenciando los antioxidantes y la inclusión de ciertos suplementos, puede ayudarte a surfear mejor los efectos de esta etapa de la vida. Estas son algunas recomendaciones para ese momento:

- ✓ **Antioxidantes.** Es crucial incluir elementos antioxidantes y polifenoles, tanto procedentes de la alimentación como de los suplementos. Algunos de los más interesantes son el extracto de semillas de uva, el resveratrol, la quercetina, la vitamina C con zinc y el glutatión. El glutatión te interesará también por su efecto a nivel inmunitario y de detoxificación hepática; es ideal tomar una dosis de como mínimo 600 miligramos al día.

- ✓ **Ejercicio de fuerza.** ¿Hace falta que te lo repita más? Es la mejor pastilla antienvejecimiento, y la que te ayudará a mantener la piel más firme que cualquier suplemento de colágeno. No te olvides de incluir ejercicios de fuerza (con peso pesado, no con mancuernas de dos kilos) al menos cuatro veces a la semana.

- ✓ **Reguladores hormonales.** Ciertas hierbas y suplementos adaptógenos, como el azafrán, el ñame salvaje y la *Cimicifuga racemosa*, pueden ayudarte a surfear los famosos bochornos, calores y vaivenes hormonales asociados a la menopausia.

NEUROINFLAMACIÓN: COMBATIRLA A TRAVÉS DE LA DIETA

Si estás atravesando algún proceso neuroinflamatorio o enfermedad neurodegenerativa (demencia, pérdidas de memoria, alzhéimer, párkinson, epilepsia), además de poner en práctica todo el método antiinflamatorio planteado, sugiero enormemente hacer énfasis en los siguientes puntos:

- ✓ **Detoxificación.** Al igual que en el caso del envejecimiento y del *inflammaging*, la pérdida de la capacidad antioxidante y depurativa es uno de los principales factores que contribuyen al desarrollo de los procesos neuroinflamatorios o neurodegenerativos. Será muy importante apoyarnos en prácticas como la sauna, el deporte y la sudoración, y tomar suplementos que apoyen la función depurativa, como el cardo mariano, la N-acetilcisteína (NAC) y el glutatión liposomado.

- ✓ **Dieta baja en carbohidratos y rica en grasas o ciclos cetogénicos.** Otra cosa que puede ayudar mucho en estos casos es disminuir el consumo de carbohidratos, o incluso incluir algunos ciclos cetogénicos durante el año; es decir, seguir una dieta cetogénica durante períodos de 1-2 meses, 2-3 veces al año.[57] Sería ideal una dieta con menos de 50 gramos de carbohidratos totales al día, con un alto consumo de grasas (grasa de animales de calidad, aceite de coco, aguacate, aceite de oliva, etc.) y con un buen consumo de antioxidantes y verduras. En este caso, recomiendo encarecidamente el apoyo de un profesional de la salud.

ENDOMETRIOSIS Y BÚSQUEDA DEL EQUILIBRIO ESTRÓGENOS/PROGESTERONA

Tres de cada seis mujeres padecen dolor menstrual, y muchas de ellas sufren endometriosis aun cuando no se observa en la evaluación ginecológica. Encontrar y diagnosticar la endometriosis es como buscar una aguja en un pajar. Toda mujer con dolor menstrual incapacitante acompañado de problemas digestivos, cefaleas o vómitos debe ser evaluada y tratada.

Hay que trabajar en la prevención más allá del diagnóstico. Para ello recomiendo lo siguiente:

- ✓ **Cuidar la salud digestiva.** Es crucial garantizar un buen tránsito intestinal y apoyar a nuestra microbiota con alimentos de calidad, con fibra y con todo lo que evite el estreñimiento para garantizar una mejor eliminación de los estrógenos.

- ✓ **Detoxificación.** Al igual que en muchos de los puntos anteriores, los órganos depurativos son claves para el buen control de estos trastornos. Será muy importante apoyarnos en prácticas como la sauna, el deporte y la sudoración, así como en suplementos que apoyen las fases de depuración y metilación hepática (vitaminas del grupo B, glicina, inositol, diente de león, etc.).

✓ **Vigilar los tóxicos.** Los disruptores endocrinos son sustancias que se unen a los receptores hormonales (incluyendo los estrógenos) e imitan su función, con lo cual aumentan nuestras concentraciones de estrógenos. Se encuentran en metales pesados (agua, suelo, pesticidas o pescados de gran tamaño), en plásticos o en la cosmética, entre otros. Por ello, cuidar la exposición a tóxicos debe ser parte del tratamiento.

FERTILIDAD Y DIETA: MUCHO POR HACER

Si lo he dejado para el final, no es por casualidad. Y es que si tu cuerpo sacrifica algo tan innato, primitivo y necesario como especie como es la reproducción, es porque definitivamente algo no está bien. Da igual cuántas pruebas te hagan y que te digan que «todo está bien». Si escarbas bien, siempre hay algo que está fallando, y normalmente se trata de cosas que no se pueden detectar en las pruebas básicas que hace la medicina tradicional. Un estrés oxidativo elevado, un estrés psicológico que se ha ido de madre, un cortisol alterado, una microbiota en disbiosis... Créeme, casi nunca se evalúa eso.

Para poder trabajar en el ámbito de la fertilidad de forma integrativa debemos hacerlo todo:

✓ Seguir una alimentación antiinflamatoria.

✓ Apoyarnos con antioxidantes: NAC, coenzima Q_{10}, mioinositol, ácido alfa lipoico.[58]

✓ Tomar cantidades importantes de omega-3 (EPA + DHA).

✓ Hacer deporte de fuerza.

✓ Hacer terapia psicológica (idealmente individual y en pareja).

✓ Cuidar mucho los tóxicos a los que estamos expuestos.

Además, esto es un trabajo de dos, porque la fertilidad es cosa de dos.

En estos casos recomiendo encarecidamente que se haga un abordaje terapéutico en la consulta. Además, es conveniente realizar pruebas funcionales que podrán ayudarte tanto si decides ir a por un embarazo espontáneo como si te haces algún tratamiento de fecundación.

8

YA HE TERMINADO. ¿Y AHORA QUÉ?

PROTOCOLO ANTIINFLAMATORIO

Sé que te he dado mucha información. Pero, como no quiero que te quedes con la idea de que esto es solo una dieta, te recuerdo que el protocolo antiinflamatorio es mucho más que eso. En este método antiinflamatorio debemos integrar también:

- → El ayuno.
- → El contacto con la naturaleza.
- → El descanso y el sueño.
- → El espaciado de las comidas.
- → La rotación adecuada de los alimentos.
- → La correcta gestión de las emociones, la respiración y las relaciones nutritivas.

Todos estos aspectos son tanto o más importantes que hacer solo una dieta, y tienen un impacto profundo en tu salud. Por esa razón, quiero dejarte representado de forma muy gráfica en este hexágono lo que implica el protocolo antiinflamatorio y la relevancia de cada una de sus partes.

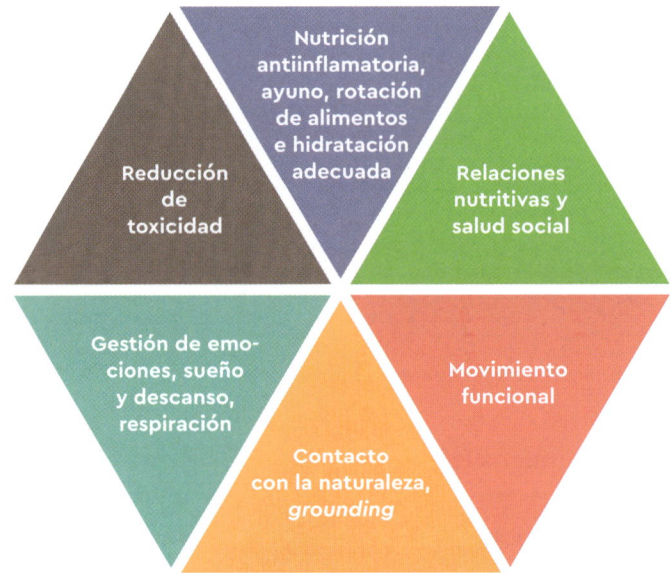

RESUMEN PRÁCTICO: PASEMOS A LA ACCIÓN

Hasta aquí hemos repasado toda la teoría en torno a la dieta antiinflamatoria y hemos conocido toda la información práctica, pero seguramente te estarás preguntando: «¿Por dónde empiezo? ¿Cómo lo llevo a cabo?». Muchas veces, tanta información suele generar lo que llamamos «parálisis por análisis», así que a continuación te lo voy a dar todo masticado para que sea fácil y rápido de entender.

Aquí la idea es pasar a la acción. Está claro que es un libro y que cada situación personal es diferente. Por eso, no hagas nada que esté contraindicado en tu caso o patología, o consúltalo con el profesional que te lleva.

Aquí te lo ordeno todo para que entiendas cómo puedes aplicar gran parte de lo aprendido en tan solo seis semanas y logres mantenerlo en el tiempo. Estructuraremos semana a semana cada uno de los cambios que iremos haciendo en las diferentes áreas de la vida para adentrarnos en el protocolo antiinflamatorio. Se trata de que cada semana añadas un nuevo minireto o actividad que te acerque más a un buen estado de salud a todos los niveles.

	SEMANA 1	SEMANA 2	SEMANA 3	SEMANA 4	SEMANA 5	SEMANA 6
ALIMENTACIÓN	• Iniciar dieta en fase 1	• Continuar con la dieta en fase 1	• Pasar a la dieta en fase 2	• Continuar con la dieta en fase 2	• Progresar a la fase 3	• Seguir en la fase 3
SUPLEMENTOS	• Magnesio • Vitamina D • Omega-3 • Infusión depurativa	• Magnesio • Vitamina D • Omega-3 • Infusión depurativa	• Magnesio • Vitamina D • Omega-3 • Infusión depurativa • Aceite de hígado de bacalao • Infusión antiinflamatoria	• Magnesio • Vitamina D • Omega-3 • Infusión depurativa • Aceite de hígado de bacalao • Infusión antiinflamatoria	• Magnesio • Vitamina D • Omega-3 • Infusión depurativa • Aceite de hígado de bacalao • Infusión antiinflamatoria • Probióticos • Antioxidantes	• Magnesio • Vitamina D • Omega-3 • Infusión depurativa • Aceite de hígado de bacalao • Infusión antiinflamatoria
AYUNO	Iniciar con 12 horas de ayuno nocturno y evitar meriendas/picoteos	Iniciar con 12 horas de ayuno nocturno y evitar meriendas/picoteos	Progresar a ayuno nocturno de 14 horas entre desayuno y cena, y evitar meriendas/picoteos	Progresar a ayuno nocturno de 14 horas entre desayuno y cena, y evitar meriendas/picoteos	Mantener 12–14 horas de ayuno nocturno y agregar 2 días de ayuno de 16–18 horas	Mantener 12–14 horas de ayuno nocturno y agregar 2 días de ayuno de 16–18 horas
ACTIVIDAD FÍSICA	Iniciar con caminatas de mínimo 30 minutos en cuestas	Iniciar con caminatas de mínimo 30 minutos en cuestas	Mantener caminatas o 15 minutos de ejercicio en ayunas + 30 minutos de ejercicio de fuerza	Mantener caminatas o 15 minutos de ejercicio en ayunas + 30 minutos de ejercicio de fuerza	Mantener caminatas o 15 minutos de ejercicio en ayunas + 30 minutos de ejercicio de fuerza	Mantener caminatas o 15 minutos de ejercicio en ayunas + 30 minutos de ejercicio de fuerza
RESPIRACIÓN	Realizar como mínimo 10 minutos de respiración diafragmática al día.					
CONTACTO CON LA NATURALEZA	Cuanto más, mejor. Si no vives cerca de la naturaleza, intenta ir al campo o a la montaña dos veces por semana y caminar con los pies descalzos.					
NUEVO HÁBITO	Dedicar 5 minutos por la mañana a escribir 5 cosas por las que doy las gracias	Llamar a algún amigo/familiar que hace tiempo que no visito	Investigar en mi zona cooperativas o mercados donde pueda tener acceso a productos y servicios alineados con mi bienestar	Poner el móvil en modo avión durante toda la noche, y al menos 30 minutos durante el día	Cambiar el filtro de agua de casa. Empezar a beber más agua de calidad	Empezar a cuidar mi microbiota oral y aplicar el protocolo de limpieza

LA FLEXIBILIDAD Y LAS COMIDAS SOCIALES

Sé que es complicado tener tantas restricciones. Por ello, intenta manejarlo con flexibilidad siempre que tu cuerpo te lo permita. Es decir, si al reintroducir alimentos que quedan fuera de la propuesta antiinflamatoria aparecen con síntomas y el malestar vuelve, tal vez no sea demasiado estratégico ser flexible en este tema.

En cuanto a la flexibilidad, es importante tener en cuenta que la cantidad importa. Uno de los errores más comunes que me encuentro en la consulta es que, cuando queremos ser flexibles, nos vamos de vacaciones o nos invitan a una boda, literalmente nos vamos al otro extremo, es decir, abusamos y adoptamos una postura dicotómica («o lo hago bien o no lo hago»), lo cual dista mucho de lo que buscamos en un estilo de vida antiinflamatorio. Aquí el factor cantidad cuenta, y mucho. No es lo mismo comerte un postre compartido y disfrutado que comerte cinco. Por esa razón, no estoy de acuerdo con adoptar recursos como el *cheat day* o la «comida trampa», ni tampoco con hacerlo todo muy estricto y rígido durante la semana para el finde pegarte el atracón.

Desde luego, la salud mental y cómo te relacionas con la comida es muy importante, por lo que siempre te invitaré a evaluar tu caso con un terapeuta si sientes que no avanzas, que tu mente entra en bucles de miedo y excesivo control con la comida, o que tiendes a adoptar un comportamiento dicotómico o extremo.

¿CUÁNTO TIEMPO HAY QUE MANTENER LA FASE 3?

A la mente humana le fascina tener protocolos e instrucciones específicas y concretas. Recuerdo mucho a los pacientes cuando, al recibir su primer plan nutricional, la primera pregunta que suelen hacerme es: «Oye, Gaby, ¿y esta dieta hasta cuándo debo mantenerla?». Lo sé, nadie quiere vivir con restricciones, ni a dieta, pero te digo una cosa, la dieta antiinflamatoria y su protocolo es mucho más que una dieta, es toda una estrategia que permitirá a tu cuerpo sobrevivir ante tantas agresiones de la vida moderna, mejorar tus niveles de inflamación y energía, y retrasar el envejecimiento prematuro.

Es un estilo de vida, que en lo personal practico y mantengo. He aprendido a integrarlo y adaptarlo a mi vida, y muchos de mis pacientes también lo han asumido así. Porque, cuando empiezas a encontrarte bien y a recuperar tu vitalidad, ¿para qué vas a volver a lo de antes, a aquello que te enfermó?

Yo lo tengo claro, y espero que tú también. El protocolo antiinflamatorio es un estilo de vida que deberíamos seguir y mantener a largo plazo, e integrar cada una de sus partes (más allá de la dieta). Si aprendes a integrarlo con flexibilidad y apertura, créeme que cada vez irás disfrutando más de este estilo de vida, para siempre.

8
LAS RECETAS ANTIINFLAMATORIAS

Estas son las recetas que, a mi parecer, deben formar parte, sí o sí, de tu dieta semanal, aunque sea invierno o verano, adaptadas desde luego a la temporada. Hay adaptaciones para todos los gustos, pero deben formar parte semanalmente de tu menú antiinflamatorio por su riqueza en aminoácidos, antioxidantes y nutrientes clave.

Recetas básicas

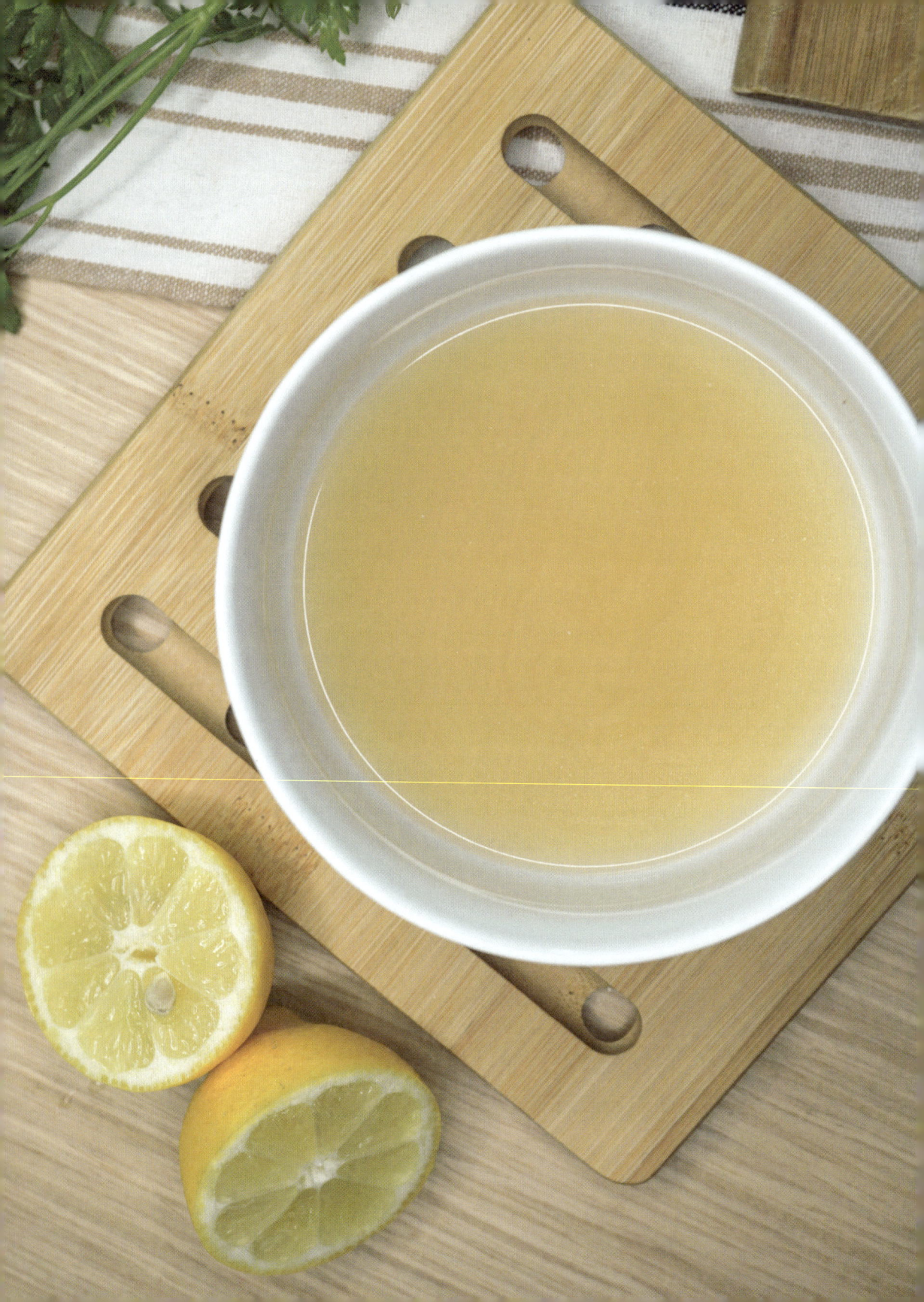

CALDO
de colas de pescado

Soy muy fan del caldo de huesos, pero casi más del de pescado. Aunque tiene muchos menos seguidores y lo oirás nombrar menos, el caldo de pescado es un auténtico cóctel de nutrientes y omega-3. Incluso puede concentrar más colágeno y minerales que el propio caldo de huesos. Además, aporta pequeñas cantidades de yodo, que es muy interesante (en su justa dosis) para personas con alteraciones tiroideas. Por último, tiene otra ventaja, y es que no requiere tantas horas de cocción, se hace en muy poquito tiempo.

 6 aprox.   Válida en todas las fases del protocolo

PREPARACIÓN

1. Pon todos los ingredientes sólidos dentro de una cacerola u olla. Yo uso una olla de cocción lenta, pero si no tienes, puedes usar una cacerola grande. Llévala al fuego. Llena con el agua necesaria justo para cubrir los sólidos. No te pases de agua, porque así se concentran los nutrientes y el sabor. Agrega las especias, la sal y el vinagre de manzana.

2. Si usas una olla de cocción lenta, deja cocinar durante 6-8 horas a temperatura media baja.

3. Si usas una olla o cacerola tradicional, deberás dejar cocer unas 2-3 horas a temperatura media-baja. Al inicio suelo ponerlo un poco más alto, y cuando casi va a romper el hervor, bajo el fuego y lo dejo así. Una vez pasado el tiempo, apago y dejo reposar a temperatura ambiente y tapado.

4. Si usas una olla exprés, bastará con una hora de cocción.

 A pesar de que en esta receta usamos ajo, cebolla y puerro, puede usarse perfectamente en todas las fases del protocolo antiinflamatorio.

INGREDIENTES

1,5 kg de cortes de pescado, como cabezas y colas (las más ricas en colágeno). Pescados sugeridos: rape, bacalao, pargo, lubina, caballa, sargo

1 cebolla, cortada en cuatro*

1 puerro, con parte del tallo cortado en cuatro trozos*

2 zanahorias, cortadas por la mitad

2 dientes de ajo*

1 hoja de laurel

1 ramita de perejil o cilantro

2 cucharadas de vinagre de manzana

Sal marina al gusto

Agua: la necesaria

CALDO
de huesos antiinflamatorio

 6 aprox.   Válida en todas las fases del protocolo

INGREDIENTES

1 carcasa de pollo campero o ecológico

500 g de huesos de vaca o ternera

Opcional: cuellos o pescuezos y patas de ave (más colágeno y sabor)

1 cebolla, cortada en cuatro*

1 puerro, con parte del tallo cortado en cuatro trozos*

2 zanahorias, cortadas por la mitad

1 cucharadita de orégano

1 cucharadita de tomillo

1 cucharadita de cúrcuma

2 cucharadas de vinagre de manzana

Sal marina al gusto

Agua: la necesaria

PREPARACIÓN

1. Pon todos los ingredientes sólidos dentro de una cacerola u olla. Yo uso una olla de cocción lenta, pero si no tienes, puedes usar una cacerola grande. Llévala al fuego. Llena con el agua necesaria justo para cubrir los sólidos. No te pases de agua, porque así se concentran los nutrientes y el sabor. Agrega las especias, la sal y el vinagre de manzana.

2. Si usas una olla de cocción lenta, deja cocinar durante 16–20 horas a temperatura media-baja. Yo lo hago durante toda la tarde-noche y por la mañana, ¡*voilà*! el olorcito a caldo impregna la casa. En invierno me lo agradecerás.

3. Si usas una olla o cacerola tradicional, deberás dejar cocer unas 6 horas a temperatura media-baja. Al inicio suelo ponerlo un poco más alto, y cuando casi va a romper el hervor, bajo el fuego y lo dejo así. Una vez pasado el tiempo, apago y dejo reposar a temperatura ambiente y tapado.

4. Si usas una olla exprés, bastará con unas 2–3 horas de cocción.

5. Una vez esté listo el caldo, cuélalo y retira los sólidos preferiblemente. Sírvelo calentito, o consérvalo en frascos de vidrio bien tapados en el frigorífico. Se conserva perfectamente durante 3–5 días bien refrigerado.

 A pesar de que en esta receta usamos cebolla y puerro, puede usarse perfectamente en todas las fases del protocolo antiinflamatorio.

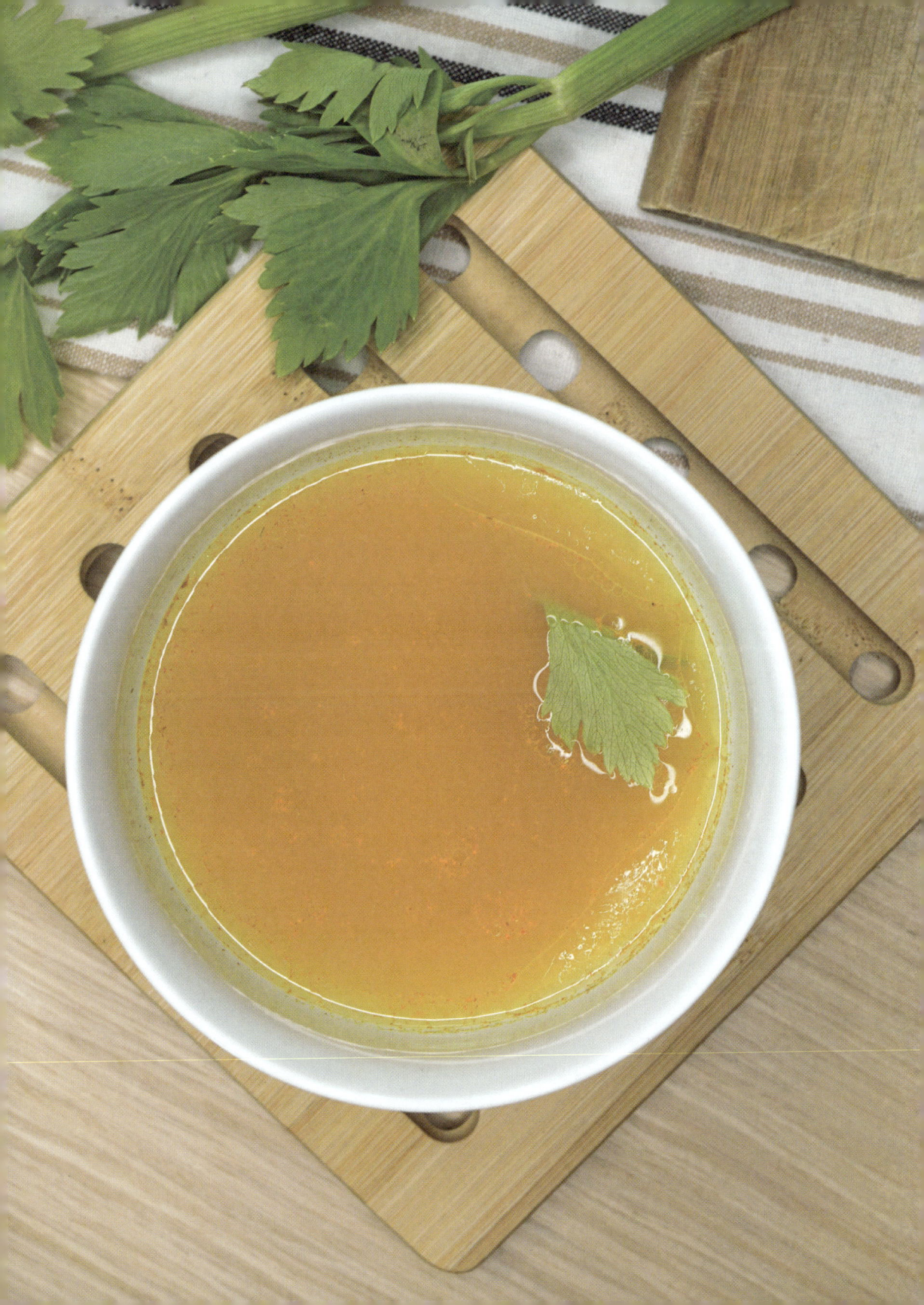

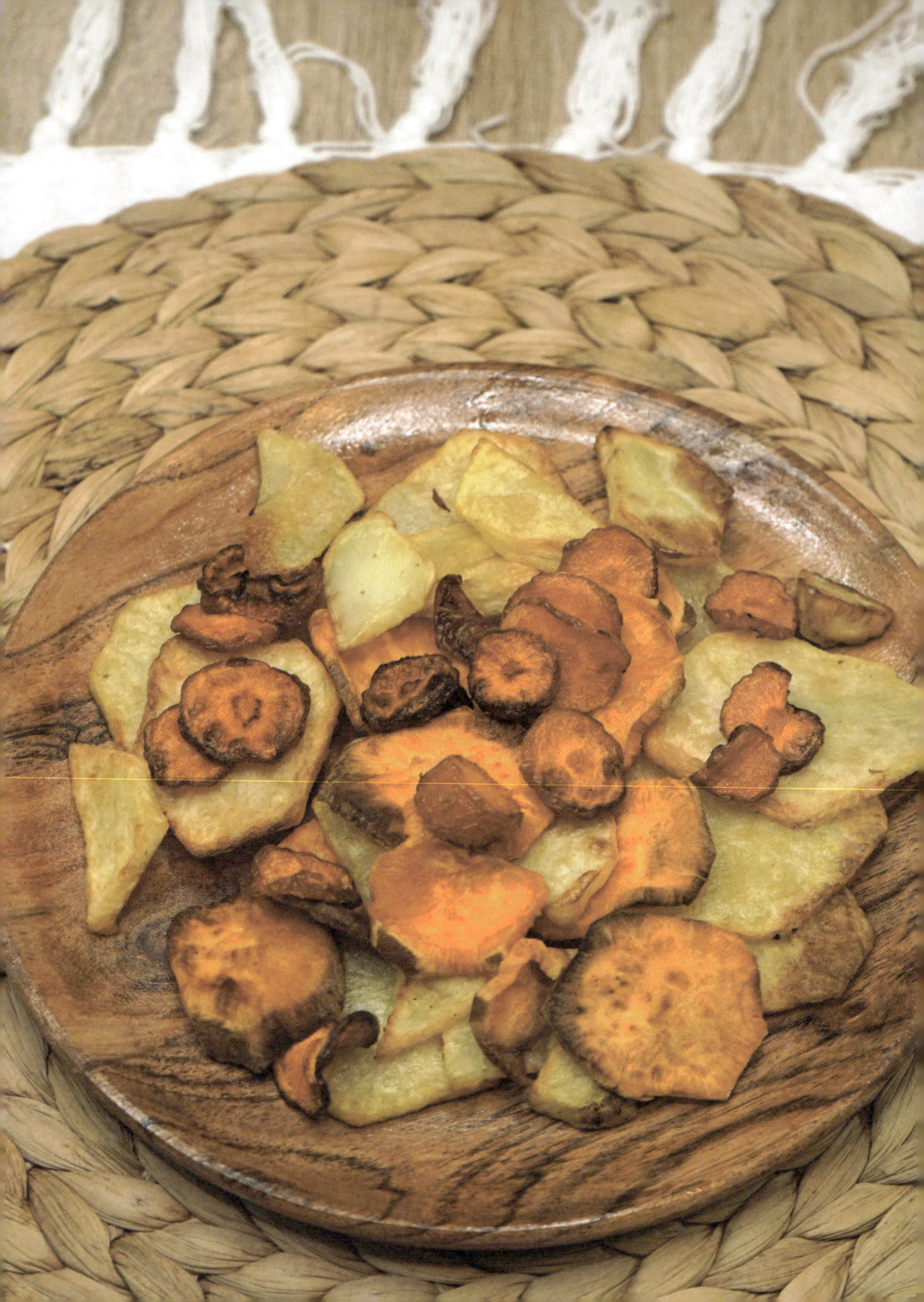

CHIPS
de verdura o tubérculos

Estos chips son un básico, y puedes aprovechar el horno cuando hagas carne o pescado para prepararlos. También puedes usar el famoso invento moderno llamado *air fryer* o freidora de aire.

Puedes hacerlos de zanahoria, remolacha, boniato, patata o plátano macho. Elige uno o varios, aunque yo sugiero no mezclarlos porque el tiempo de cocción es diferente para cada uno de ellos. No obstante, puedes hacer una tanda de cada y luego mezclarlos, o bien hacerlos por separado.

 Variada según los vegetales utilizados   Válida en todas las fases del protocolo

PREPARACIÓN

1. Pela la verdura o el tubérculo, y córtalos a rodajas finas tipo chips.

2. Mezcla los chips, añadiendo un toque de aceite de oliva, y ponlos en una bandeja de horno o en la freidora de aire, usando papel de horno debajo para que no se peguen.

3. Hornea o cocina en la freidora de aire a 180 °C durante un mínimo 20 minutos, o hasta que estén cocidos y crujientes.

INGREDIENTES

Zanahoria, remolacha, boniato, patata o plátano macho (1 o varios)

Aceite de oliva

Sal marina

CREMA
de calabacín y albahaca

Es una crema ideal para las tardes y noches de verano donde apetece tomarse algo reconfortante y tibio, pero, al mismo tiempo, que refresque el cuerpo. Esta crema de calabacín y albahaca es perfecta, con sabores muy veraniegos. Además, podremos aprovechar la abundancia de calabacines y de albahaca durante esa estación.

 2-3   Válida para la fase 2 y 3 del protocolo

INGREDIENTES

½ kg de calabacín (alrededor de 2 calabacines medianos)

1 puñado de albahaca fresca

1 cebolla mediana

Aceite de oliva virgen extra

Sal y pimienta

PREPARACIÓN

1. Sofríe la cebolla junto con dos cucharadas de aceite de oliva. Agrega la albahaca y el calabacín, y saltea ligeramente.

2. Añade agua filtrada sin llegar a cubrir los calabacines, y deja cocer hasta ablandar. Deja reposar.

3. Pásalo todo a un procesador, salpimienta al gusto y bátelo.

4. Sirve y disfruta.

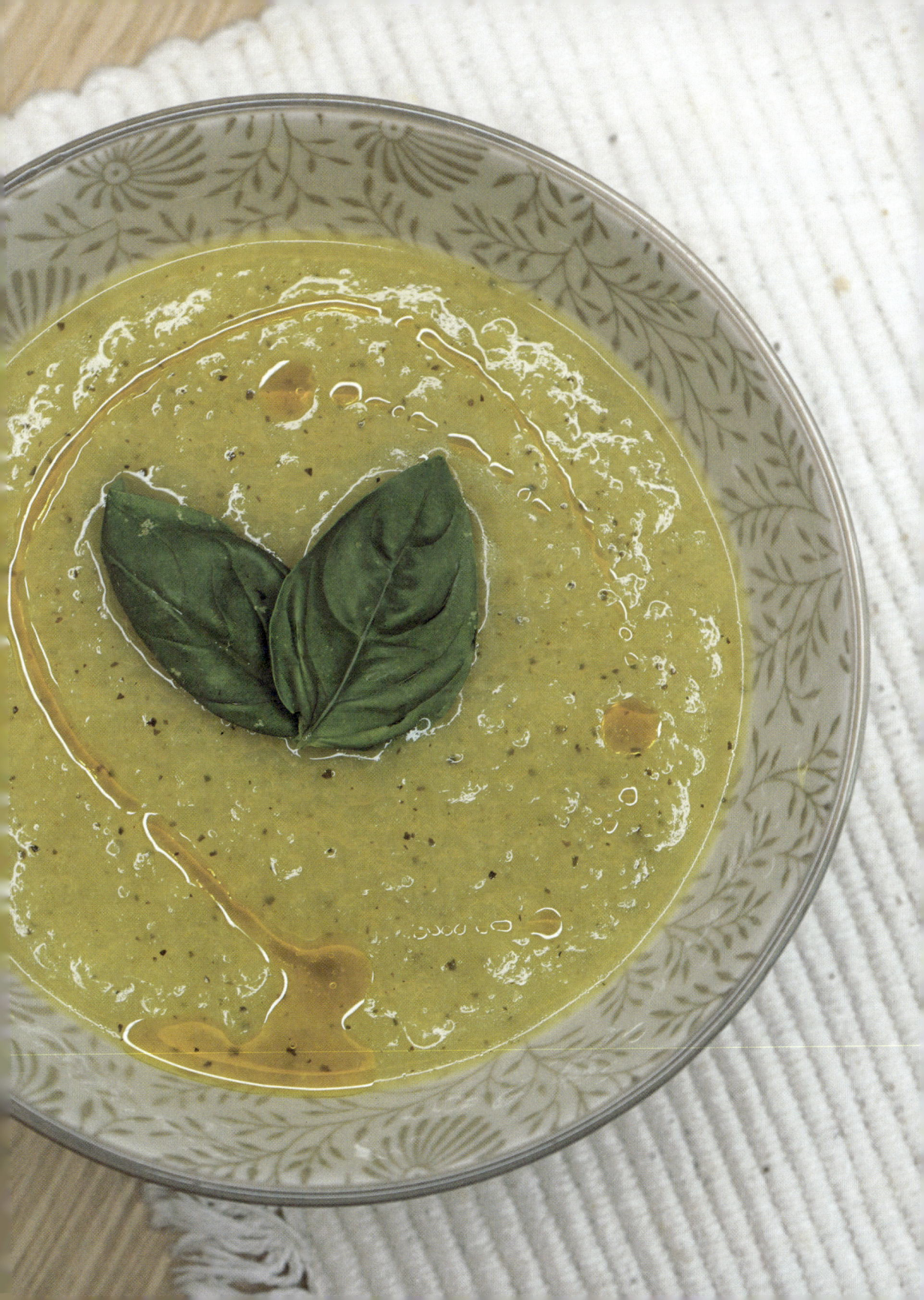

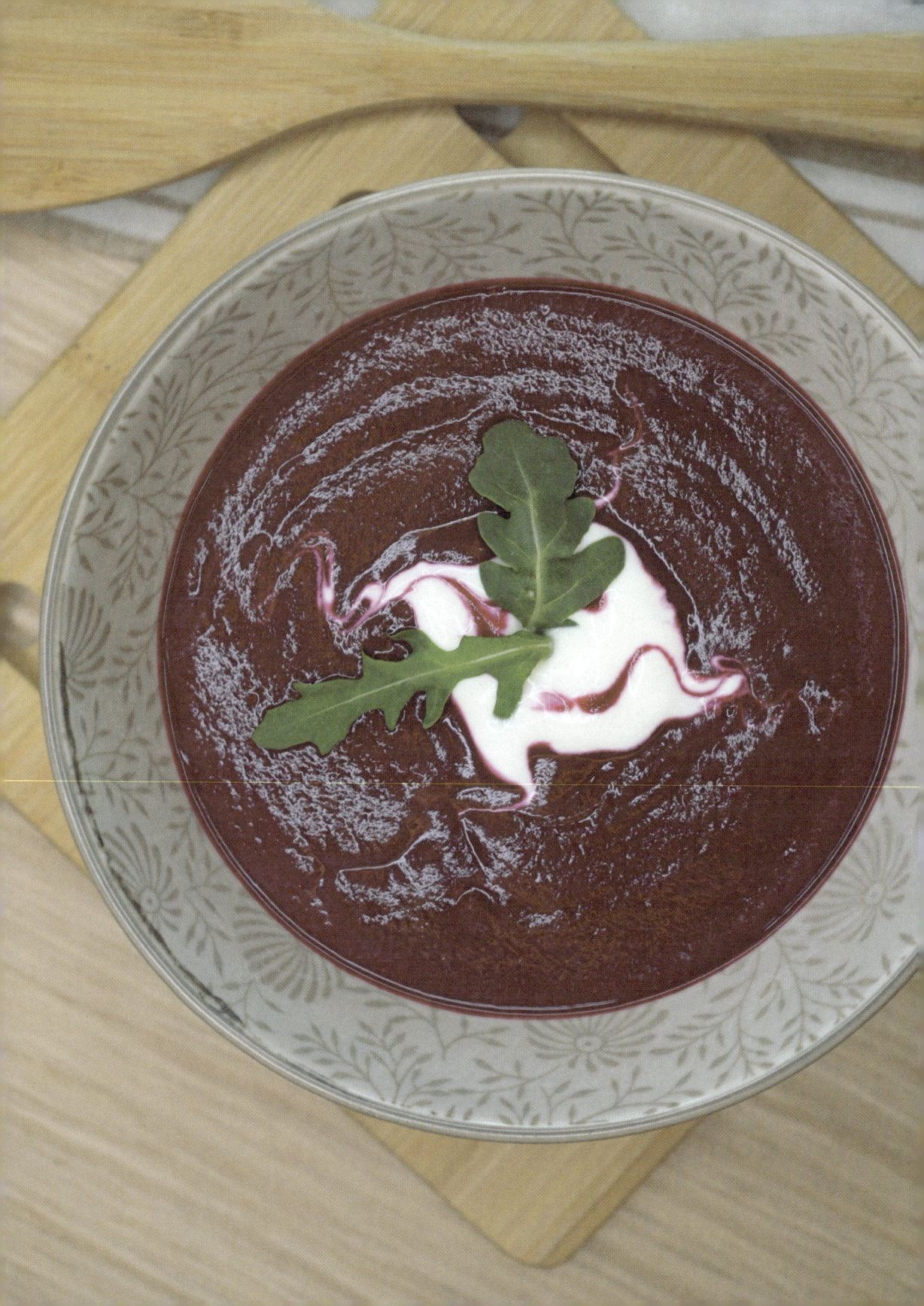

CREMA
de remolacha antiresfriados

Esta receta me encanta, ya que es muy fresca e inmunoestimulante (ayuda a reforzar tus defensas). En realidad, puedes usarla todo el año, ya que la remolacha suele darse muy entre tiempos, tanto en otoño como en primavera, y nos ayuda justo a reforzar nuestras defensas con el cambio de tiempo. Además, la remolacha es muy rica en betaína, indispensable para la buena salud del hígado. Todos estos efectos los potenciamos con los carotenoides de la zanahoria y las propiedades antimicrobianas del jengibre. Esto convierte a esta crema en una auténtica bomba antiinflamatoria.

 3-4   Válida en todas las fases del protocolo

PREPARACIÓN

1. Esta receta no requiere prácticamente cocción, ya que podremos usar las verduras que tengamos previamente cocidas. Simplemente colocamos la remolacha y la zanahoria cocidas en una batidora de vaso, añadimos el caldo de huesos, una pizca de jengibre crudo rallado y el yogur. Batimos y servimos.

2. La cantidad de caldo dependerá de lo densa o espesa que quieras la crema. Lo dejo a tu gusto.

INGREDIENTES

2-3 remolachas medianas, cocidas

1 zanahoria, cocida

1 trocito de jengibre

Caldo de huesos antiinflamatorio o caldo de verduras casero

2 cucharadas de yogur de coco

CREMA
de verduras digestiva y prebiótica

El hinojo es una de esas verduras que adoro. Su sabor anisado no solo perfuma los platos, sino que los hace muy digestibles y ligeros. En esta receta lo usamos en fusión con otras verduras.

 Variadas   Válida en todas las fases del protocolo con adaptaciones

INGREDIENTES

500 g de calabaza, troceada

2 zanahorias, troceadas

1 patata grande (invierno), pelada y troceada; o 1 calabacín, a rodajas (verano)

1 bulbo de hinojo (sustituible por ½ cucharadita de semillas de hinojo o 1 cucharada/trocito de jengibre)

1 puerro, troceado*

Sal al gusto

1 cucharada de aceite de oliva virgen extra, aceite de coco virgen extra o *ghee* (escógelo según lo que tengas más accesible en tu zona)

Agua: la necesaria

PREPARACIÓN

1. Pon todos los ingredientes sólidos dentro de una cacerola u olla. Llénala con el agua necesaria justo para cubrir los sólidos; no añadas más, porque así se concentran los nutrientes y el sabor (siempre podemos agregar algo más de agua luego). Añade una pizca de sal.

2. Lleva a un hervor y bájala luego a fuego medio. Deja que se cocine por espacio de 20-30 minutos, o hasta que las verduras estén blandas. Apaga, tapa y deja reposar.

3. Bátelo todo en el procesador o la batidora junto con la cucharada de aceite o *ghee*. Rectifica de sal. Si notas la crema muy espesa o densa, puedes agregar algo de caldo, bebida vegetal o un poco más de agua.

4. Sirve y disfruta de este reconfortante plato.

 En la fase 1 evitaremos el puerro y no lo usaremos en esta receta.

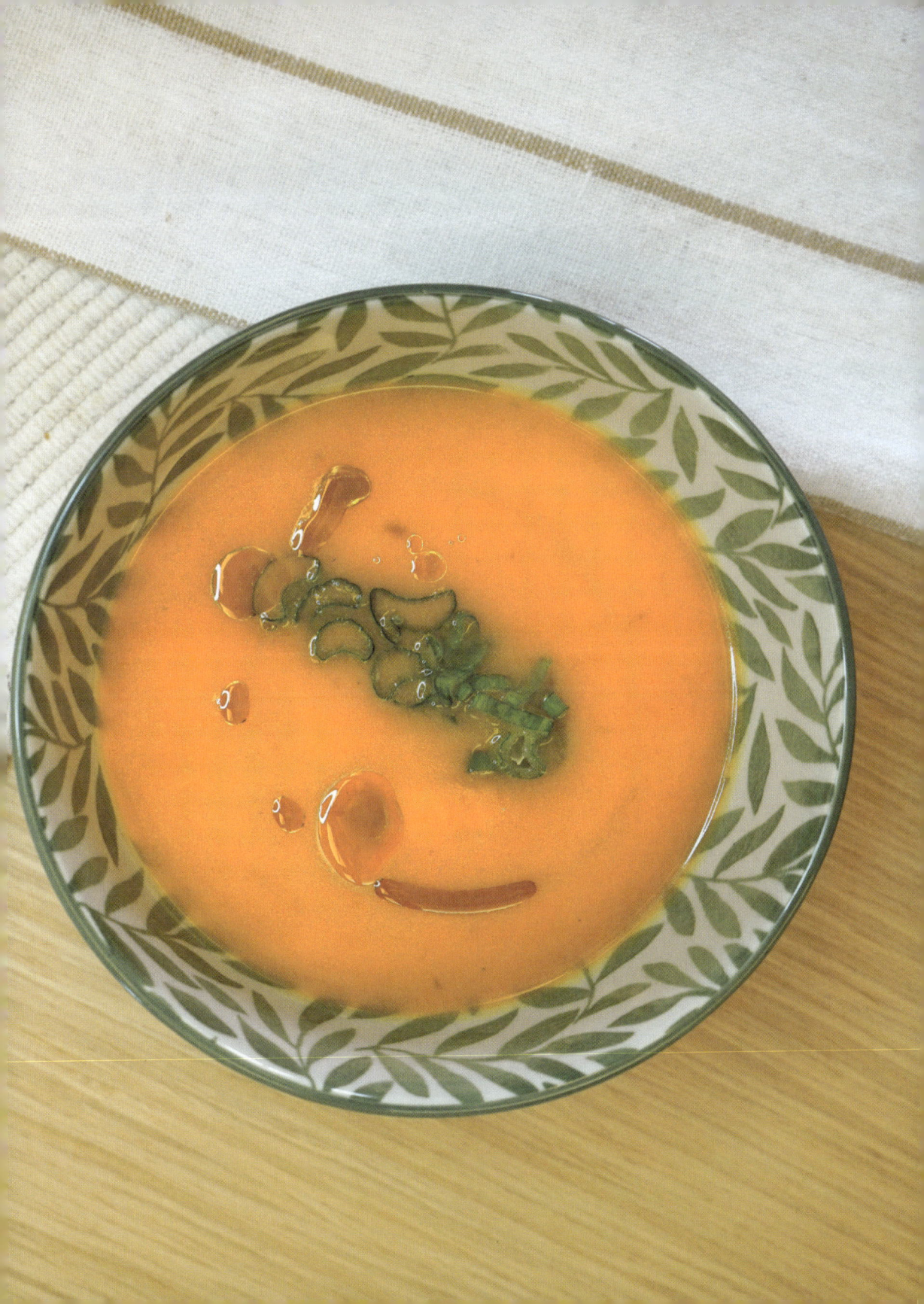

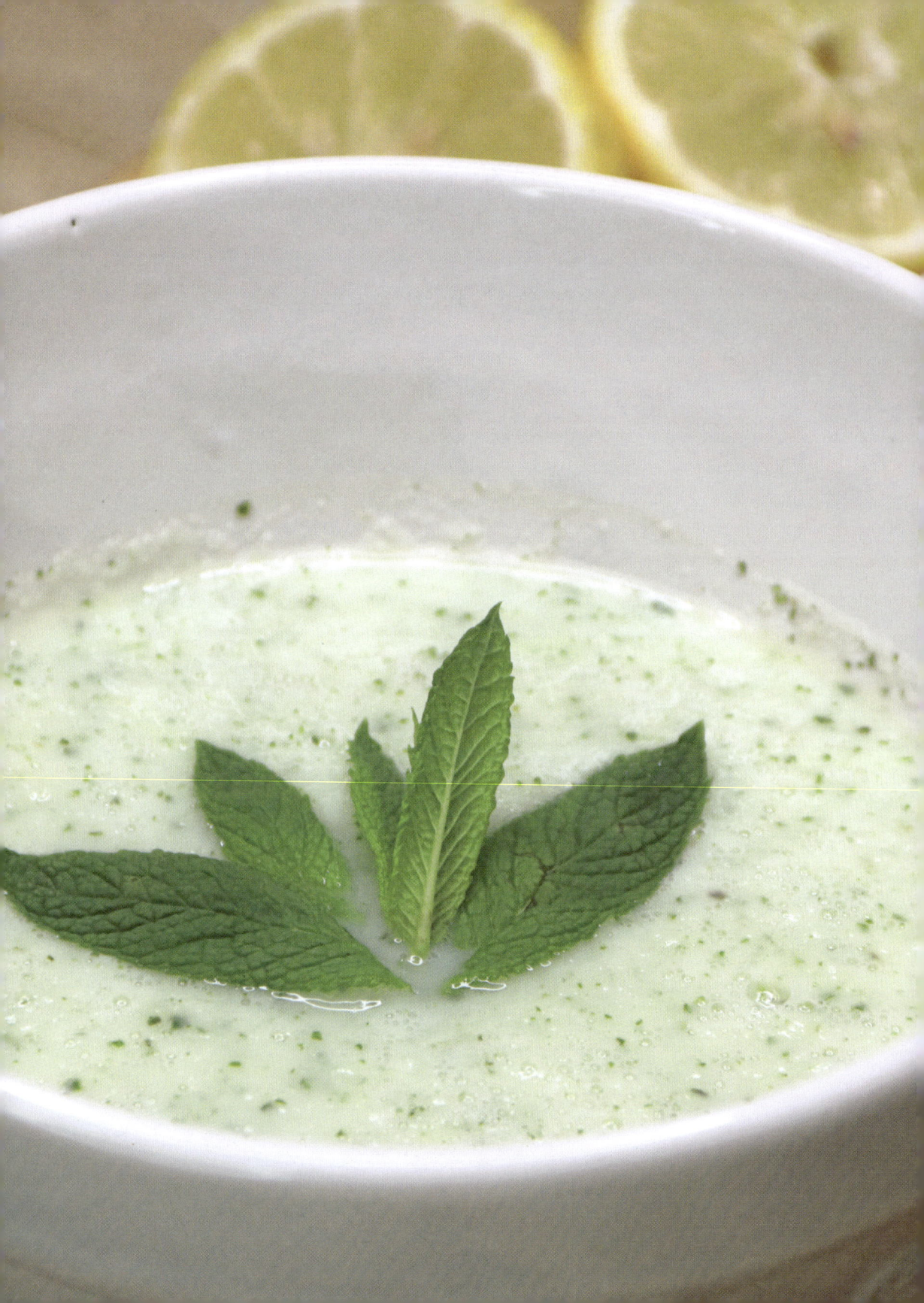

CREMA FRÍA
de pepino o calabacín y menta

Yo era de esas a las que le repetía el pepino; bueno, aún me pasa. Pero, curiosamente, eso no ocurre con esta receta. ¿Sabes por qué? Porque es maravilloso usar hierbas con propiedades digestivas como la menta o la hierbabuena.

Es una receta ideal para esos mediodías calurosos de verano. Para la fase 1 procuraremos usar calabacín cocido en lugar de pepino para facilitar aún más su digestión.

 2-3   Válida en todas las fases del protocolo

PREPARACIÓN

1. Mete todos los ingredientes en la batidora o el procesador y procesa a alta potencia. Según la consistencia, será necesario, o no, añadir algo de agua (yo normalmente no añado nada).

2. Salpimienta al gusto.

3. Deja reposar la crema en el frigorífico y sírvela fría.

INGREDIENTES

1 pepino grande, o 2 pequeños, sin piel ni semillas*

100 g de yogur de coco

2 cucharadas de *ciboulette* o un poco de lo «verde» del cebollino

1 puñado de hierbabuena bien lavada

Zumo de un limón

Aceite de oliva

Sal y pimienta al gusto

En la fase 1 sustituiremos el pepino por calabacín cocido.

ENCURTIDOS
de zanahoria

¿Te acuerdas lo que te decía de los sabores ácidos y picantes? Tomar unas aceitunillas en salmuera o unos encurtidos antes de las comidas te ayudará a potenciar las digestiones y a mejorar tus niveles de ácido estomacal. Prepararlos en casa es mucho mejor, puesto que los que adquieres a día de hoy en el supermercado suelen estar llenos de azúcar y conservantes que no queremos.

 10 aprox.   Válida en todas las fases del protocolo

INGREDIENTES

1 zanahoria

1 cucharadita de sal marina

¼ de taza de vinagre de manzana

¼ de taza de agua

1 cucharadita de azúcar moreno

1 cucharada de jengibre

2 ajos negros fermentados

Tomillo y romero al gusto

PREPARACIÓN

1. Corta las zanahorias a tiras finas. Cocínalas ligeramente en una cazuela con un poco de agua hasta que estén al dente. Escúrrelas y dales un baño de agua fría. Reserva.

2. Coloca las zanahorias en un bol y agrega la sal.

3. Mezcla el vinagre, el agua, el azúcar y el jengibre en una cazuela. Lleva a un hervor y reserva. Viértelo sobre las zanahorias.

4. Traspasa la mezcla a envases de vidrio herméticos y añade en cada uno semillas de cilantro y hierbas al gusto.

5. Cubre con el líquido. Refrigera al menos 24 horas.

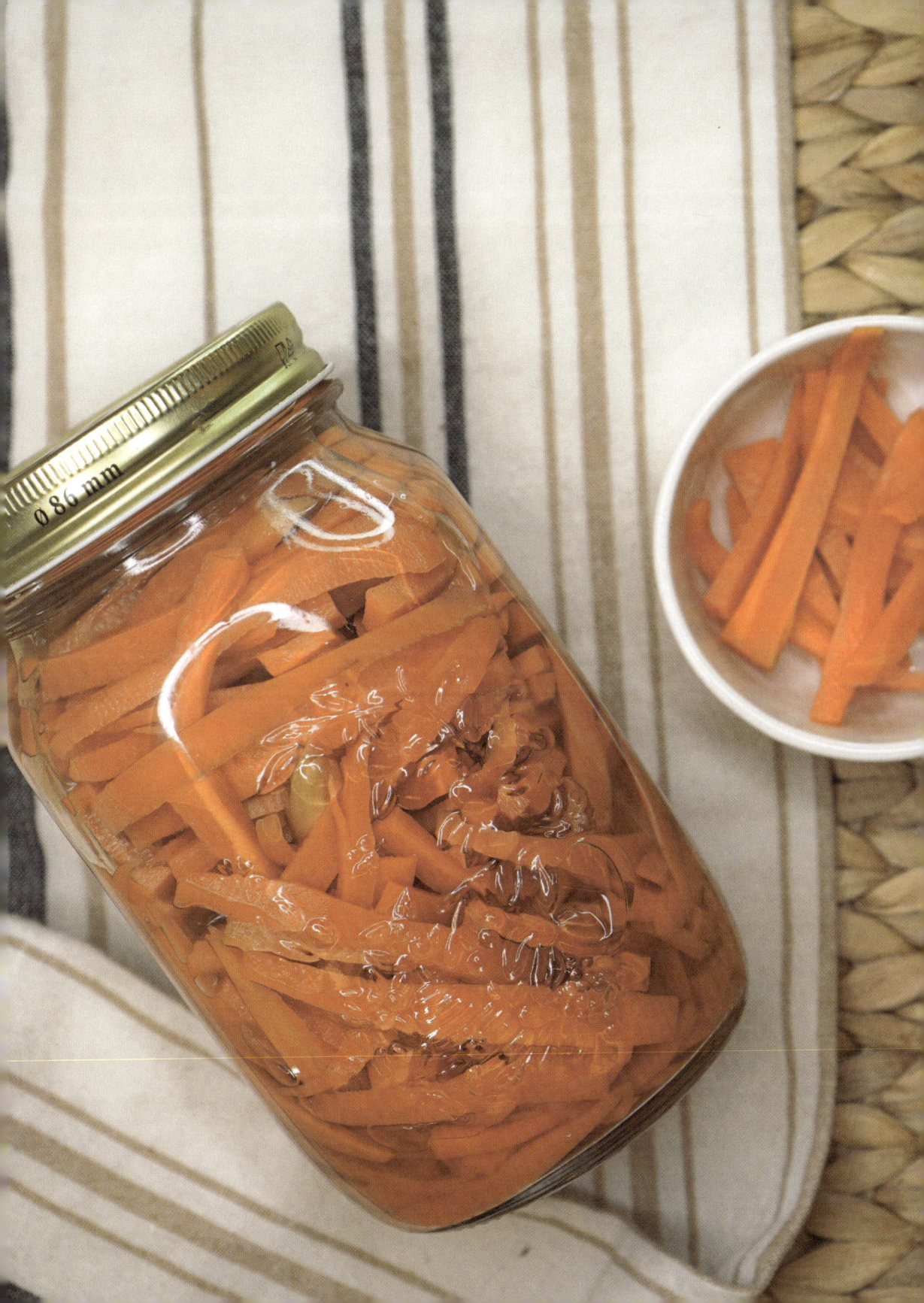

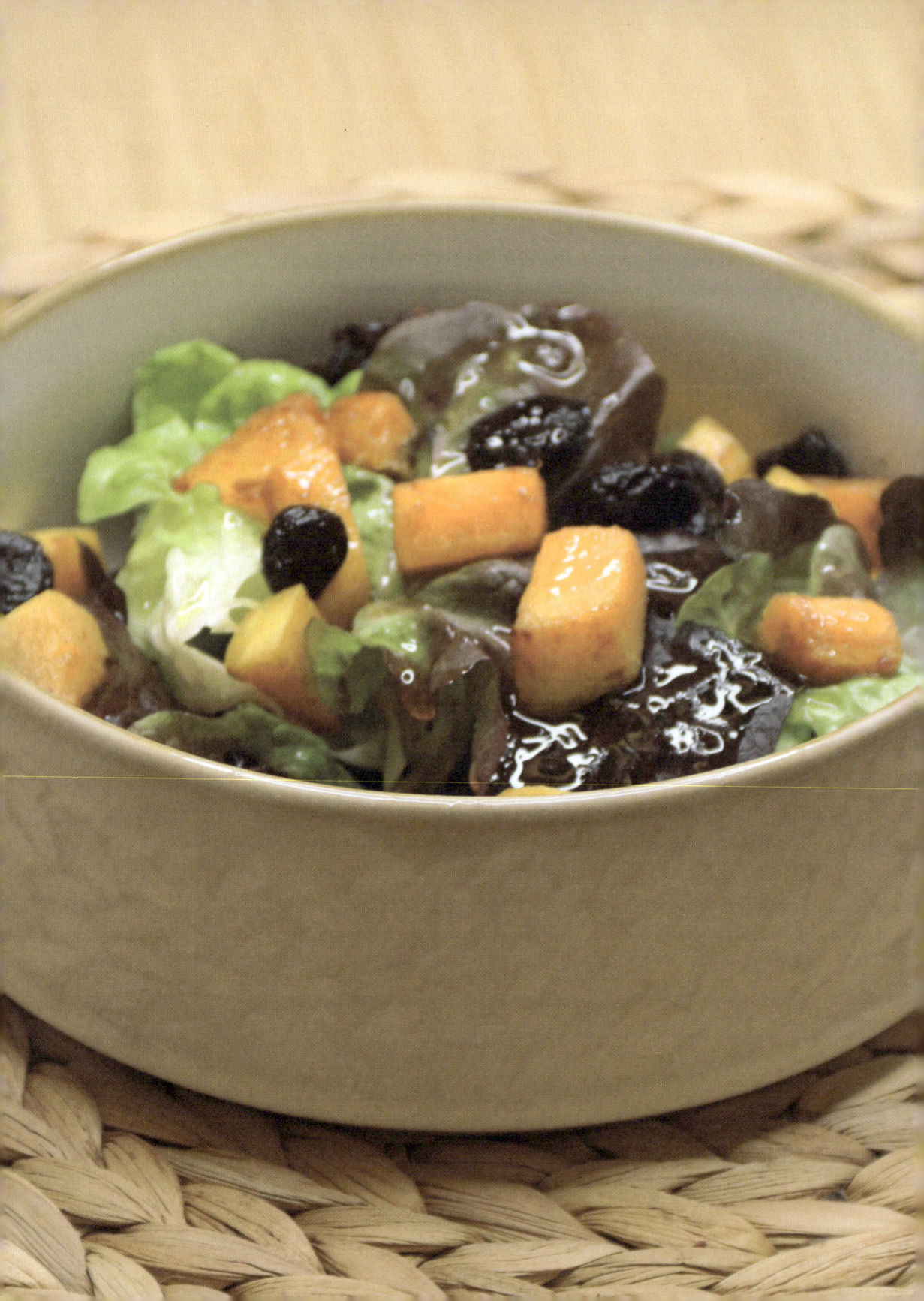

ENSALADA
antiinflamatoria de invierno

Esta receta fusiona las propiedades digestivas, amargas y estimulantes del hígado que tiene la escarola con las propiedades antioxidantes de la granada y el sabor dulce y agradable de la calabaza, las uvas y las especias. Una mezcla perfecta para disfrutar en invierno.

 4-6   Válida en todas las fases del protocolo

PREPARACIÓN

1. Vierte una cucharadita de *ghee* o mantequilla en una sartén y añade los cubos de calabaza junto a una pizca de canela y sal. Dora ligeramente por ambos lados hasta que la calabaza esté cocida y dorada. Aparta y deja enfriar ligeramente.

2. En un bol o ensaladera, mezcla la escarola lavada y cortada, y las espinacas. Añade las semillas de 1-2 granadas, la cucharada de uvas pasas y la calabaza asada.

3. Añade la vinagreta antiinflamatoria (pág. 225) aliñada con una pizca de ralladura de jengibre fresco.

INGREDIENTES

½ escarola lavada (sustituible por lechuga morada), a trocitos

2 puñados de hojas de espinaca, cortada

Semillas de una granada

2 cucharadas de uvas pasas

1 taza de cubos de calabaza

Mantequilla o *ghee* para dorar la calabaza

Canela para dorar la calabaza

Sal al gusto

Ralladura de jengibre para la vinagreta

ENSALADA
antiinflamatoria de verano

De pequeña siempre me regañaban por una cosa: me encantaba comerme el centro de la sandía, o como dicen en Venezuela, la «patilla». Luego aprendí que en la parte «blanca» hay muchísimos nutrientes, y allí la historia cambió (lástima que fue ya de mayor).

En esta receta pretendo dar uso y aprovechamiento a las maravillosas propiedades del melón o la sandía junto a muchos otros ingredientes interesantes.

 4-6   Válida en las fases 2 y 3 del protocolo

INGREDIENTES

3 tazas de melón o sandía, a trozos (si usas sandía, usa los trozos más blancos y firmes)

3 aguacates

2 puñados de rúcula fresca

1 puñado de albahaca fresca, picada

Aceite de oliva virgen extra

Zumo de 1 limón

Sal al gusto

PREPARACIÓN

1. Coloca los trozos de melón o sandía en un bol y añade la albahaca picada y el zumo de limón. Mezcla y reserva.

2. Añade los puñados de rúcula y la albahaca fresca, y riega con aceite de oliva virgen extra y un toque de sal al gusto. Decora con los trocitos de aguacate y sirve.

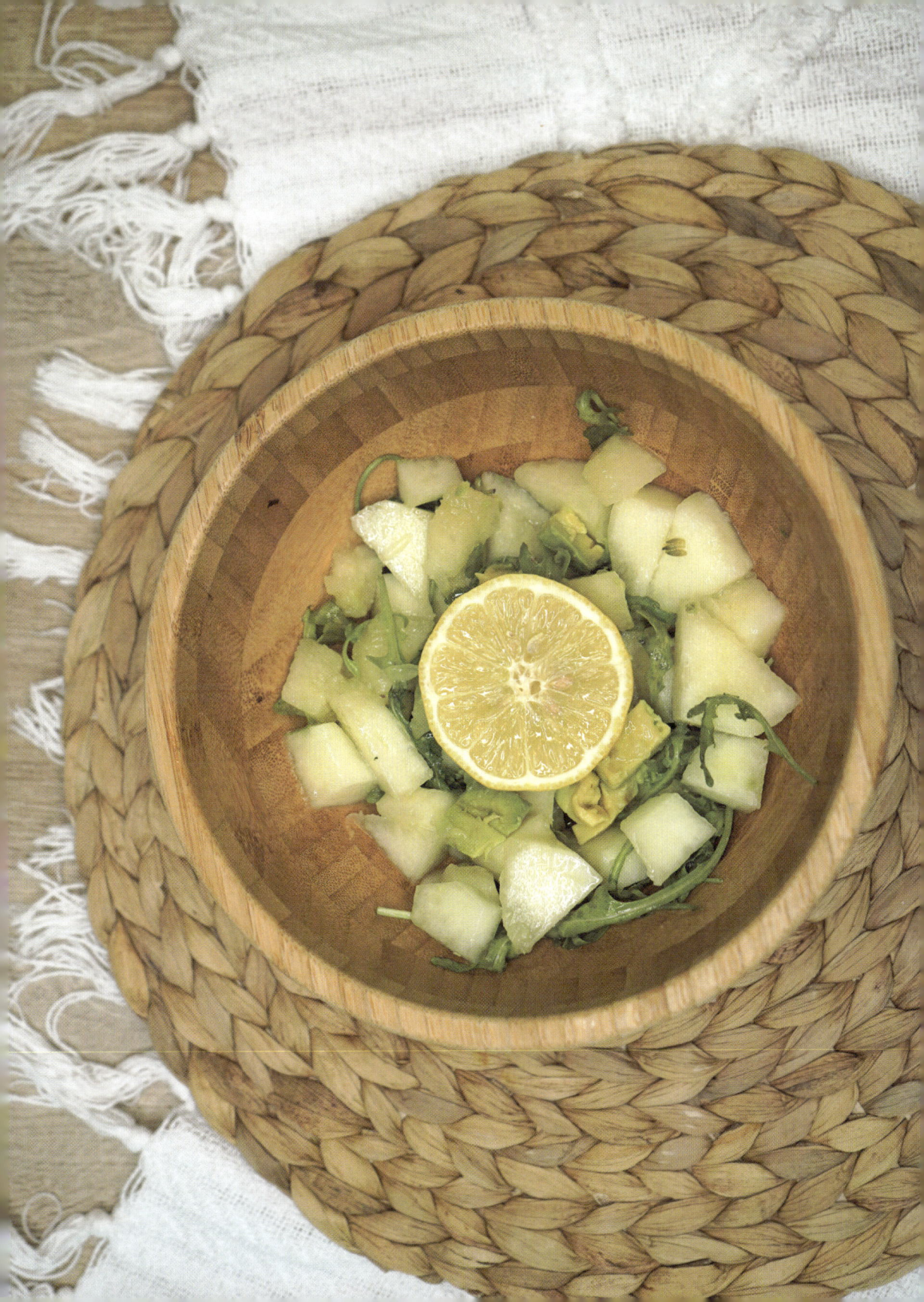

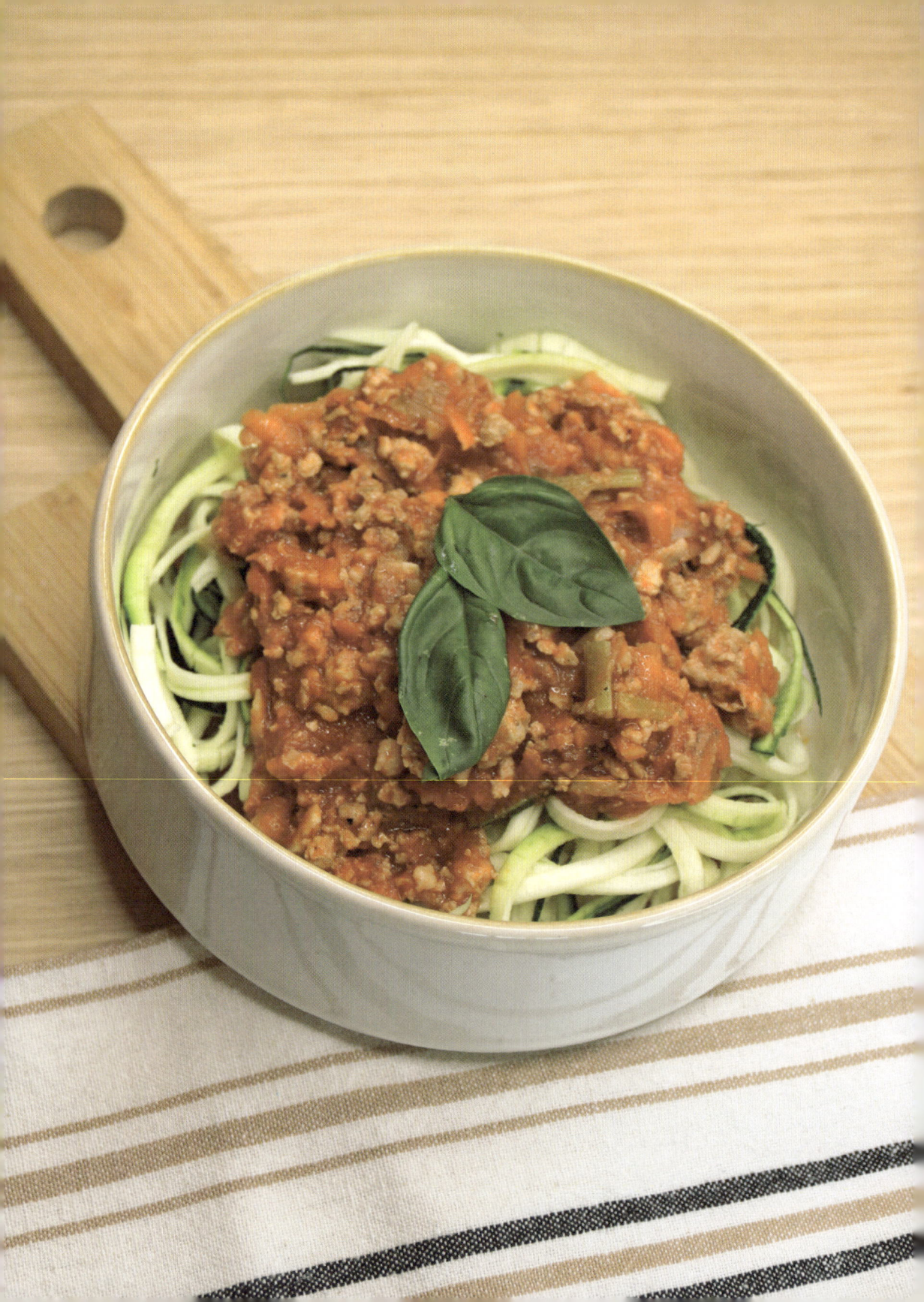

ESPAGUETIS
de calabacín con salsa boloñesa de pavo

En esta receta sustituiremos la carne de ternera o vaca por pavo, y no porque sea malo comer carne roja, sino porque en la dieta antiinflamatoria preferimos el consumo de animales pequeños como las aves respecto a los animales grandes. No obstante, una vez que superes las seis semanas de trabajo podrás también tomar algo de carne roja. Además, usaremos calabacín en lugar de pasta en esta receta de espaguetis. Te prometo que te encantará.

 4   Válida para las fases 2 y 3 del protocolo

PREPARACIÓN

1. En un cazo a fuego medio, sofríe el ajo y la cebolla con aceite de oliva virgen extra hasta que estén translúcidos.

2. Añade el apio y luego la carne de pavo picada. Salpimienta y saltea.

3. Agrega la zanahoria rallada y la mitad de la albahaca fresca picadita (unas 4 hojas). Mezcla bien.

4. Añade el vino, el tomate triturado y la hoja de laurel. Tapa y deja cocer a fuego muy bajo durante al menos 30-40 minutos.

5. Apaga, añade el resto de la albahaca picada y un chorreón de aceite de oliva y deja reposar. Mientras más reposado esté, mejor.

PREPARACIÓN DE LOS ESPAGUETIS

6. Retira ambos extremos de cada calabacín y con ayuda de un cortador de verduras (*spiralizer*) o mandolina haz los espaguetis.

7. Para servir, simplemente saltea ligeramente a fuego alto los espaguetis de calabacín para darles un toque de calor. Sírvelos con la boloñesa de pavo por encima.

INGREDIENTES

3 calabacines medianos

2 dientes de ajo

1 cebolla

1 rama de apio

500 g de carne de pavo, picada

1 zanahoria

Chorrito de vino blanco

500 g de tomate triturado

Albahaca fresca (1 puñado)

1 hoja de laurel

Aceite de oliva virgen extra

Sal y pimienta

ESTOFADO
de salmón o pescado al curry

Hay vida más allá del pescado frito, como estarás viendo. Y también más allá del pescado a la plancha. Porque, de hecho, como te he comentado antes, son casi la peor forma de cocinarlo desde el punto de vista nutricional. Las altas temperaturas destruyen el omega-3 con relativa facilidad. Por eso es mucho mejor emplear cocciones suaves: al vapor, estofado o cocción lenta.

Esta es una maravillosa forma de comer pescado que a mí me encanta. Es de mis recetas favoritas. Puedes prepararla o bien con salmón salvaje, o bien con otros pescados firmes como el bonito, el rape, la caballa, el sargo o el bacalao.

 4   Válida para todas las fases con adaptaciones

INGREDIENTES

500 g de filete de pescado

500 g de calabaza, a dados

1 cebolla mediana, troceada*

1 cucharada de curry (y algo más porque me encanta)

1 trozo de jengibre

1 pizca de canela

1 lata de leche de coco

Mantequilla, aceite de coco virgen extra o *ghee*

300 ml de agua o caldo

Sal marina al gusto

PREPARACIÓN

1. Sofríe ligeramente en una cacerola los trozos de pescado con una cucharada de mantequilla y la mitad del curry. Aparta y reserva.

2. En la misma cacerola, agrega más mantequilla y sofríe la cebolla con la calabaza durante 10 minutos, tapada y a fuego medio. Destapa y agrega 300 mililitros de agua o caldo. Tapa nuevamente y deja cocinar bien hasta que estén blandas (unos 5 minutos más).

3. Agrega la leche de coco, las especias restantes (la mitad del curry y la canela), el jengibre cortado a láminas y el pescado reservado. Agrega sal al gusto y tapa de nuevo durante 5-6 minutos más. Apaga el fuego y deja reposar.

4. ¡A disfrutar!

 En la fase 1 puedes disfrutar de esta receta omitiendo la cebolla.

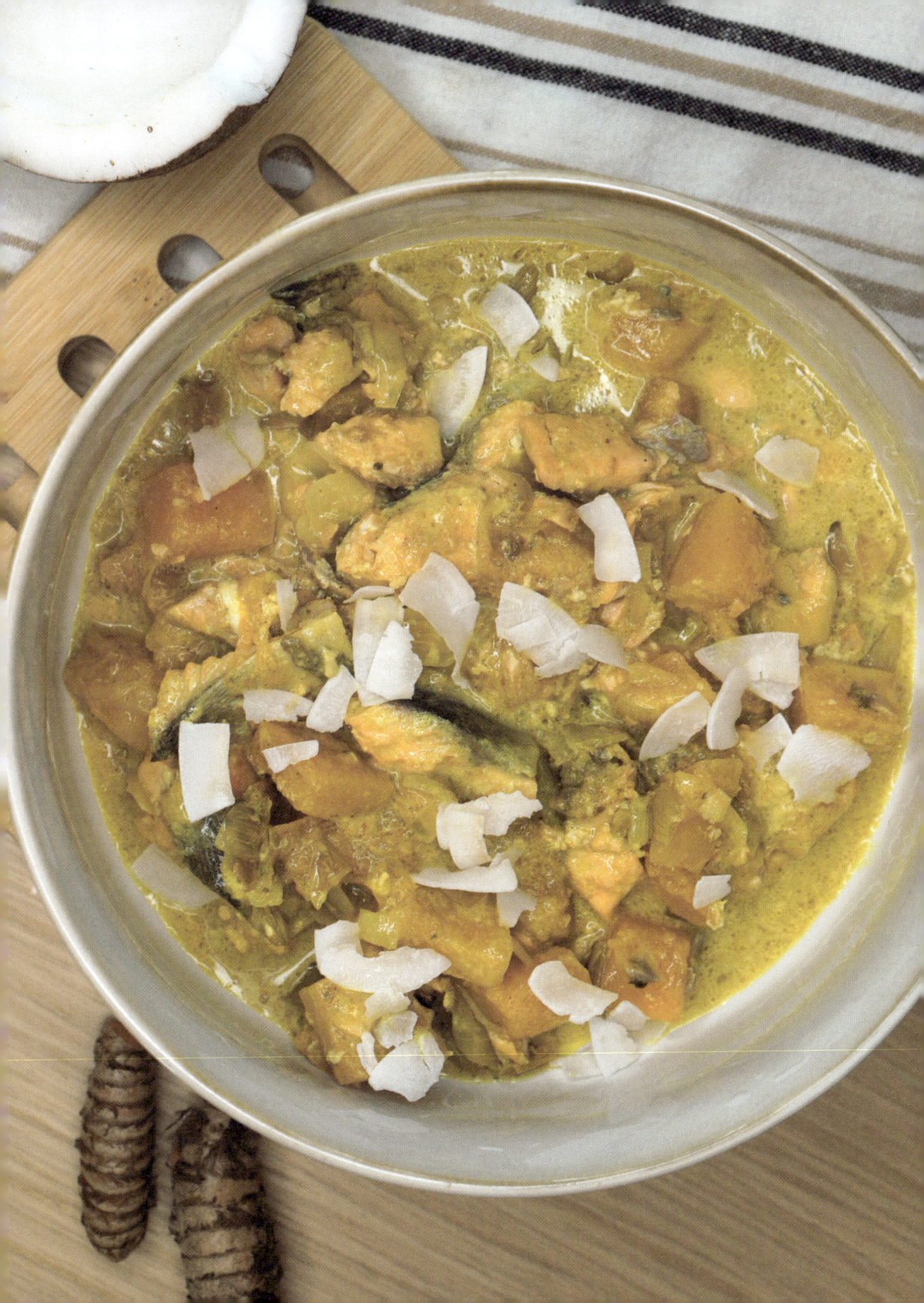

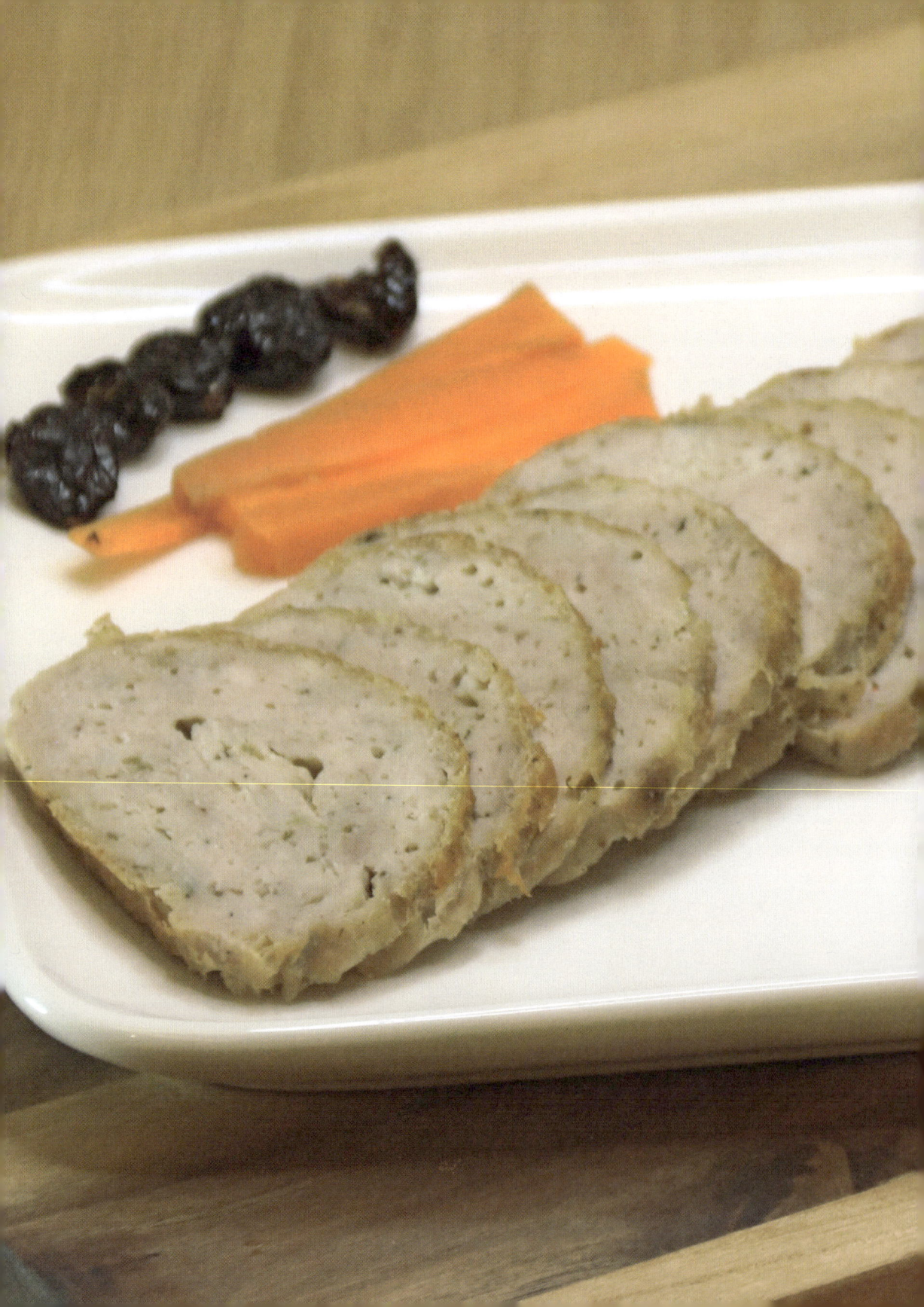

FIAMBRE
de pollo casero

Esta receta pretende ofrecer un sustituto a todos los fiambres que compramos en el supermercado. De pavo o de cerdo, la mayoría de los que encontramos están llenos de aditivos, lactosa, proteína de soja y una larga lista de ingredientes. Espero que disfrutes de esta receta.

 12 aprox.   Válida en todas las fases del protocolo

PREPARACIÓN

1. Mezcla en un bol todas las especias junto con el pollo picado. Amasa muy bien con las manos hasta que se integren todos los ingredientes.

2. Coloca la mezcla en un cuadrado de papel de cocina (puedes comprarlo sin tóxicos) y forma un churro cilíndrico. Deja que macere durante 8 horas en el frigorífico. Es ideal hacerlo antes de acostarnos y dejarlo toda la noche, pues así se impregnará al máximo de sabores.

3. Al día siguiente llévalo al horno. Es ideal cocinarlo al baño maría, colocando abajo otra bandeja o fuente de mayor tamaño con un poco de agua. Coloca la bandeja con el fiambre encima de la bandeja con agua y cocina en el horno a 180 °C durante 1–2 horas, o hasta que esté bien cocido por dentro. El tiempo de cocción puede variar mucho en función del espesor del churro del fiambre.

4. Cuando ya esté cocido, apaga el horno y déjalo allí metido unos 20 minutos más. Retira y deja enfriar a temperatura ambiente. Guárdalo en el frigorífico durante 8 horas.

INGREDIENTES

1 kg de cortes de pechuga y contramuslos deshuesados de pollo de corral, picados o «molidos»

1 huevo

1 cucharadita de sal

1 cucharadita de orégano

1 pizca de pimienta blanca molida

1 cucharadita de comino en polvo

1 cucharadita de cúrcuma molida

1 cucharada de aceite de oliva virgen extra

GAZPACHO
antiinflamatorio de verano (sin pan)

Lo confieso, soy una enamorada del gazpacho. Me encanta. Además, como en verano las altas temperaturas reducen nuestro apetito, esta es una preparación ideal para hidratarnos y, al mismo tiempo, mantenernos bien nutridos y desinflamados.

 4-6   Válida en las fases 2 y 3 del protocolo

INGREDIENTES

6 tomates medianos tipo pera, o el doble si son pequeños, a ser posible sin piel

1 diente de ajo (ábrelo por la mitad y retira la vaina, pues mejora su digestibilidad

½ pimiento o pimentón sin semillas

1 zanahoria cocida

½ aguacate

2 cucharadas de vinagre de jerez o vino blanco

6 cucharadas de aceite de oliva virgen extra

Agua: la necesaria, pero la menos posible

PREPARACIÓN

1. Para mí, preparar un gazpacho es lo más fácil del mundo. Simplemente coloca todos los ingredientes en la batidora y procesa. Agrega agua en función a la textura buscada. Personalmente, me gusta una textura espesa y densa (casi como lo que llamamos en España un salmorejo), pero lo dejo a tu gusto y preferencia.

2. Guárdalo en un envase de vidrio en el frigorífico.

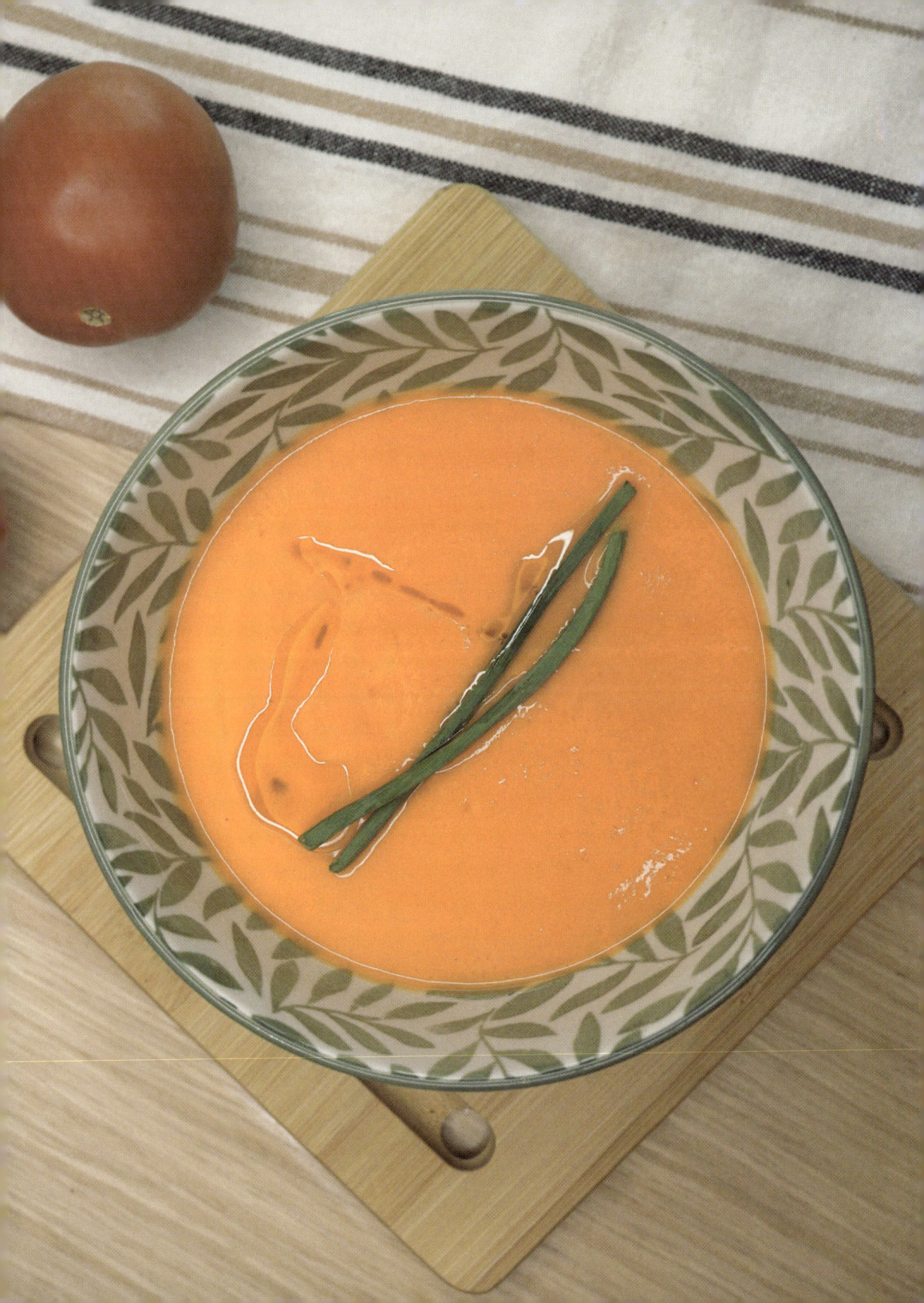

INGREDIENTES

500 g de higaditos de ave

10 granos de pimienta negra

10 granos de pimienta rosa

10 semillas de cilantro

1 clavo de olor

1 cucharadita de tomillo

100 g de mantequilla* (puedes sustituirlo por la misma cantidad de *ghee* o de aceite de coco)

100 g de mantequilla* (puedes sustituirlo por *ghee* o aceite de coco)

1 cebolla grande o 2 dientes de ajo negro**

¼ de taza de vino

Sal al gusto

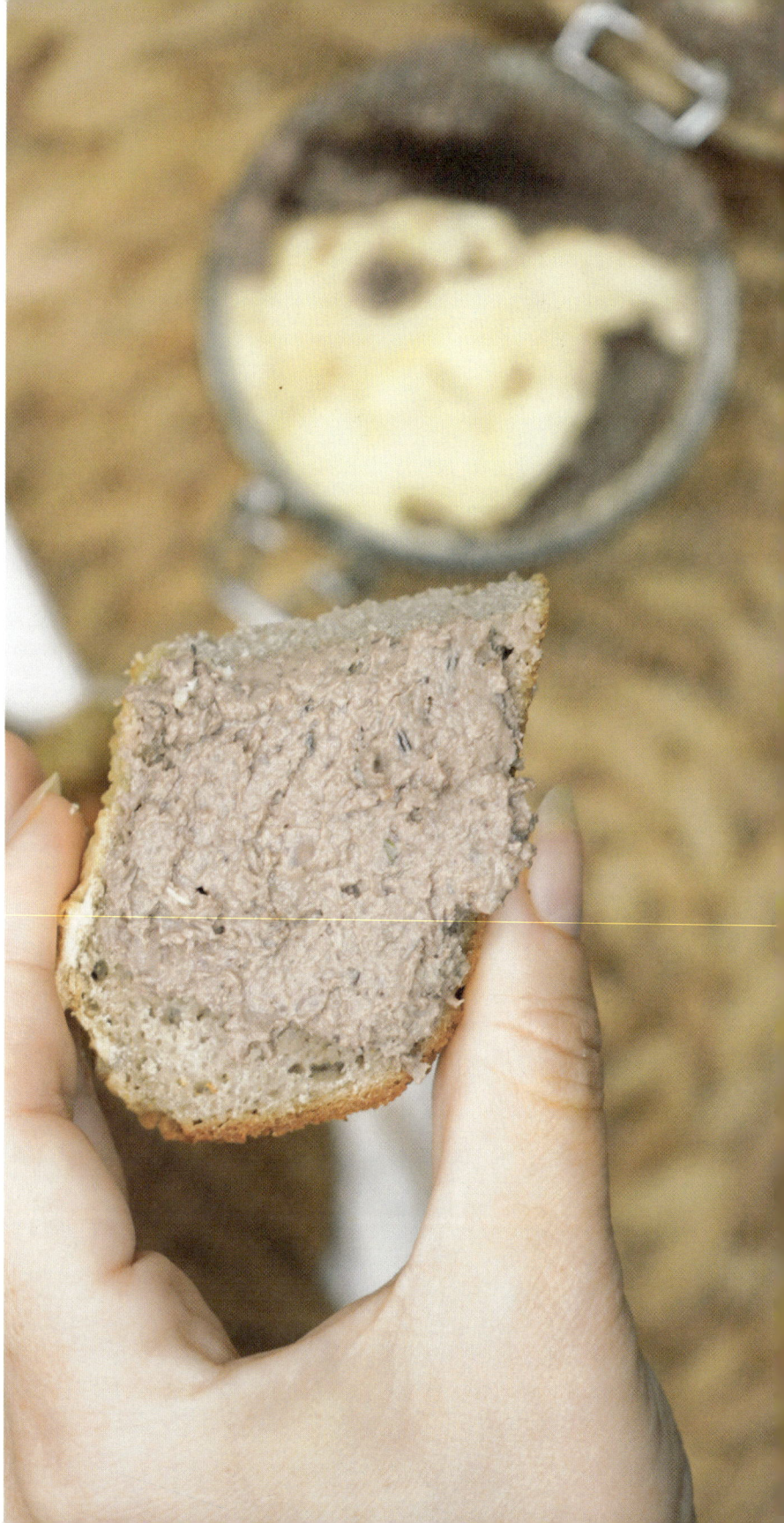

PATÉ
de higaditos de ave

¿Recuerdas cuando hablábamos de densidad nutricional? Pues un buen paté de ave tiene densidad nutricional.

Yo también era de las que no les gustaba el hígado hasta que probé este paté, y en concreto el paté de ave, mucho más suave, delicado y, a mi parecer, gustoso que el hígado de cerdo o de ternera. Es una fuente muy concentrada de vitaminas del grupo B (sobre todo B_{12}), así como de vitaminas A y D. Eso sí, intenta adquirir higaditos ecológicos u orgánicos para que estén mucho más repletos de nutrientes. Puedes usar higaditos de pollo, pavo, perdiz, codorniz, pato o ganso.

 12 aprox.   Válida en todas las fases del protocolo con adaptaciones

PREPARACIÓN

1. En una sartén o cazo, derrite la mantequilla (o el *ghee* o aceite de coco). Rehoga la cebolla o el ajo negro a temperatura baja hasta que estén bien hechos.

2. Añade los higaditos y, a continuación, sube el fuego. Sella un poco los higaditos por ambos lados y añade la sal. Cuando estén sellados, añade el vino y cocina durante 3 minutos más. Tapa y deja cocinar por dentro a fuego lento durante un par de minutos más y apaga.

3. Tritura las especias en un mortero (pimienta, cilantro, clavo y tomillo) hasta obtener un polvo fino, o mejor usa un molinillo para obtener una mejor textura.

4. En un procesador de alimentos, añade los higaditos cocidos en su jugo y el vino junto a las especias. Tritura la mezcla hasta que su textura sea muy fina. Ajusta la sal.

5. Almacena el paté en botes de cristal y refrigera unas 3-4 horas. Sugiero luego colocar una capa de aceite de oliva o mantequilla blanda con sal por encima del paté para sellar y mejorar su conservación.

 Puedes sustituirlo por aceite de coco o ghee en la fase 1, o si necesitas evitar lácteos a toda costa.

**En la fase 1 puedes omitir la cebolla y sustituirla por ajo negro fermentado (2 dientes). El ajo negro fermentado tiene una digestibilidad muy buena incluso en sistemas digestivos sensibles.

PATÉ
de sardinas con pimientos asados

En casi cualquier casa, siempre hay alguien a quien no le gusta comer pescado. Y, a día de hoy, este es uno de los grandes problemas que tenemos en el mundo occidental. Cada vez comemos menos pescado.

Esta receta es ideal para esas personas que apenas comen pescado (y también para las que sí nos gusta). El pimiento asado hará que el sabor a sardinas y pescado se suavice muchísimo. Y tiene otra ventaja: al llevar sardinas procesadas enteras con su espinazo, es un paté riquísimo en calcio.

 8 aprox. Válida en las fases 2 y 3 del protocolo

INGREDIENTES

100 g de pimientos rojos para asar, o de pimientos asados en conserva

200 g de sardinas en conserva, escurridas

2 cucharadas de almendras*

1 cucharada de zumo de limón

Aceite de oliva virgen extra (el necesario)

Sal y pimienta al gusto

PREPARACIÓN

1. Coloca los pimientos enteros con piel en una bandeja de horno y riégalos con un chorrito de aceite.

2. Asa los pimientos en el horno a 150 °C, hasta que estén doraditos y cocidos, unos 30 minutos.

3. Saca la bandeja del horno y espera que se enfríen. Entonces quítales la piel y las semillas. Reserva.

4. Puedes ahorrarte este paso si compras los pimientos previamente asados.

5. Coloca en un procesador de alimentos las sardinas escurridas, los pimientos, las almendras y el zumo de limón. Agrega una pizca de sal y procesa. A continuación, ve añadiendo aceite de oliva virgen extra poco a poco y, al mismo tiempo, continúa procesando hasta obtener la consistencia deseada. Reserva.

6. Vierte la mezcla en un tarro de vidrio y deja enfriar unas 3 horas. Cuando se haya enfriado, sella con una capa de aceite de oliva virgen extra y vuelve a refrigerar. Y ¡a disfrutar!

 *En la fase 2 omitiremos las almendras.

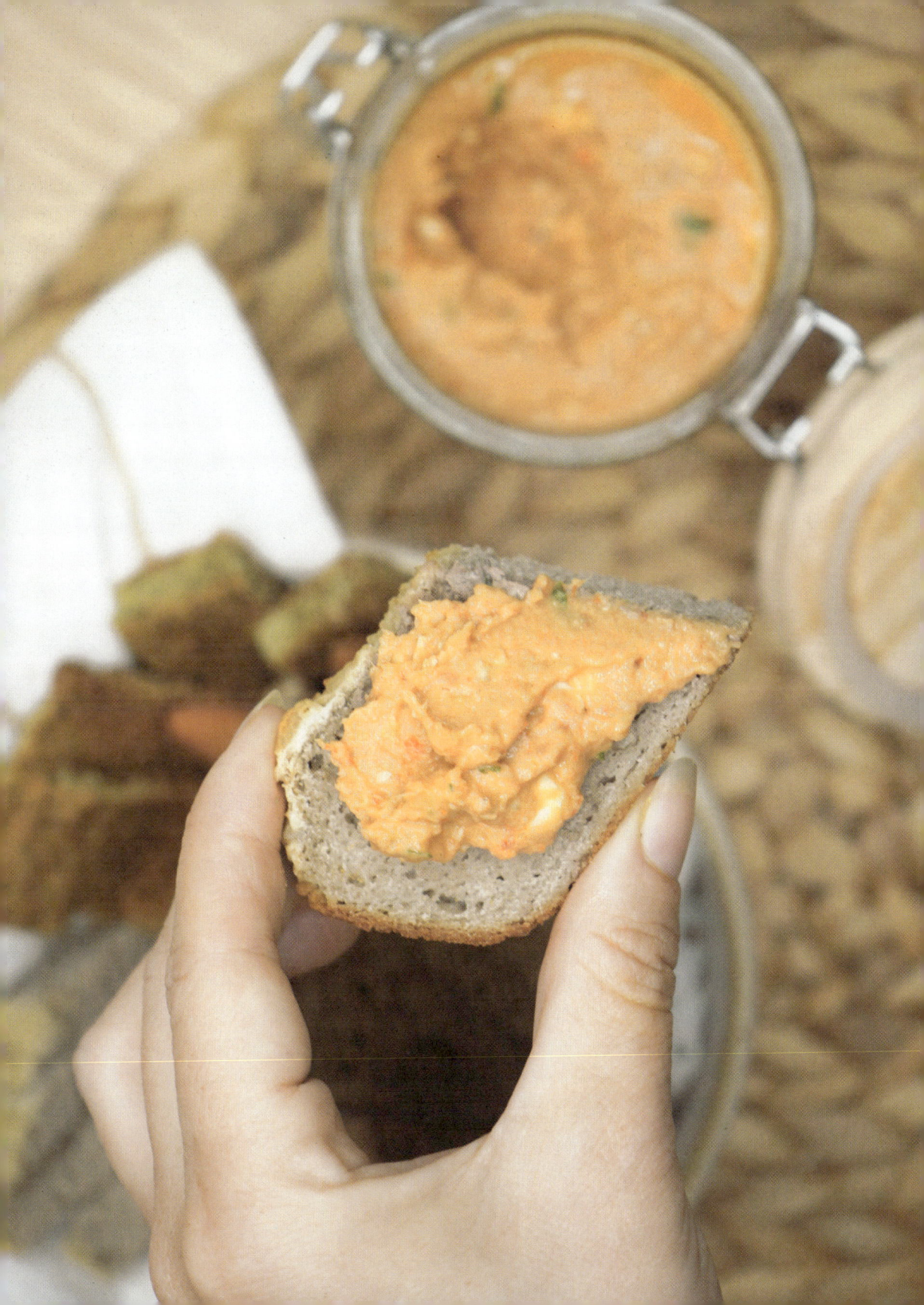

INGREDIENTES

½ kg de sardinas grandes, limpias, o caballas, sin cabeza ni cola (necesitarás 1 kg de pescado sin limpiar aproximadamente)

Almidón de yuca o arrurruz para sellar

1 cebolla a tiras*

3 dientes de ajo*

2 zanahorias a tiras

2 hojas de laurel

1 rama de perejil fresco

¾ de taza de aceite de oliva virgen extra

½ taza de vinagre de manzana

¼ de taza de zumo de limón

Sal marina al gusto

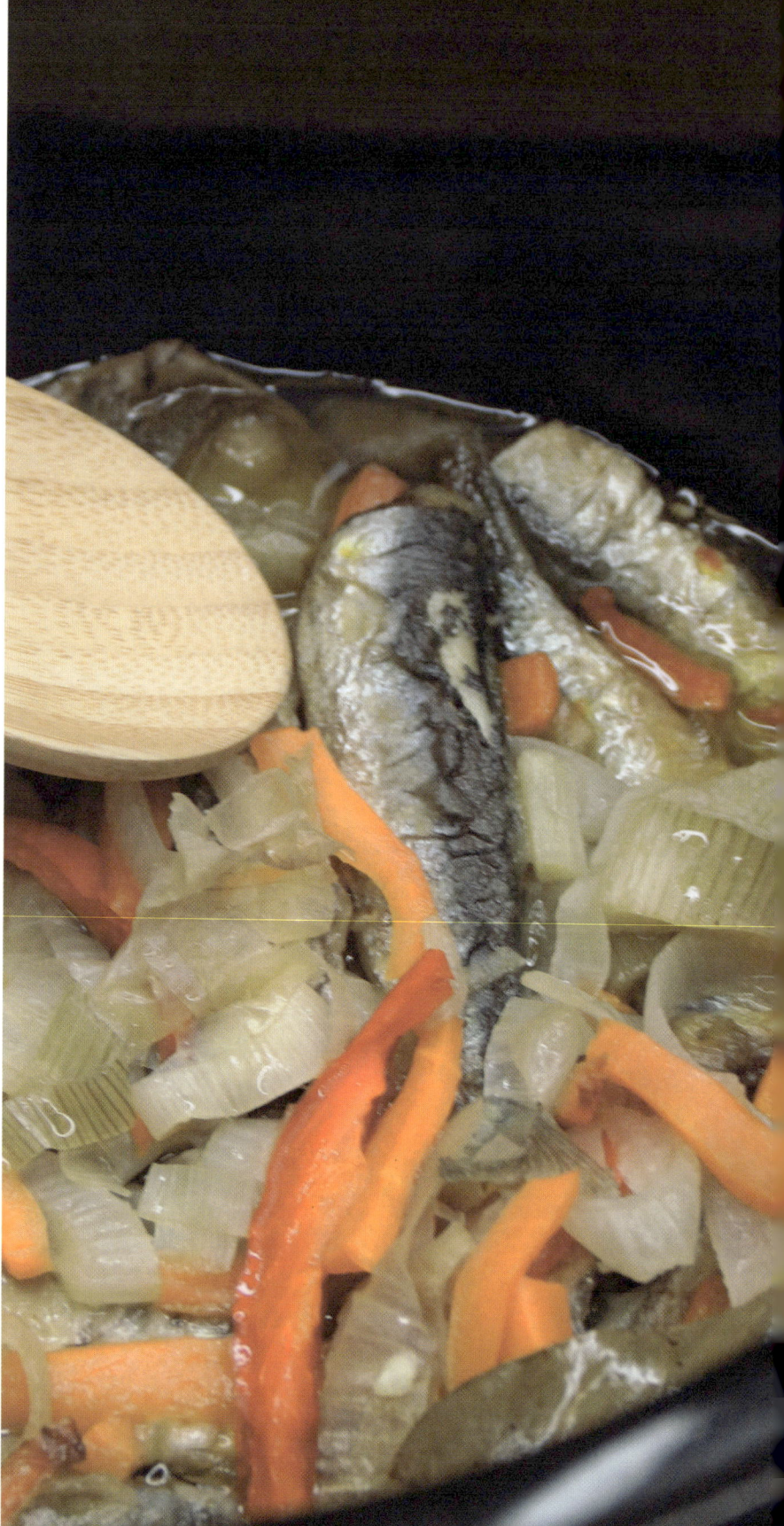

SARDINAS O CABALLA
en escabeche antiinflamatorias

La idea de esta receta surge al buscar estrategias para cocinar el pescado a baja temperatura. ¿Por qué a baja temperatura? Porque cuando cocinamos el pescado a más de 160 ºC, se pierden parte de los omega-3 tan antiinflamatorios.

El escabeche es una excelente forma no solo de aplicar la cocción lenta y preservar todos los nutrientes, sino también de preparar un pescado azul en casa que no huele nada, que dura varios días y que, además, le gusta a todo el mundo.

 4   Válida en todas las fases del protocolo*

PREPARACIÓN

1. Para preparar esta receta, a mí me gusta usar la olla de cocción lenta, ya que la cocción lenta permite preservar la textura del pescado y que este no se rompa, además de conservar el omega-3. Si no tienes una *slow cooker*, puedes hacerlo en una cacerola normal; en este caso, solo asegúrate de cocinar a baja temperatura.

2. Coloca en la olla de cocción la cebolla, los ajos y la zanahoria junto al laurel y una cucharada de aceite. Si usas la *slow cooker*, cocina a temperatura alta. Si usas un cazo u olla convencional, cocina a temperatura baja. Deja que se haga durante 2 horas. Añade luego el vinagre y la sal, y sigue cocinando media hora más.

3. Pasa los lomos de caballa o de sardina por el almidón de yuca y dales un toque de sal. Sofríe y sella el pescado en una sartén por ambos lados en un poco de aceite de oliva virgen extra a temperatura media-baja. De esta manera nos aseguramos de que los lomos mantengan su firmeza y no se rompan.

4. A continuación, pasa los lomos al escabeche. Añade el perejil a trocitos y el zumo de limón. Sigue cocinando media hora más. Apaga y deja reposar.

5. Cuando esté frío, guárdalo en recipientes de vidrio, cubre con algo más de aceite y mételo a la nevera. Está deliciosamente rico.

 En la fase 1 puedes disfrutar de esta receta omitiendo la cebolla y sustituyendo el ajo blanco por ajo negro.

TORTILLA
pizza

La pizza es uno de los platos que más disfruto de la cocina italiana, y muchas veces la echo de menos. No te diré que esta receta te va a quitar el antojo de pizza, pero, oye, no está nada mal. Te animo a probarla porque está buenísima.

 2-3   Válida para las fases 2 y 3 del protocolo

INGREDIENTES

1 tomate de pera, a dados

1 diente de ajo negro

1 pizca de orégano

2 huevos

Jamón ibérico

Sal al gusto

Rúcula

Aceite de oliva virgen extra

Opcional: queso vegano*

PREPARACIÓN

1. En una sartén, sofríe el diente de ajo negro con un poco de orégano. Agrega el tomate y sofríe durante 4 minutos más. Retira y deja enfriar.

2. En un bol, bate los 2 huevos con un toque de sal. Agrega el sofrito de tomate.

3. Vierte una cucharada de aceite de oliva en la misma sartén, y cuando esté caliente el aceite, agrega la mezcla de los huevos y el tomate. Si quieres, esparce un poco de queso vegano por encima y luego dale la vuelta para cocinar por el otro lado.

4. Una vez hecha, emplátala poniendo por encima un poco de jamón ibérico, rúcula y aceite de oliva virgen extra.

 *Hoy en día se venden en supermercados y herbolarios. Normalmente son a base de frutos secos o aceite de coco y almidones. No son un producto necesario, y mucho menos saludable, pero sí nos ayudan a darle un toque a ciertos platos sin tener que recurrir a los lácteos. Sin embargo, consúmelos solo en momentos puntuales, ya que no dejan de ser un procesado. Puedes usar también un poco de queso de cabra u oveja si ya estás en mantenimiento y tienes buena tolerancia a los mismos.

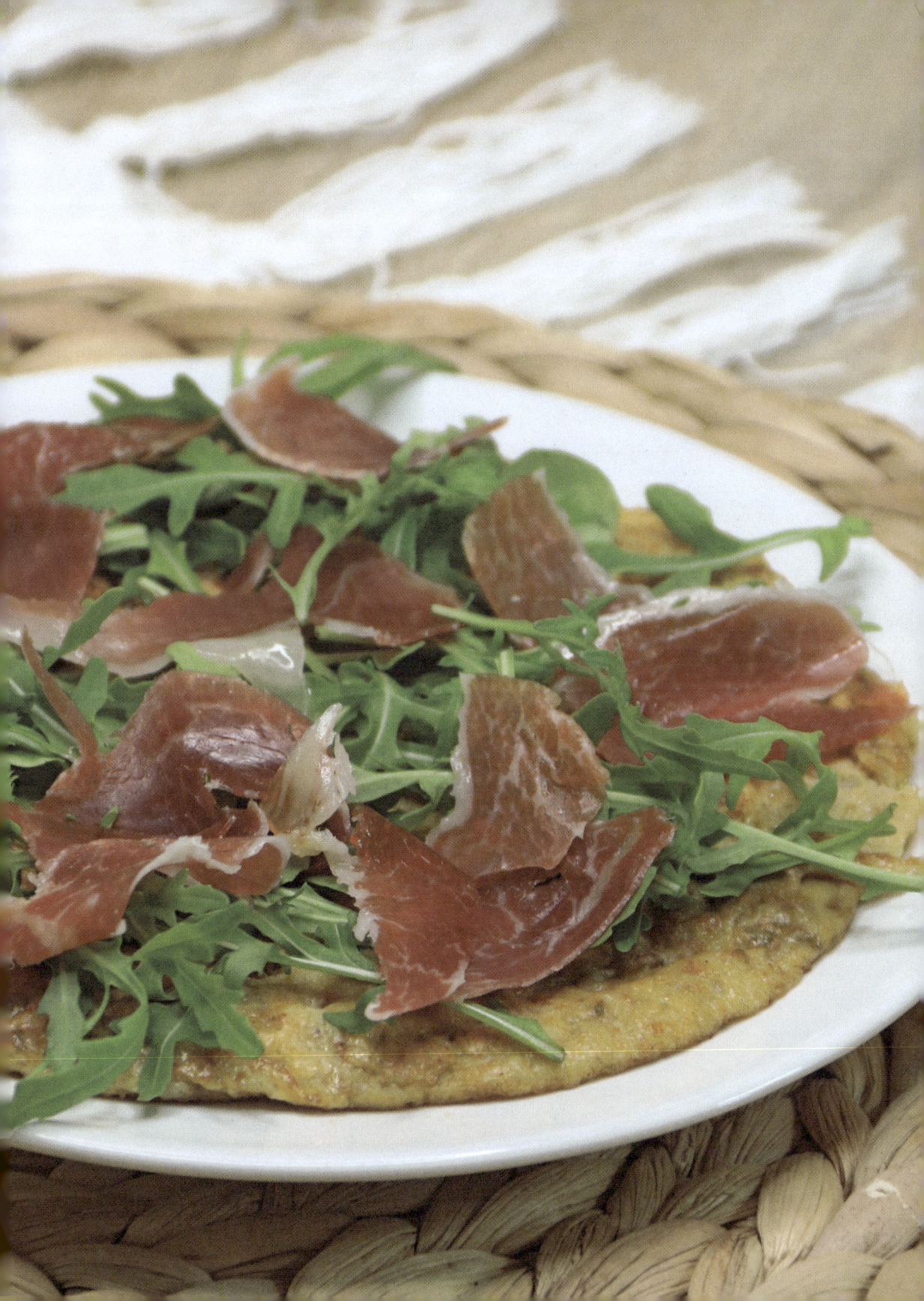

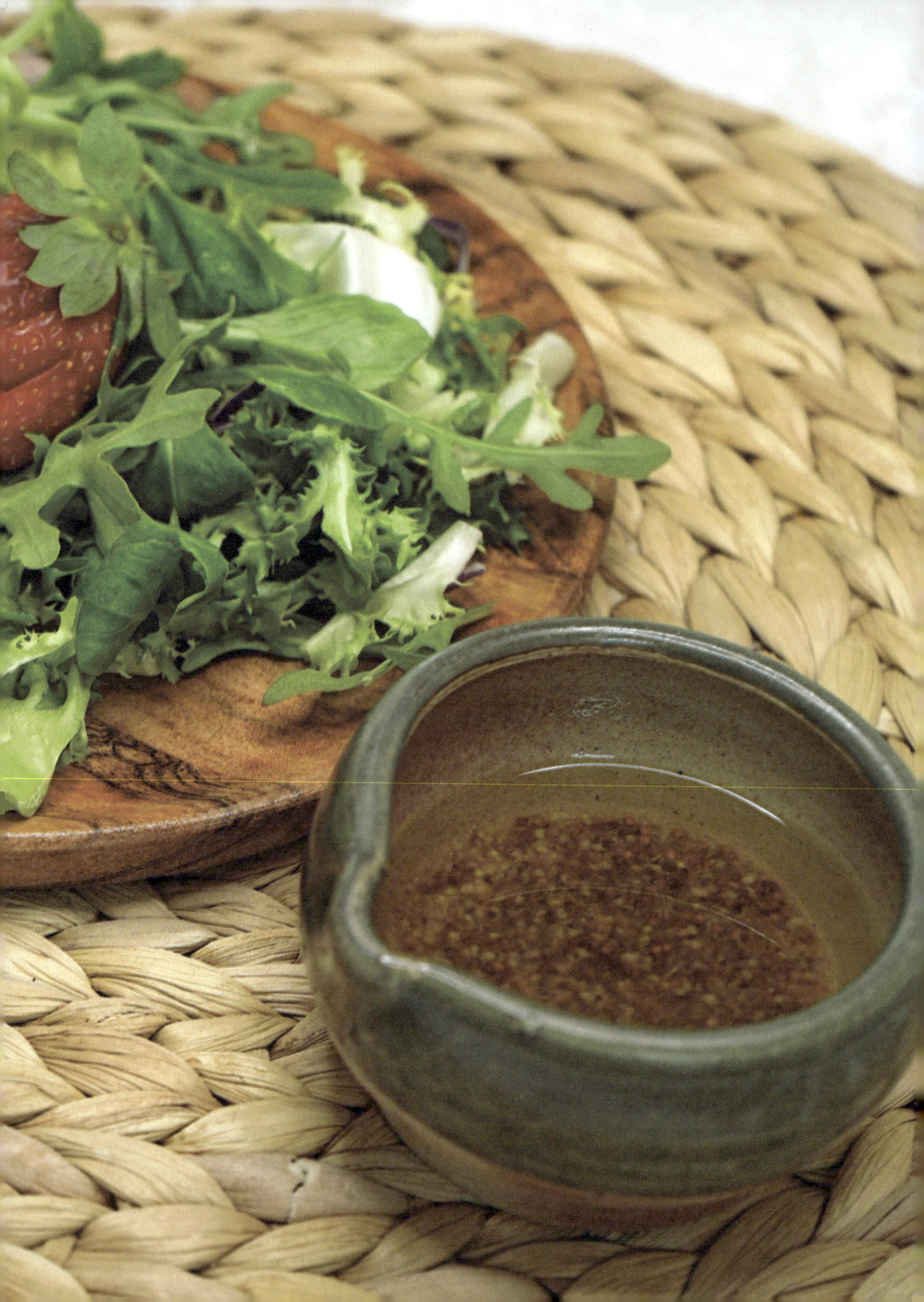

VINAGRETA
antiinflamatoria

Es una receta fácil para poder aliñar o aderezar tus ensaladas. Puedes jugar con miles de combinaciones: un toque de jengibre, un diente de ajo, una pizca de orégano... deja volar tu imaginación.

 Variadas   Válida en todas las fases del protocolo

PREPARACIÓN

1. Mezcla la mostaza con un poco de miel, vinagre de *umeboshi*, cúrcuma, sal y pimienta.

2. Añade el aceite de oliva virgen extra al mismo tiempo que mezclas vigorosamente con un tenedor o batidora. Deja que repose y se enfríe en el frigorífico.

3. Aliña tus ensaladas favoritas.

INGREDIENTES

¼ de taza de aceite de oliva virgen extra

1 cucharadita de mostaza en grano o Dijon

1 cucharada de miel

1 cucharadita de vinagre de *umeboshi* o manzana

1 pizca de cúrcuma

Sal y pimienta al gusto

Desayunos y masas

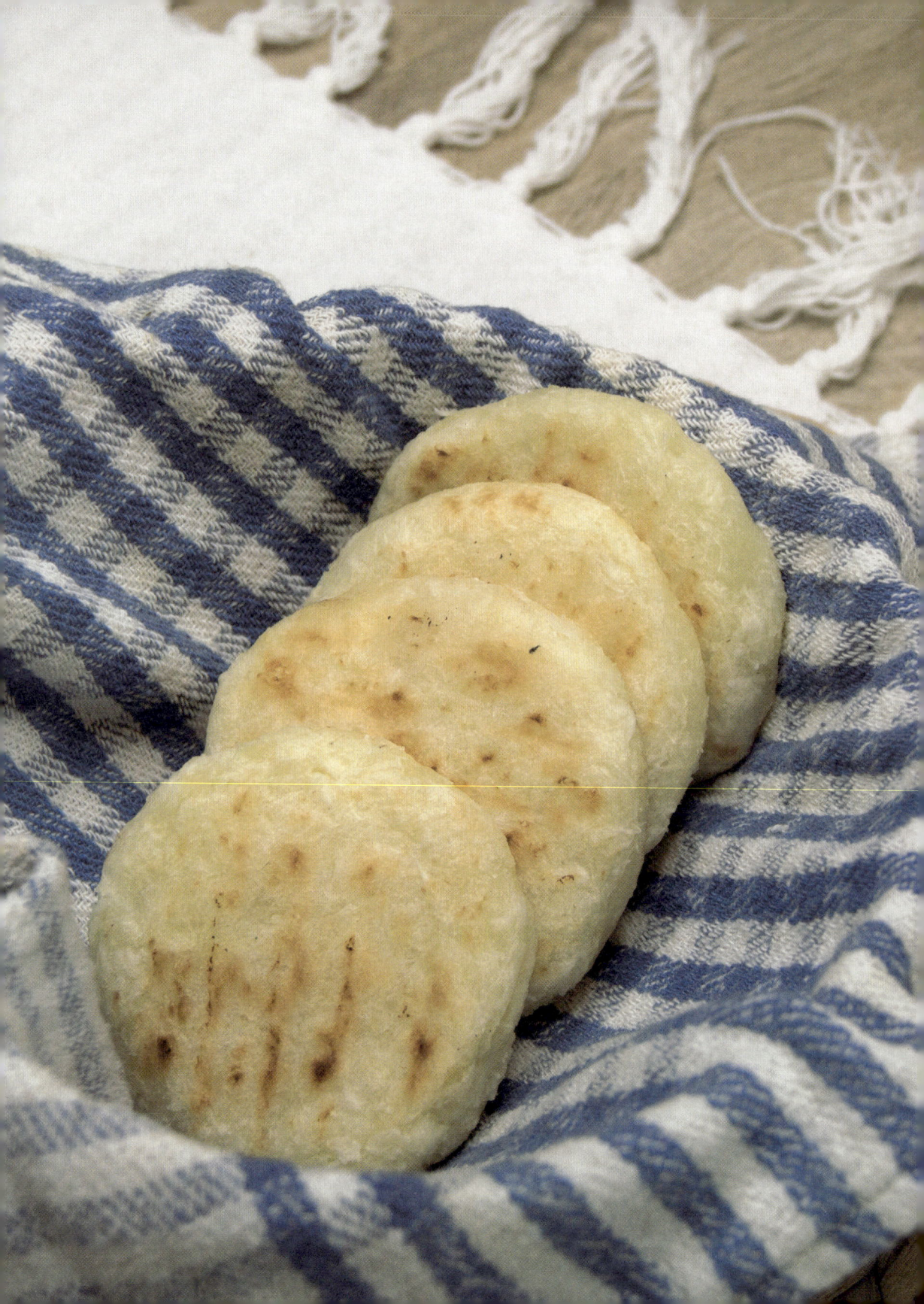

AREPAS
de yuca

La yuca es una raíz o tubérculo almidonado muy interesante por su contenido en fibra prebiótica y por tener un sabor muy neutral. Es típica de las zonas más cálidas del mundo, aunque hoy en día puedes conseguirla en casi todas partes. En esta receta también puedes cambiarla por boniato o batata cocidos (más de tu zona), o incluso por plátano macho o plátano de Canarias (verde) cocido.

Sin embargo, las arepas de yuca son mis preferidas por su sabor neutral, porque gustan a todos y porque su textura es mucho más firme y parecida a lo que buscamos en el pan de cada día.

 4 unidades   Válida en todas las fases del protocolo con adaptaciones

PREPARACIÓN

1. Ralla la yuca con un rallador. Vierte la cucharada de aceite encima y amasa. Agrega sal al gusto y la harina de arroz.

2. Si quieres una masa buena, es importante amasar muy bien con las manos, ya que así quedará con una mejor consistencia. Haz bolitas y luego aplástalas.

3. Cocina por ambos lados en una plancha, parrilla o sartén previamente engrasada.

INGREDIENTES

2 tazas de yuca, previamente cocida

1 cucharada de aceite de oliva o mantequilla derretida

2 cucharadas de harina de arroz*

Sal al gusto

En las fases 1 y 2 puedes omitir la harina de arroz.

BIZCOCHO CREMOSO
tipo *brownie* de boniato y chocolate

Si te gustan los bizcochos húmedos, *fudgy* y suaves como a mí, esta receta te cautivará. Tiene pocos ingredientes y mucho sabor, y es muy nutritivo. Se prepara en 20 minutos, así que podrás tomarlo para desayunar (si eres de dulce) o en alguna merienda.

 4   Válida en todas las fases del protocolo

PREPARACIÓN

1. Bate o procesa los ingredientes húmedos: el boniato, los dátiles deshuesados (o la banana), el aceite, la bebida vegetal y los huevos.

2. Agrega luego los secos: el cacao y la harina de coco, y una pizca de sal (para mí, el toque de la sal es muy importante, ya que resalta sabores). Vuelve a mezclar.

3. Puedes agregar nueces o chocolate oscuro a trocitos antes de llevar la masa al horno.

4. Vierte la masa en un molde rectangular previamente engrasado. Cuece en el horno durante 30 minutos a 180 °C. Apaga el horno y déjalo dentro 10 minutos más.

5. Sácalo del horno y déjalo enfriar.

INGREDIENTES

1 boniato (o batata) grande, previamente asado o al vapor

3-4 dátiles tiernos y carnosos (Medjoul), o 1 banana bien madura

2 huevos

¼ de taza de aceite de coco virgen extra, derretido

¼ de taza de bebida vegetal de almendras o coco

60 g de cacao en polvo

30 g de harina de coco

1 pizca de sal

Opcional: nueces o chocolate negro (mínimo 75 % de cacao y sin leche)*

 En las fases 1 y 2 omitiremos estos ingredientes.

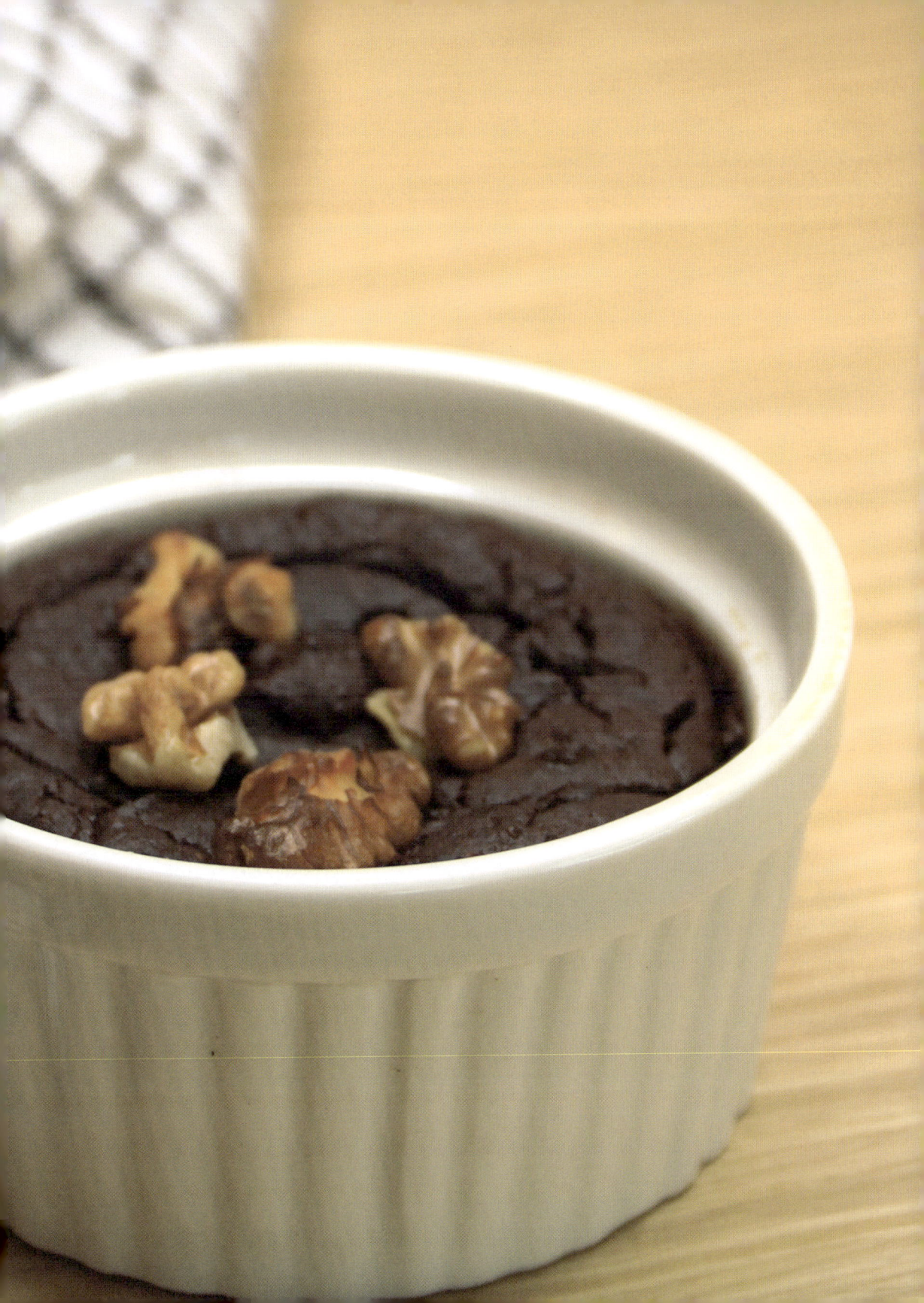

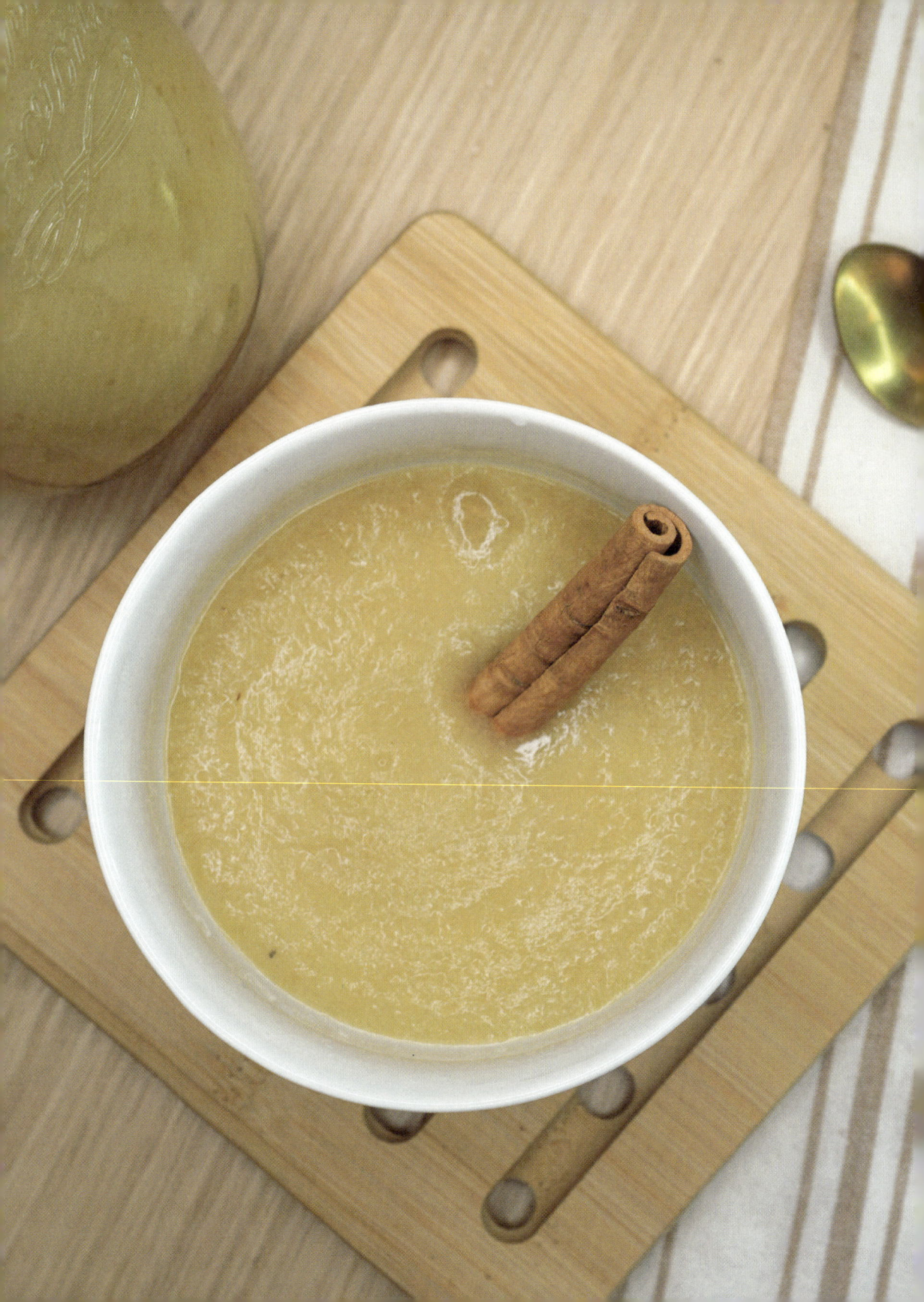

COMPOTA
de manzana prebiótica y digestiva

Esta compota de manzana no es cualquier compota de manzana. Está llena de especias antiinflamatorias y digestivas que la harán mucho más fácil de digerir incluso para aquellos sistemas digestivos que tienen mala tolerancia a los FODMAP. La compota de manzana es una aliada de tus mucosas, y ayuda a reparar y reforzar la mucosa del estómago, siendo útil en casos de gastritis y esofagitis.

 Variadas   Válida para todas las fases

PREPARACIÓN

1. En un cazo, coloca las manzanas troceadas sin semillas (puedes dejar la piel si son ecológicas), la rama de canela, los clavos de olor, el trozo de jengibre y las estrellas de anís. Añade un poco de agua filtrada (esta debe quedar un poco por debajo del nivel de las manzanas).

2. Lleva a un hervor y cuécelo tapado hasta que las manzanas estén blandas y tu cocina se impregne del olor especiado (normalmente son unos 20-30 minutos). Apaga, reposa y deja enfriar.

3. Retira la vara de canela, los clavos, el anís y el trozo de jengibre, y procesa hasta obtener una textura fina y sin grumos.

4. Vierte en tarros de vidrio y almacena en el frigorífico.

INGREDIENTES

4 manzanas rojas ecológicas u orgánicas

1 rama de canela, o ½ cucharadita de canela de Ceylán en polvo

3 clavitos de olor

1 trocito (del tamaño de la yema de tu dedo) de jengibre

2 estrellas de anís

Agua filtrada (la necesaria)

Zumo de ½ limón y su ralladura

CREPES PROTEICAS
de garbanzos

También conocidas como *Soccas*, son originarias de Francia, como muchas otras recetas de crepes. Son unas tortitas mucho más finas, lo que las hace ideales para rellenar. ¿Con qué? Aquí deja volar tu imaginación. Puedes usar paté, revuelto de huevos, pescado en conserva, trozos de pollo/pavo, aguacate, verduras asadas, etc. Son muy versátiles y viables para casi cualquier comida.

 4   Válida para la fase 3 en adelante del protocolo

INGREDIENTES

200 g de harina de garbanzos

400 ml de agua (siempre el doble que de harina)

3 cucharadas de aceite de oliva virgen extra

½ cucharadita de sal

Especias al gusto: sugiero agregar 1 cucharadita de orégano y ½ cucharadita de cúrcuma para darle un color dorado maravilloso (y aprovechar sus propiedades)

PREPARACIÓN

1. Incorporar todos los ingredientes a un bol y batir con ayuda de un batidor manual de varillas hasta que la mezcla quede uniforme y sin grumos. Déjala reposar tapada durante una hora.

2. Transcurrido este tiempo, pon al fuego una sartén antiadherente engrasada con aceite de oliva virgen extra o aceite de coco. Una vez caliente, añade con ayuda de un cucharón de sopa unos 80–100 mililitros de la mezcla a la sartén y distribúyela uniformemente. Cuando la masa borbotee y empiece a cuajar, dale la vuelta con una espátula para cocinar por ambos lados. Repite lo anterior para preparar todas las crepes.

3. Rellena a tu gusto y disfruta.

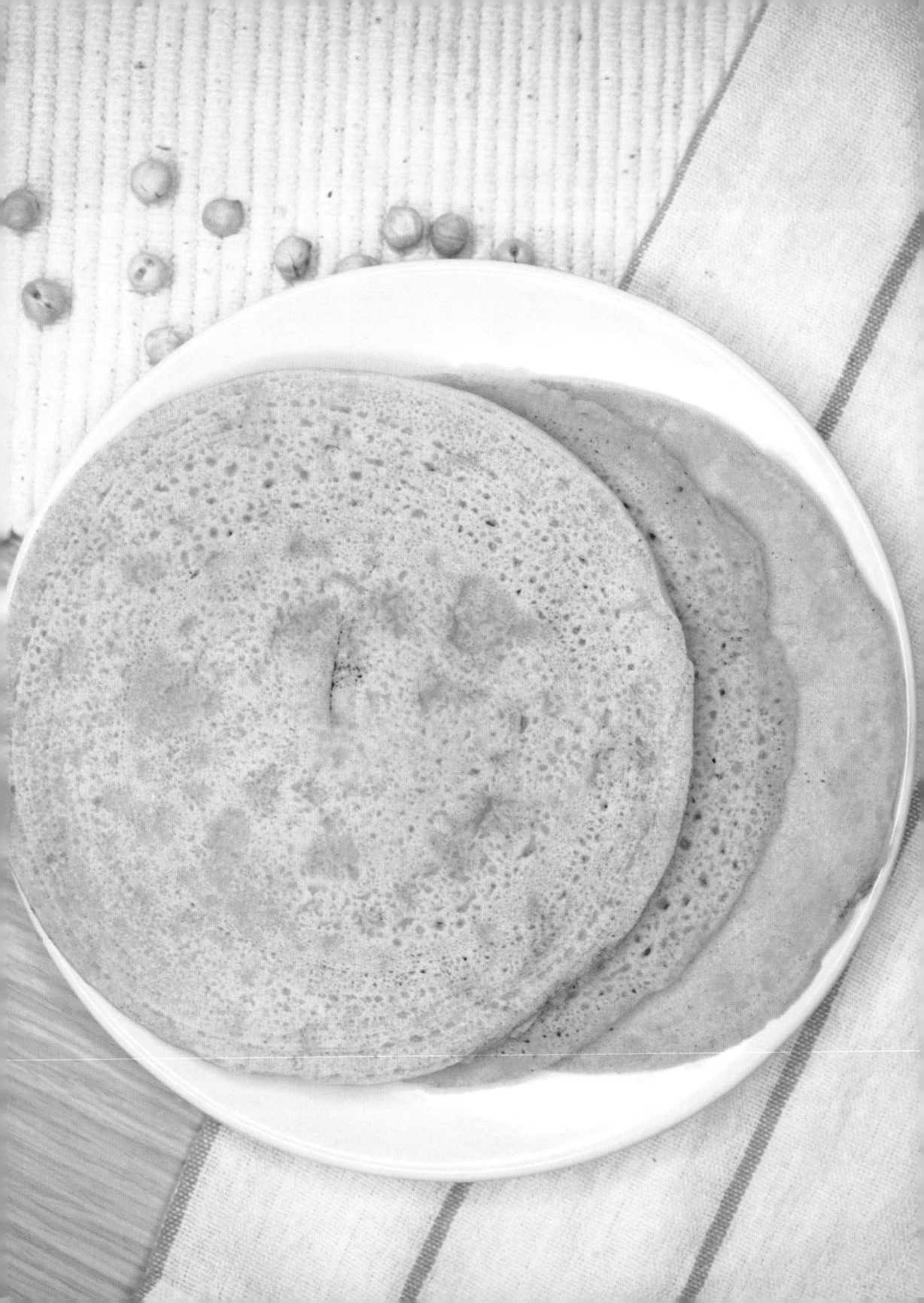

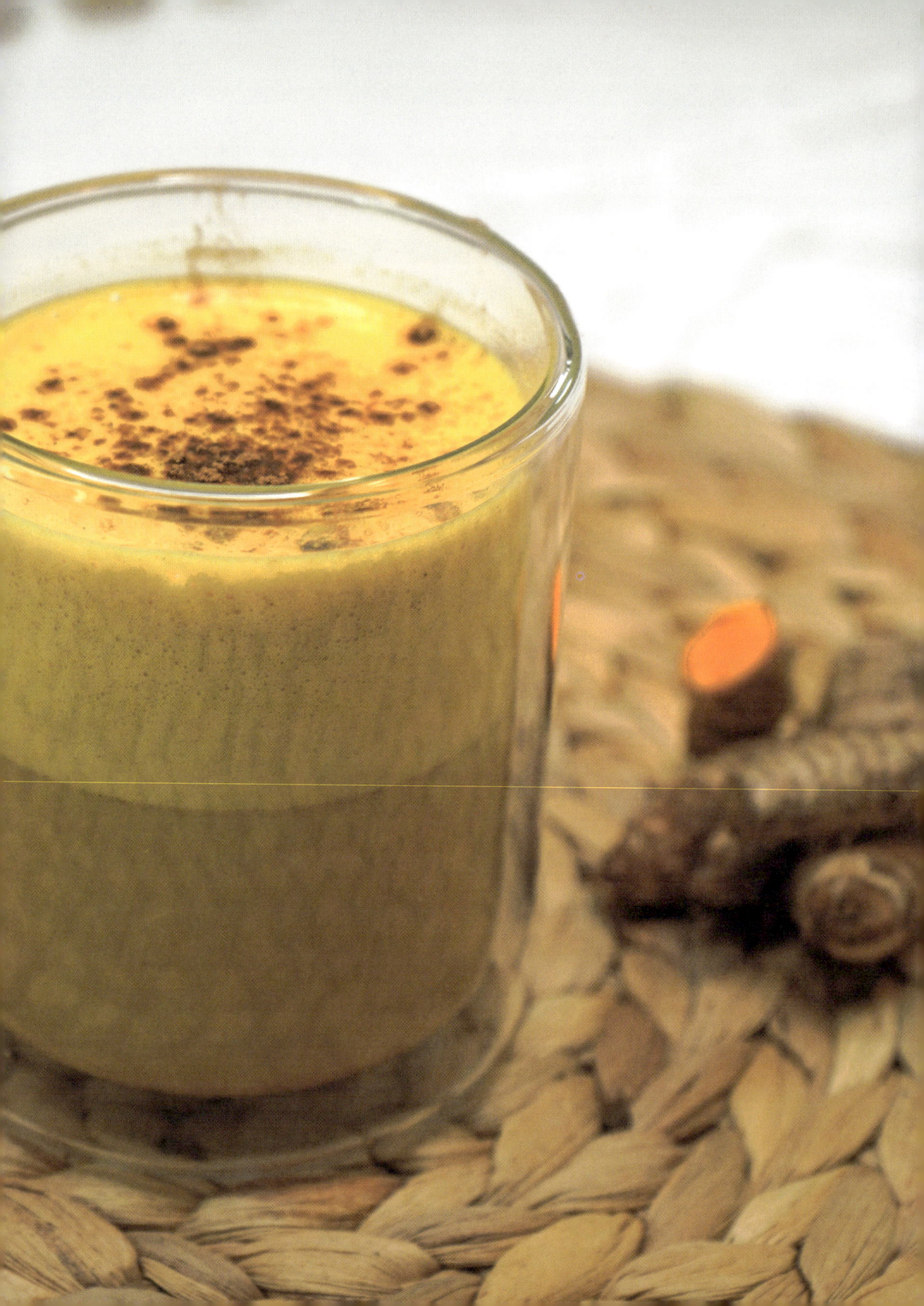

CÚRCUMA
latte

Se conoce también como *Golden Milk* o leche dorada. Es una bebida de origen hindú, muy consumida y usada en la medicina ayurvédica por sus grandes beneficios para la salud. Es muy energética e ideal para tomar por la mañana como sustituta del café, y es que no requiere tantas horas de cocción, se hace en muy poquito tiempo.

 2   Válida en todas las fases del protocolo

PREPARACIÓN

1. En un cazo, mezcla la bebida vegetal junto a la cúrcuma, la canela, el clavo de olor, la pimienta, la nuez moscada y el endulzante de tu preferencia. También puedes mezclarlo en una batidora antes de cocerlo para lograr una textura y un sabor más uniforme.

2. Calienta todo a fuego medio durante unos 3-5 minutos. Apaga y sirve. A mí me gusta espolvorearlo con algo más de canela.

INGREDIENTES

2 cucharaditas de postre de cúrcuma en polvo

2 tazas de leche o bebida vegetal (recomiendo leche de coco)

1 pizca de canela, molida*

1 pizca de clavo de olor, molido*

1 pizca de pimienta negra*

1 pizca de nuez moscada*

1 cucharadita de estevia, azúcar del monje o miel pura y cruda

> *La cantidad de especias es al gusto. A mí me gusta bien picantito y especiado.

FALSA CREPE
de lino

Soy muy amante de las recetas fáciles, y más en el desayuno. Esta receta se prepara en un plis plas. Es muy rápida y lleva pocos ingredientes. En cinco minutos tienes una base de crepe para rellenar en tus desayunos o cenas. Además, contiene mucha fibra y omegas.

 1   Válida en todas las fases del protocolo

INGREDIENTES

1 huevo

1 cucharada grande de semillas de lino o linaza, molidas

Sal y especias al gusto

PREPARACIÓN

1. Bate el huevo y mézclalo con el lino, la sal y las especias. Deja reposar durante 5 minutos.

2. En una sartén plana y grande caliente a fuego medio para crepes añade la mezcla, esparciéndola en una capa fina. En cuanto borbotee, dale la vuelta y cocínala por el otro lado.

3. Retira del fuego, rellena y disfruta.

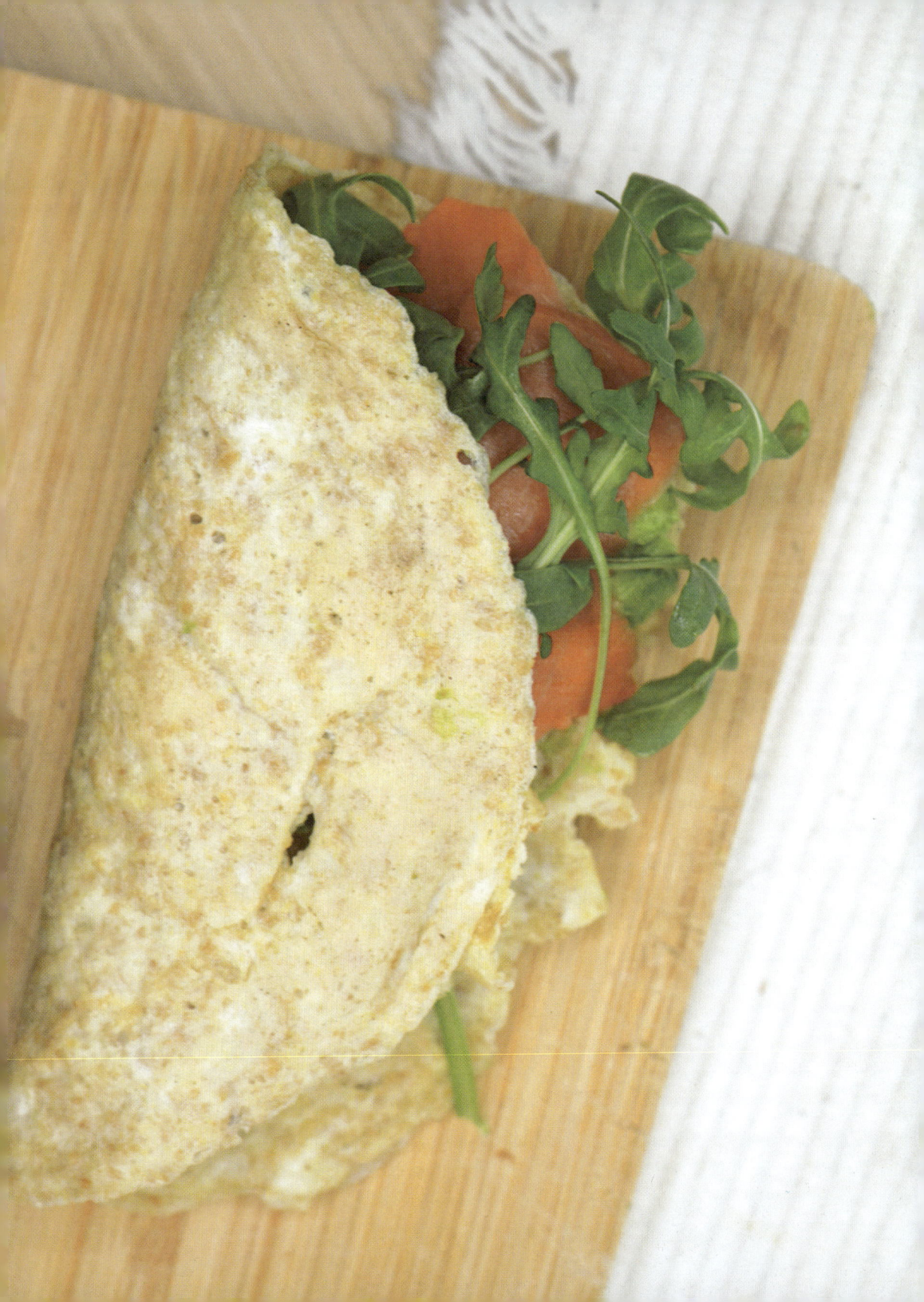

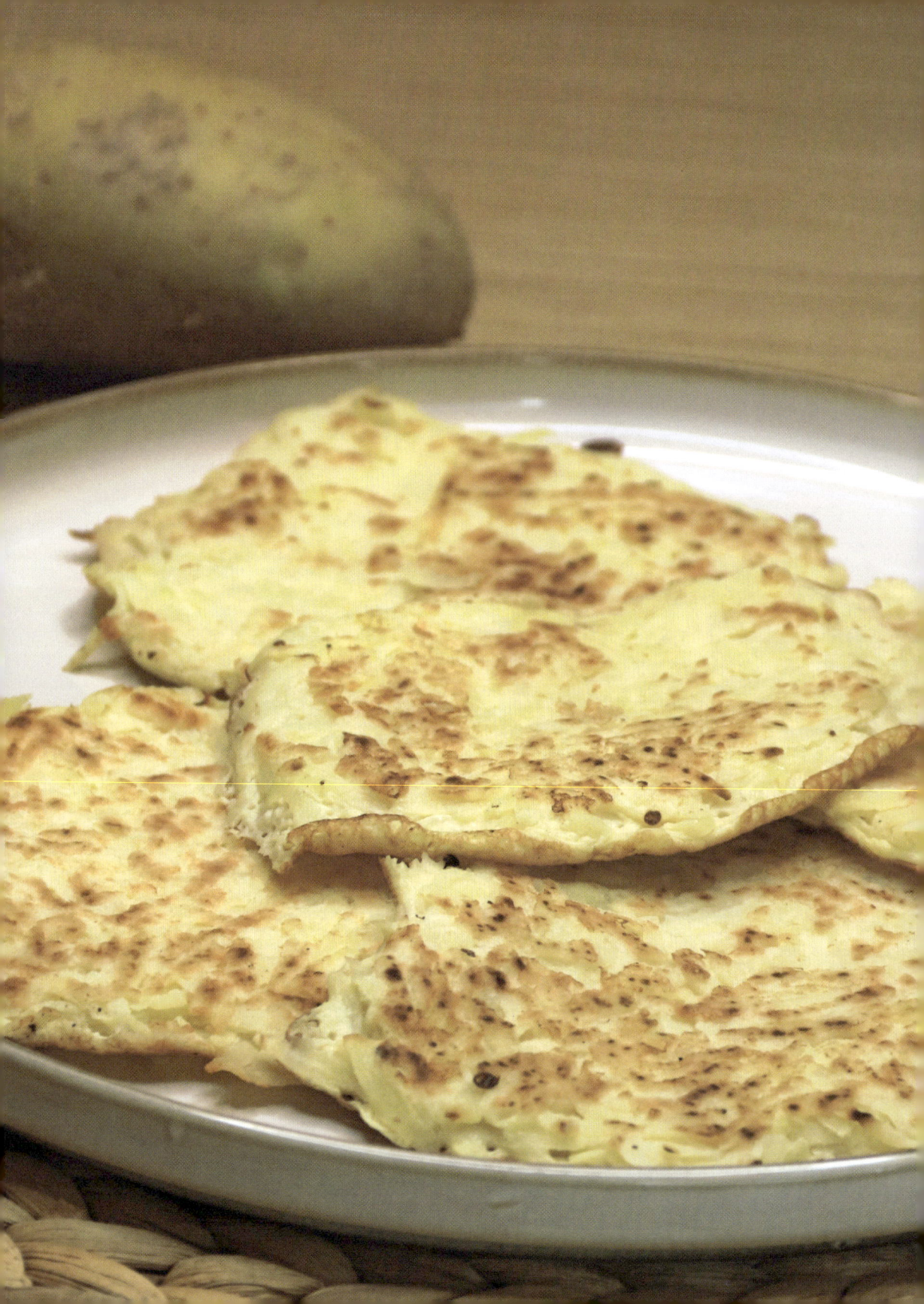

HASH BROWNS
de patata

Desde que una vez probé los *hash browns* en un *brunch* en Londres me quedé enamorada. Su textura suave por dentro y crujiente por fuera es inigualable. Y, sí, te ayudará a quitarte las ganas de pan, te lo prometo.

Recomiendo mucho preparar esta receta en familia los domingos.

 4   Válida en todas las fases del protocolo

PREPARACIÓN

1. Lava y pela las patatas. Con ayuda de un rallador, rállalas por el lado grueso.

2. Agrega el huevo, la harina de yuca, la sal y una cucharada de aceite de oliva. Mezcla y amasa bien. La idea es que se vuelva una mezcla manejable con una cuchara.

3. Para cocinar los *hash browns* puedes hacerlo en una sartén, en una freidora de aire o al horno. En todos los casos deberás poner dos cucharadas de la mezcla y aplastar ligeramente para formar una especie de tortita. Si lo haces en la freidora de aire o al horno, te recomiendo usar papel de cocina sin tóxicos. Hornéalo a 180 ºC durante unos 20 minutos hasta que estén dorados, o hazlo en la sartén por ambos lados.

INGREDIENTES

½ kg de patatas

1 huevo

2 cucharadas de harina de yuca o arrurruz

½ cucharadita de sal

Aceite de oliva virgen extra

KETO PAN
de brócoli con almendras

Lo he llamado «keto pan» porque es un pan sin harinas y sin un gramo de hidratos de carbono, perfecto para quien sigue una dieta cetogénica. Aunque no es el caso, esta receta nos vendrá bien para tomar sobre todo a la hora de cenar, porque nos quitará ese antojito de pan sin sumar más harinas, gluten y carbohidratos a nuestra vida. Además, al llevar brócoli y almendras, nos aportará fibra, antioxidantes y grasas de calidad que son muy saciantes.

Eso sí, mucho cuidado con pasarte: con solo un cuadradito es más que suficiente. Es una receta bastante densa y, si te pasas, tus digestiones te pasarán factura.

 6   Válida para las fases 2 y 3 del protocolo

INGREDIENTES

½ kg de flores de brócoli, previamente lavadas y seleccionadas

100 g de harina de almendras o 120 g de almendras enteras para moler

4 huevos

1 cucharadita de orégano seco

1 cucharada de aceite de oliva virgen extra

Sal y pimienta

Opcional: semillas de girasol o calabaza

PREPARACIÓN

1. Poner las flores de brócoli en un procesador de alimentos y tritura hasta obtener una textura fina.

2. Coloca el brócoli triturado en un bol. Añade los huevos, la sal y la pimienta y bate. Agrega poco a poco la harina de almendras y el orégano, e intégralo todo hasta formar una masa uniforme y compacta.

3. En una bandeja de horno, forrada con papel vegetal o papel de horno, esparce la masa con las manos o con una espátula, formando una capa fina y homogénea, como si fuera una *focaccia*. Si lo deseas, puedes esparcir unas semillas por encima. Rocía con aceite de oliva virgen extra y un pelín más de orégano.

4. Cuécelo en el horno precalentado a 180 ºC durante unos 25 minutos, o hasta que la masa esté dorada. Sácalo del horno y déjalo enfriar.

5. Córtalo en cuadrados y disfruta.

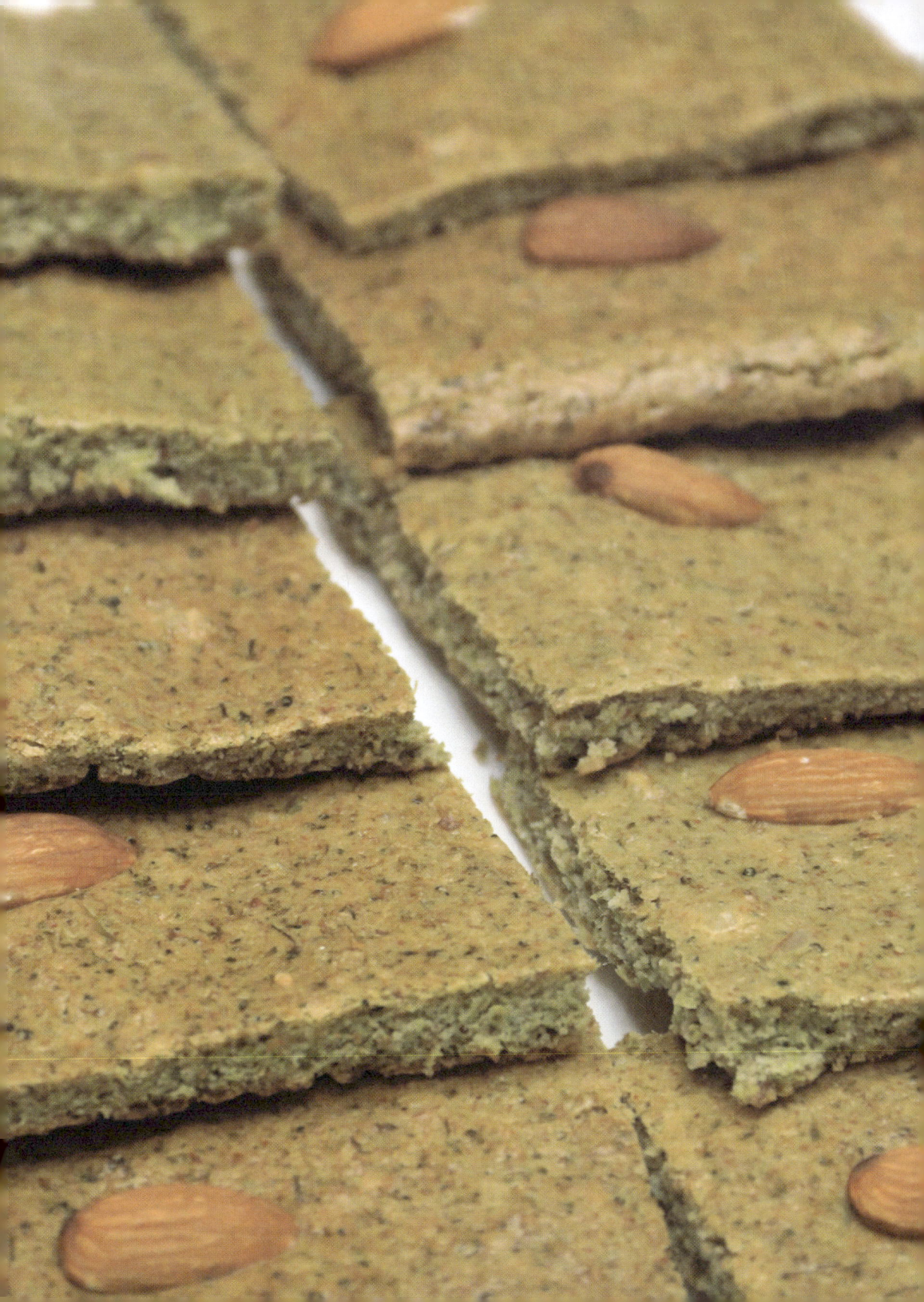

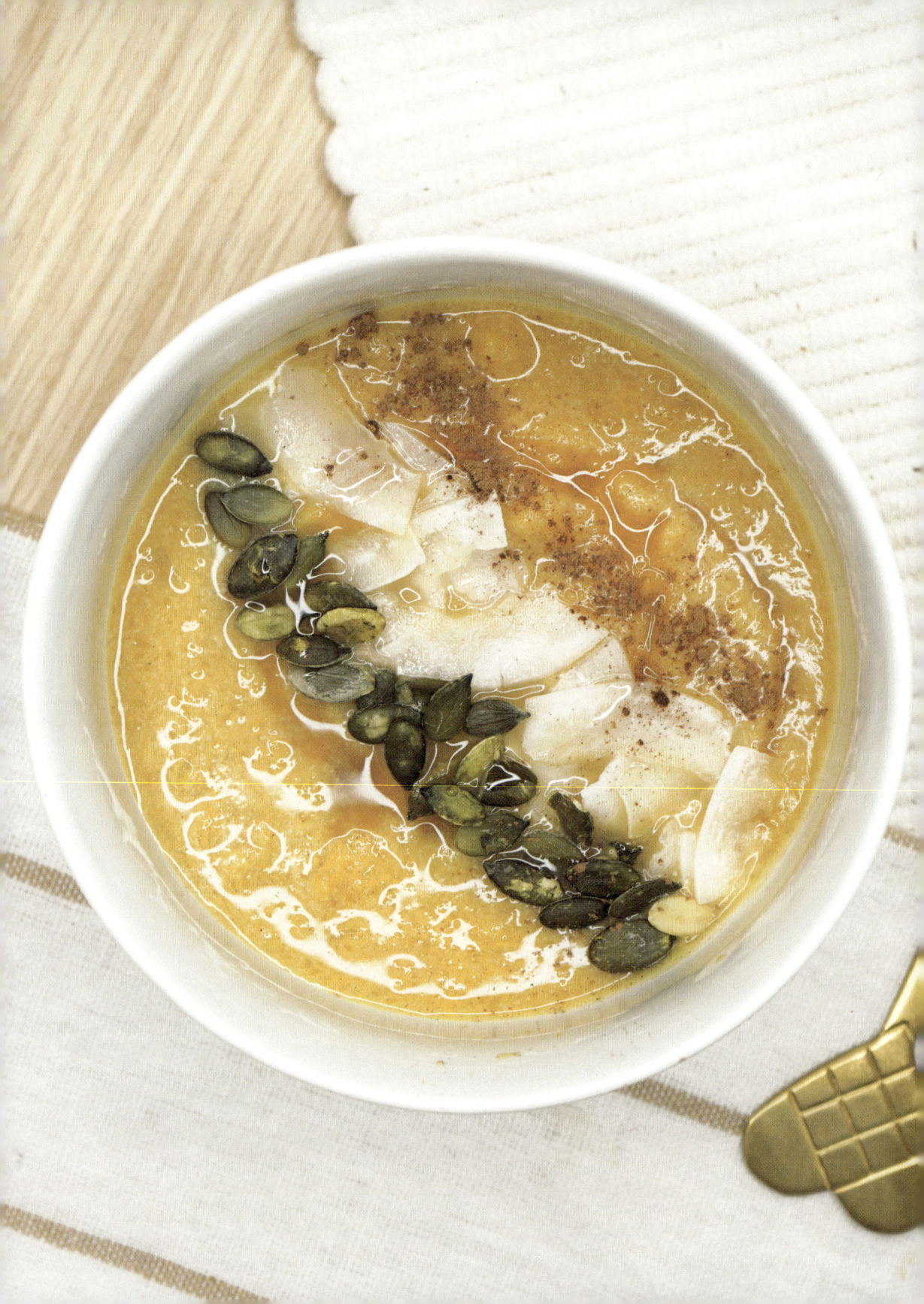

PALEO GACHAS
de calabaza y coco

¿Has probado las gachas de avena? Calentitas y reconfortantes, gustan a muchos. Esta receta pretende darte esa misma sensación, pero sin utilizar ningún tipo de cereales. Solo lleva calabaza, coco y muchas especias. Espero que te encante como a mí.

PREPARACIÓN

1. Vierte todos los ingredientes en un cazo y llévalo al fuego.

2. Remueve lentamente hasta llevar a un hervor y lograr que espese ligeramente. Si notas las gachas muy densas, puedes agregar un poco más de leche de coco.

3. Retira del fuego y sirve con un poco más de coco rallado por encima.

INGREDIENTES

1 taza de puré de calabaza o calabaza cocida (al vapor u horno)

2 tazas de leche de coco

2 cucharadas de harina de coco

2 cucharadas de coco rallado

Especias al gusto: me encanta mezclar canela, clavo, nuez moscada y jengibre

1 pizca de sal

PAN
de plátano macho

Esta receta tiene historia. Fue de las primeras que empecé a poner en práctica cuando me inicié en el estilo de vida antiinflamatorio, ya que es fácil, rápida y muy nutritiva.

Se usa plátano macho verdoso, que puede sustituirse por plátano de Canarias verde en España. En general, casi cualquier tipo de plátano verde nos sirve. El plátano verde es rico en almidón resistente; sí, ese que nutre a la microbiota y es altamente prebiótico. Además, verás que es muy saciante.

 8   Válida en todas las fases del protocolo

PREPARACIÓN

1. Pelar bien los plátanos, trocearlos y colocarlos en la batidora o el procesador junto con el resto de los ingredientes, excepto las semillas.

2. Puedes ponerle especias o hierbas si deseas aromatizarlo. Yo normalmente lo dejo al natural porque me gusta así.

3. Coloca la mezcla en un molde rectangular engrasado. Decóralo con semillas, si quieres, y cuécelo en el horno a 180 °C durante 30 minutos aproximadamente. Sácalo del horno y déjalo enfriar antes de cortar en trozos.

4. Una vez cortado, puede comerse o congelarse en porciones.

Variante 1: también puedes esparcir la mezcla (una capa fina) en una bandeja plana, hornear durante 20 minutos y cortarlo en cuadrados como si fuera una *focaccia*.

Variante 2: añade media taza de agua adicional a la mezcla, mezcla con un batidor de varillas y cocina la masa en la sartén, como si fueran crepes. Quedan deliciosas para rellenar.

 En las fases 1 y 2 usaremos el Psyllium *preferiblemente.*

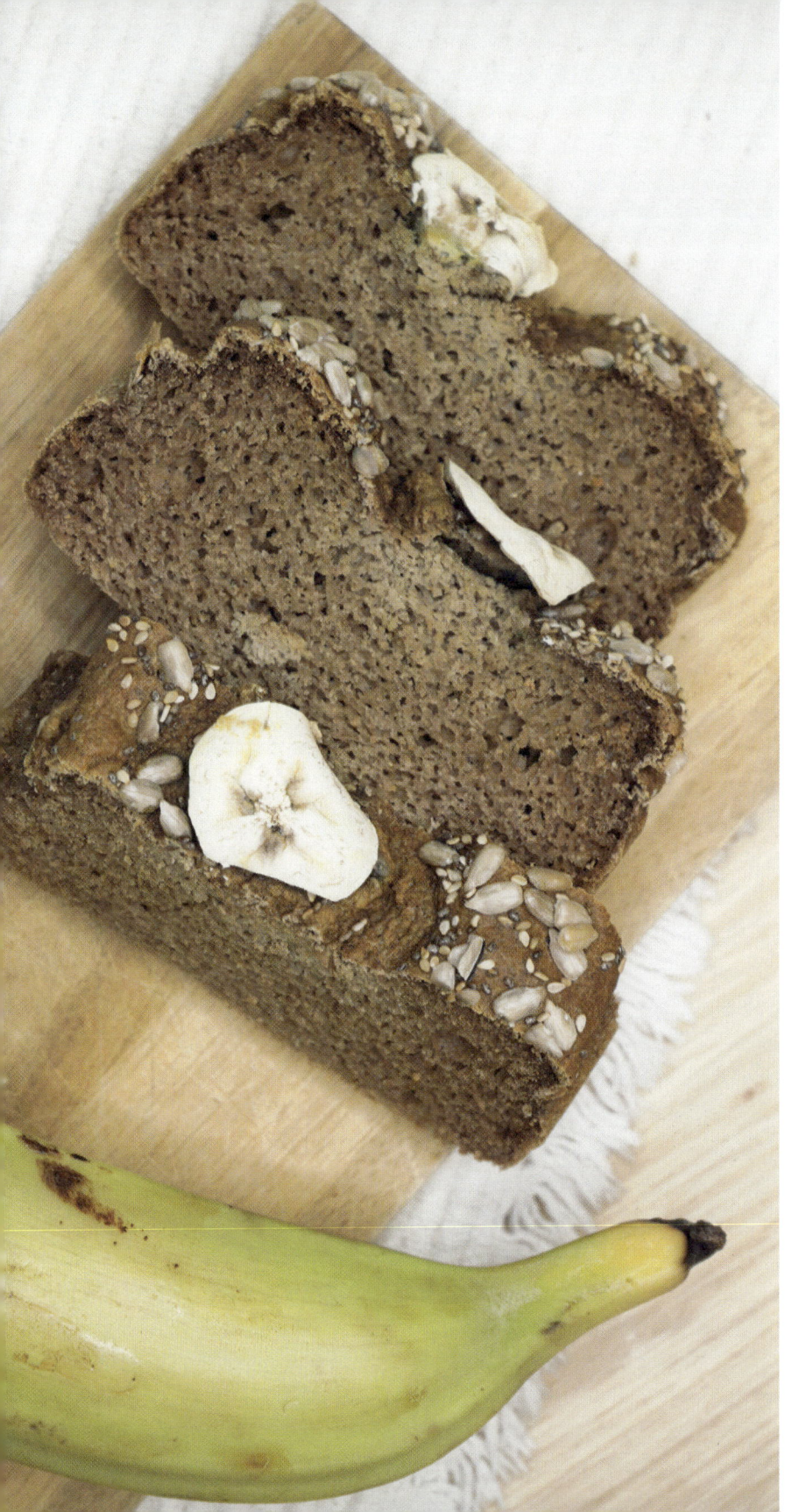

INGREDIENTES

2 plátanos machos grandes (o plátano de freír); puede ser también plátano de Canarias (en España), pero siempre verde

2 huevos de gallina

3 cucharadas de aceite de oliva virgen extra o aceite de coco virgen extra

1 cucharadita de levadura para bizcochos o polvos de hornear

1 cucharadita de bicarbonato de uso culinario

1 cuchara de semillas de lino molido o fibra de *Psyllium**

½ cucharadita de sal marina

Extras: especias saladas (orégano, romero, albahaca) o dulces (canela, vainilla). Si se desea, agregar semillas (sésamo, girasol, calabaza) para decorar

INGREDIENTES

500 g (4,5 tazas) de harina de trigo sarraceno

3 g (1 cucharadita colmada) de levadura de panadería seca, o 9 g de levadura de panadería fresca

30 ml (3 cucharadas) de aceite de oliva

450 ml (3 tazas) de agua templada

6 g (1 cucharadita rasa) de sal

Opcional: orégano al gusto; semillas (girasol, calabaza, ajonjolí) para decorar.

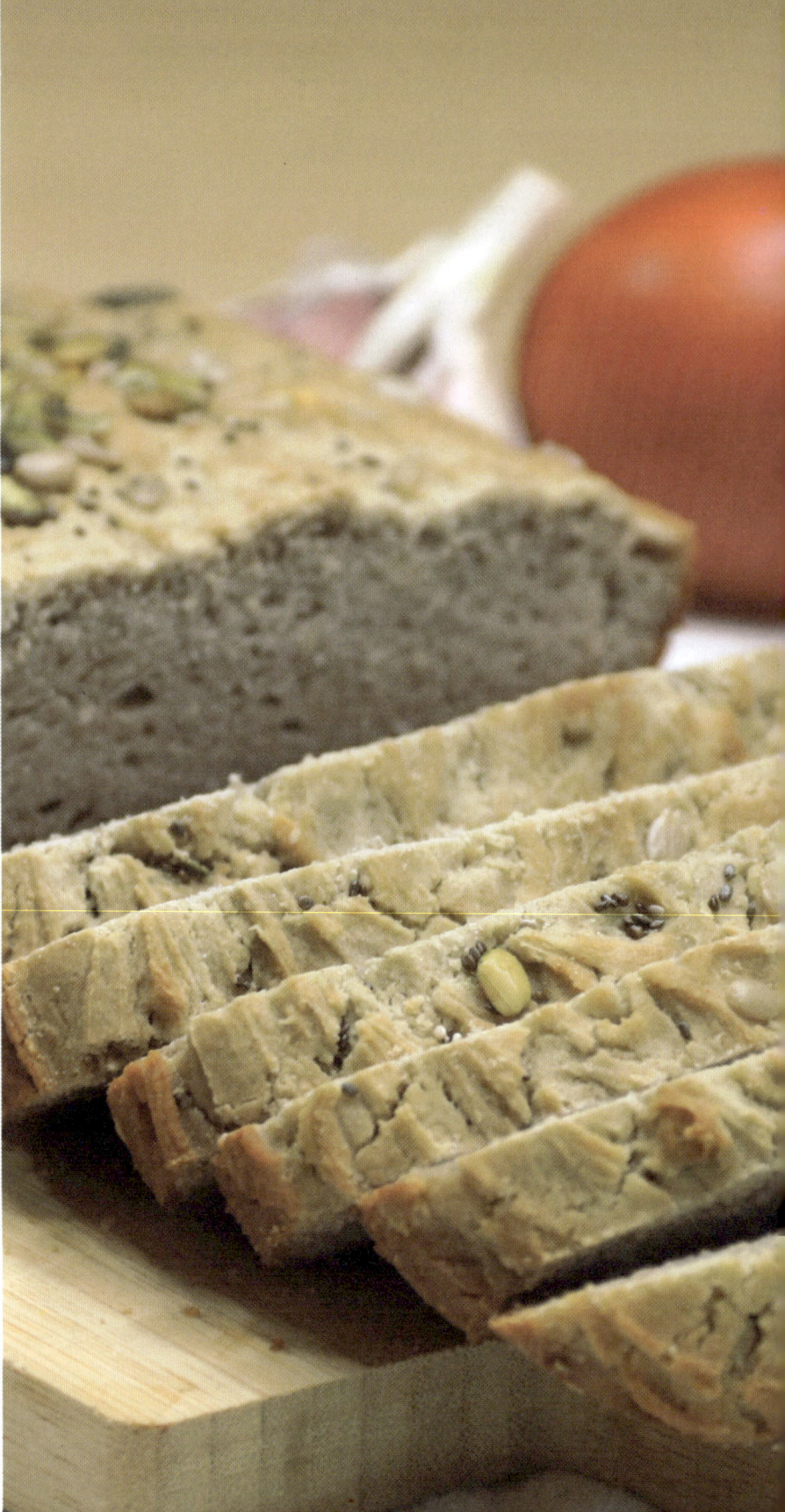

PAN
de trigo sarraceno

«Trigo parece, pero no es». El trigo sarraceno, o alforfón, está muy lejos de parecerse al trigo tradicional, el de toda la vida, con el que se hace el pan. De hecho, no es ni siquiera un cereal, sino más bien un pseudocereal proveniente de una planta herbácea. El trigo sarraceno es muy rico en nutrientes y fibra soluble, posee un efecto prebiótico, no contiene gluten, tiene un sabor particular a nuez y se digiere muy bien.

Como no lleva gluten, no te esperes el típico pan elástico (esto ocurre gracias al gluten). Pero sí te puedo prometer que vas a obtener un pan muy agradable, de interesante sabor, y que suele satisfacer esas ganitas de pan a la hora de desayunar.

Como no contiene aditivos, puedes tomar una porción y congelar el resto. Yo lo congelo en rebanadas que luego van directas a la tostadora.

 10-12   Válido para la fase 3 en adelante del protocolo

PREPARACIÓN

1. Mezcla en un bol la harina de trigo sarraceno con la levadura de panadería. Añade las especias (si las usas), el aceite y el agua templada. Mézclalo todo con ayuda de una espátula o cuchara de madera. Por último, agrega la sal y termina de mezclar bien hasta que consigas una masa homogénea y sin grumos. Tendrá una consistencia de masa suave; no es necesario amasar, sino que se mezcla con una espátula.

2. Vierte la mezcla en un molde de bizcocho alargado o rectangular, previamente engrasado y enharinado. Añade de forma opcional semillas de sésamo, girasol y/o calabaza por encima o una pizca de orégano. Cubre el molde con un trapo y deja que la masa repose en un lugar templado (22-25 ºC); puede ser dentro del horno apagado durante unos 90 minutos aproximadamente (1,5-2 horas). Pasado este tiempo, la masa debe de haber crecido casi el doble; si no, puedes dejarla un rato más.

3. Hornea durante 35-40 minutos a 180 ºC (debes haber precalentado antes el horno a 200 ºC). Deja reposar y, con ayuda de una espátula, despega los bordes para desmoldar.

4. Deja enfriar antes de cortar. Se corta en rebanadas finas, ya que es un pan muy denso y saciante. Una rebanada por porción suele ser suficiente.

SMOOTHIE BOWL
de verano

 2   Válida en las fases 2 y 3 con adaptaciones*

INGREDIENTES

1 taza de mango, a dados o cubos

1 banana congelada

1 taza de piña, a dados o cubos

2 cucharadas de coco rallado

2 cucharadas de aloe vera

2 cucharadas de colágeno en polvo sin sabor o de proteína de caldo de huesos

½ taza de leche de coco

Fruta y frutos secos para decorar: más trocitos de mango, banana a rodajas, coco rallado, semillas de calabaza*

PREPARACIÓN

1. Coloca todas las frutas en un procesador junto al coco, el aloe y el colágeno y bate a velocidad máxima.

2. Añade la leche de coco hasta conseguir la textura deseada. Debe quedar espesa, como un puré, para comer a cucharadas.

3. Vierte en dos boles y decora con fruta y frutos secos, o semillas al gusto.

 En la fase 2 solo decoraremos con frutas y coco. Omitiremos semillas y frutos secos.

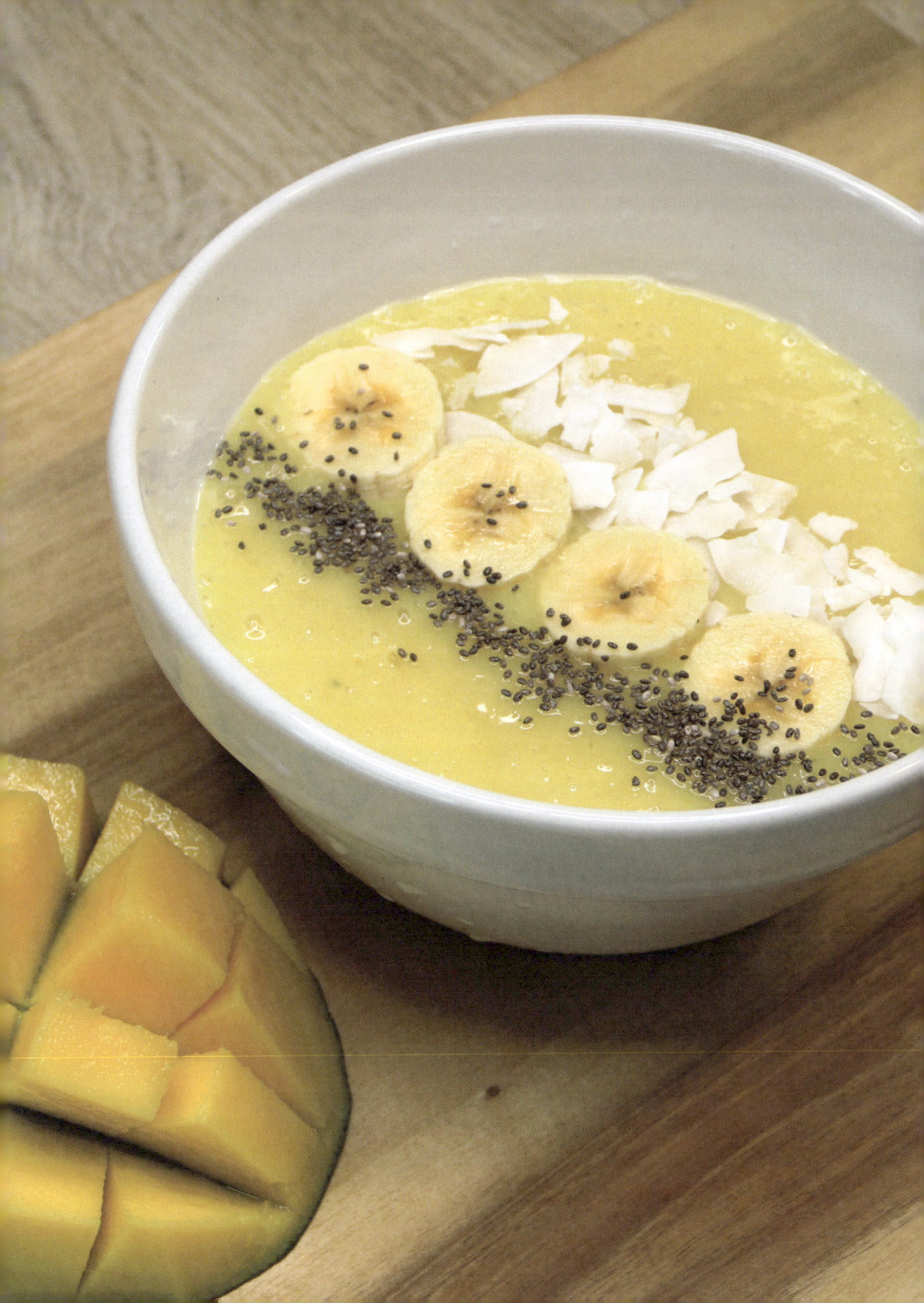

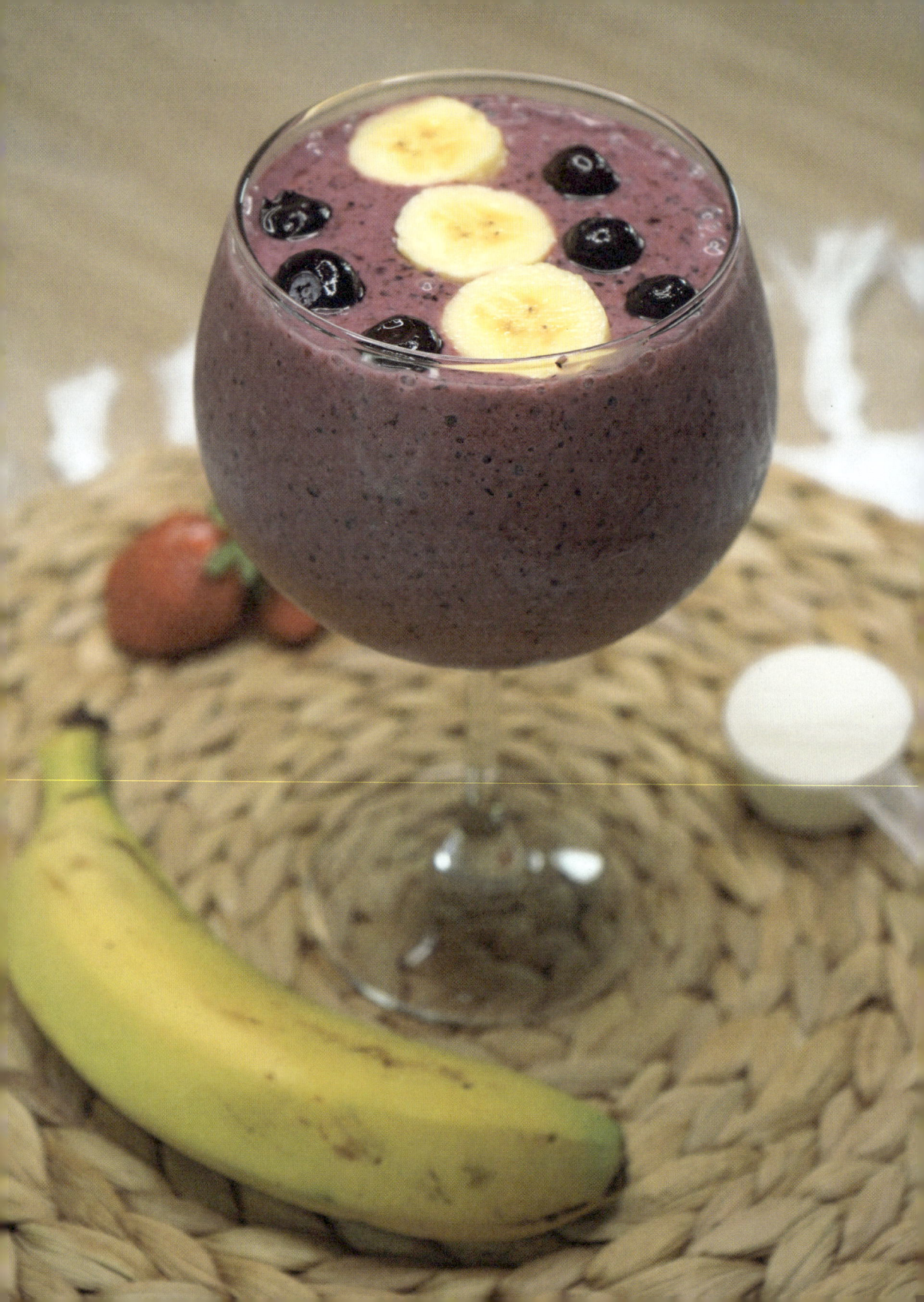

SMOOTHIE
regenerativo de invierno

 2 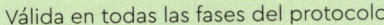 Válida en todas las fases del protocolo

PREPARACIÓN

1. Mezcla todos los ingredientes en una batidora o un procesador.

2. Sirve frío.

INGREDIENTES

1 taza de arándanos orgánicos o ecológicos, bien lavados

1 taza de frambuesas orgánicas o ecológicas, bien lavadas

1 taza de hojas de espinacas

1 banana congelada

1,5 tazas de leche de almendras

2 cucharadas de colágeno en polvo sin sabor o de proteína de caldo de huesos

SMOOTHIE
regenerativo tropical

Los batidos son una estrategia ideal para aportar fibra, antioxidantes y nutrientes de fácil digestión a tu cuerpo. Son un chute de energía rápida y de fácil absorción. En este batido fusionamos los sabores de algunas frutas y verduras frescas para disfrutar en verano, y luego tendrás dos recetas más para adaptarlas en diferentes épocas del año.

2 — Válida en todas las fases del protocolo

INGREDIENTES

1 taza de papaya

1 taza de zanahoria, pelada

½ banana congelada

1,5 tazas de leche de coco

1 cucharada de coco rallado

3 cucharadas de gel de aloe vera

2 cucharadas de colágeno en polvo sin sabor o de proteína de caldo de huesos

PREPARACIÓN

1. Mezcla todos los ingredientes en una batidora o un procesador.

2. Sirve frío.

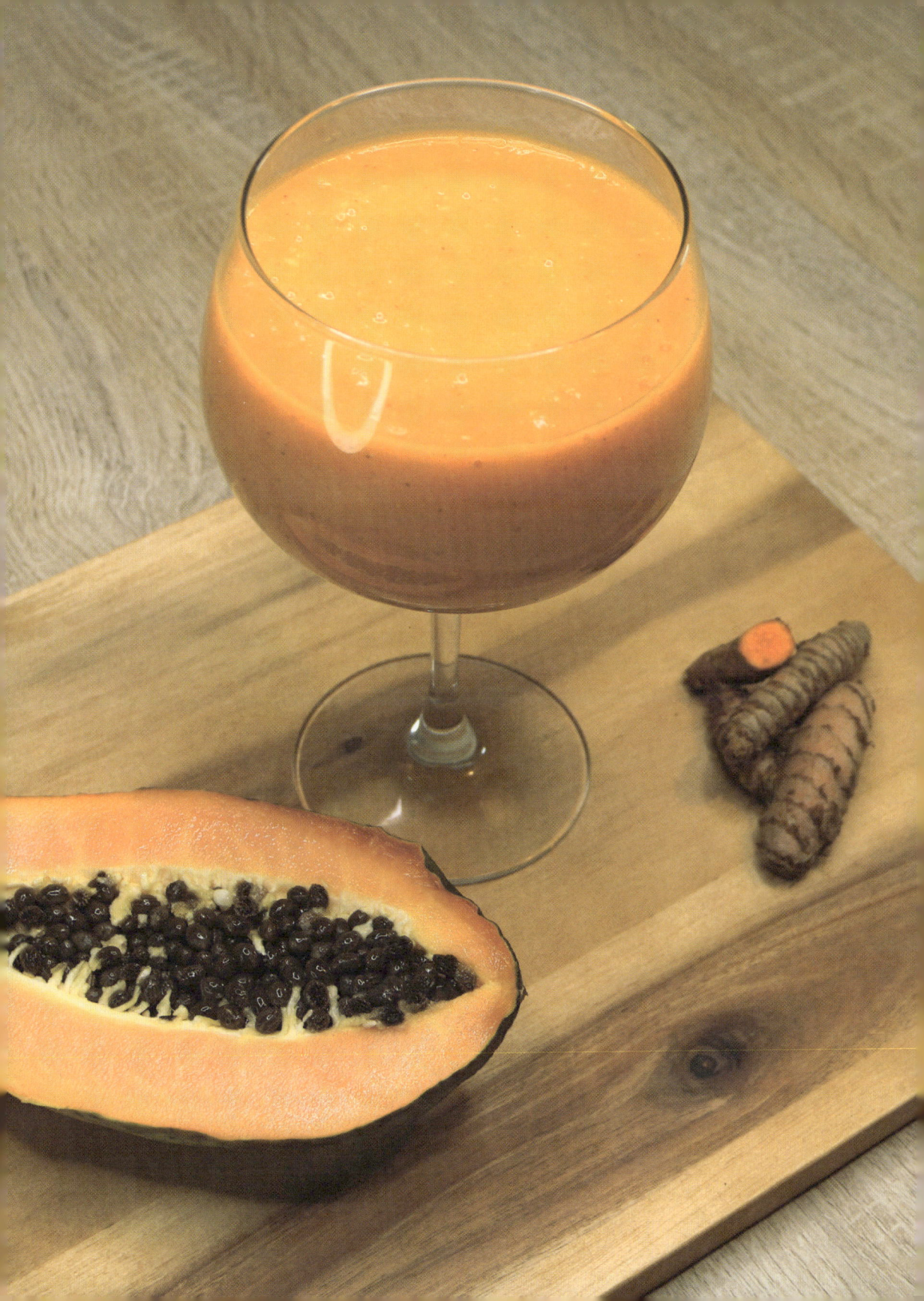

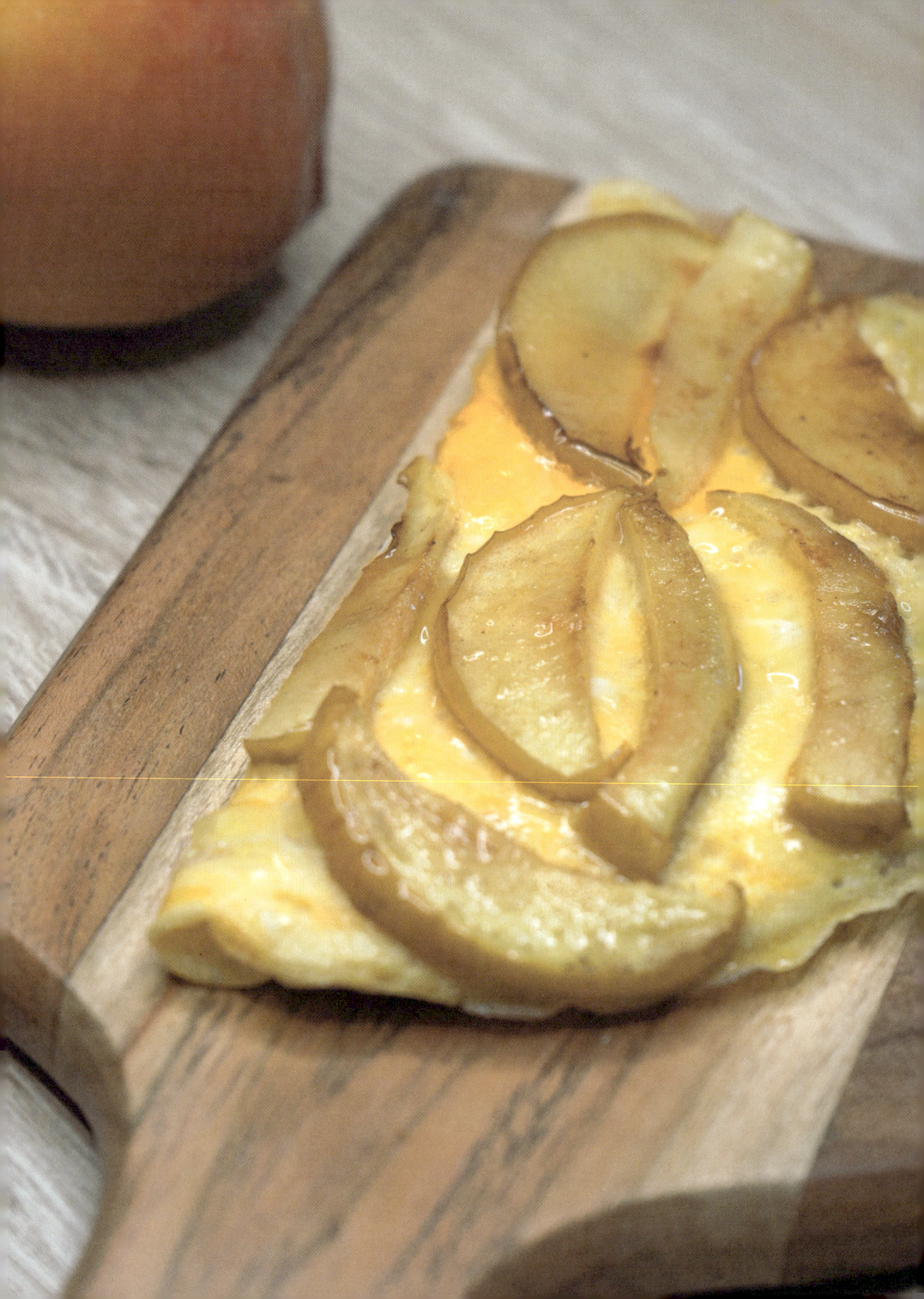

TORTILLA
de manzana o plátano caramelizado

Me encantan estas tortillas de fruta, porque son fáciles, ricas e increíblemente saciantes. Solo necesitas dos ingredientes, que consigues en cualquier parte, y se prepara en un abrir y cerrar de ojos.

 1   Válida para todas las fases con adaptaciones del protocolo

PREPARACIÓN

1. Ralla la manzana o aplasta el plátano con el tenedor (según lo que uses). Mezcla con los huevos, la canela y el coco rallado. Deja reposar.

2. En una sartén con aceite de coco, coloca la mezcla. Cocina a fuego medio hasta dorar por un lado. Cuando esté cocida, dale la vuelta y cocina por el otro lado. Decora con coco rallado o nueces molidas.

3. Sirve y disfruta.

INGREDIENTES

1 plátano (o banana) maduro, o 1 manzana, y ½ unidad más de cada uno para decorar

2 huevos

Canela al gusto

1 cucharada de coco rallado, o nueces molidas*

Aceite de coco o *ghee*

*En la fase 1 usaremos el coco rallado.

TORTITAS
de calabaza con almendra, naranja y canela

Por si no lo habías notado a lo largo de este libro, soy muy fan y amante de las especias. No tengo límite. «Cuantas más, mejor» es mi lema.

Y es que todas las especias, como la canela, el clavo o el jengibre, además de digestivas, son superantimicrobianas y te ayudarán a mantener la microbiota bien sana.

En esta receta mezclamos las propiedades terapéuticas de la canela con los aceites esenciales y flavonoides presentes en la piel de la naranja, un auténtico dúo antiinflamatorio.

 3   Válida para la fase 3 en adelante del protocolo

INGREDIENTES

200 g de calabaza asada

3 huevos

2 cucharadas de harina de trigo sarraceno o de arroz

4 cucharadas de almendras molidas o harina de almendras

100 ml de bebida de almendras

½ cucharadita de canela

Ralladura de ½ naranja ecológica

1 cucharada de miel

1 pizca de sal

Opcional: almendra troceada o fruta fresca

PREPARACIÓN

1. Mezcla todos los ingredientes en la batidora o en un procesador. Si notas la mezcla muy densa, ajusta y agrega algo más de bebida de almendras.

2. Ve colocando cucharadas de la mezcla en una sartén antiadherente y cocina las tortitas.

3. Sirve las tortitas espolvoreadas con más canela y ponles por encima almendras a trocitos y fruta fresca.

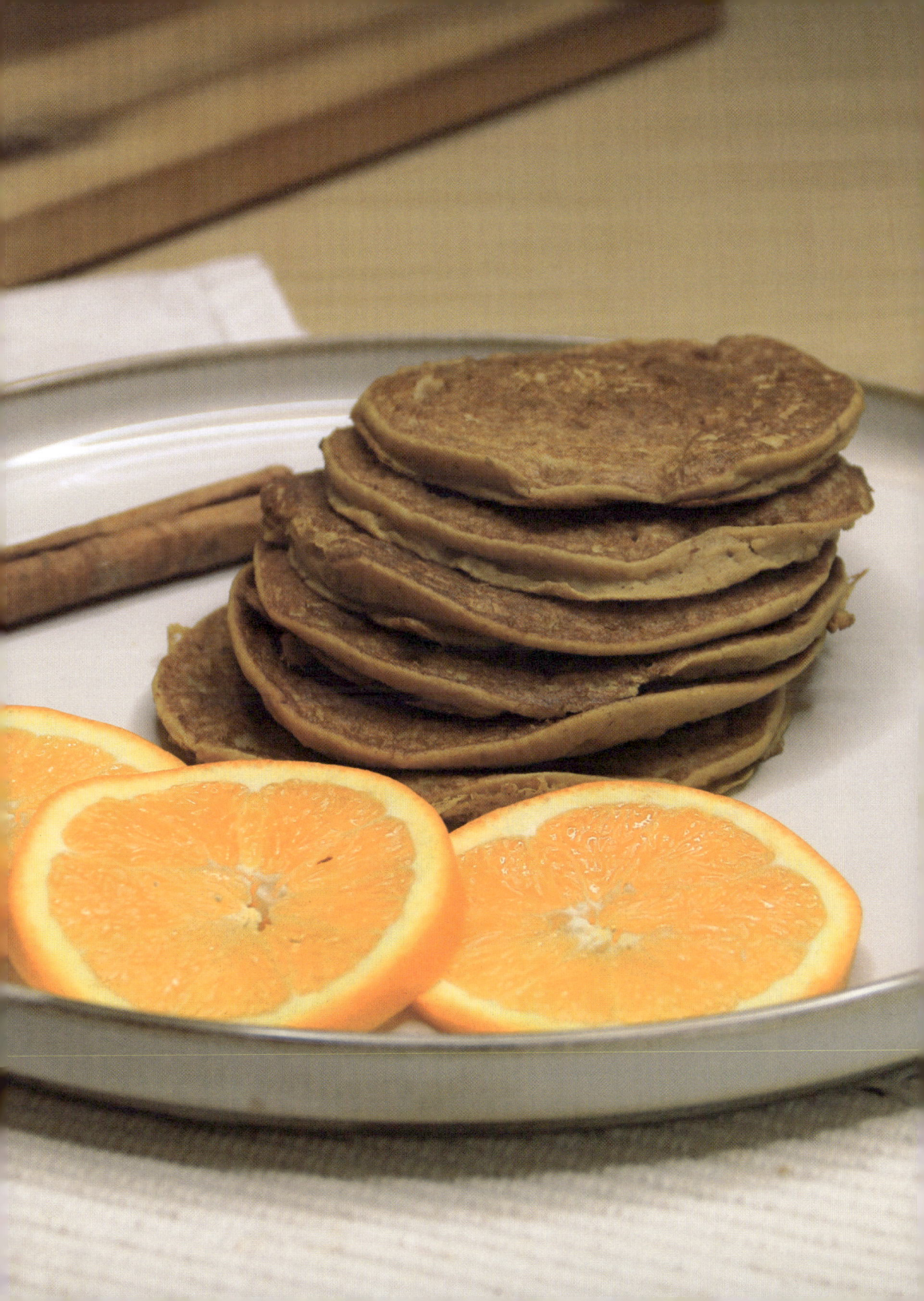

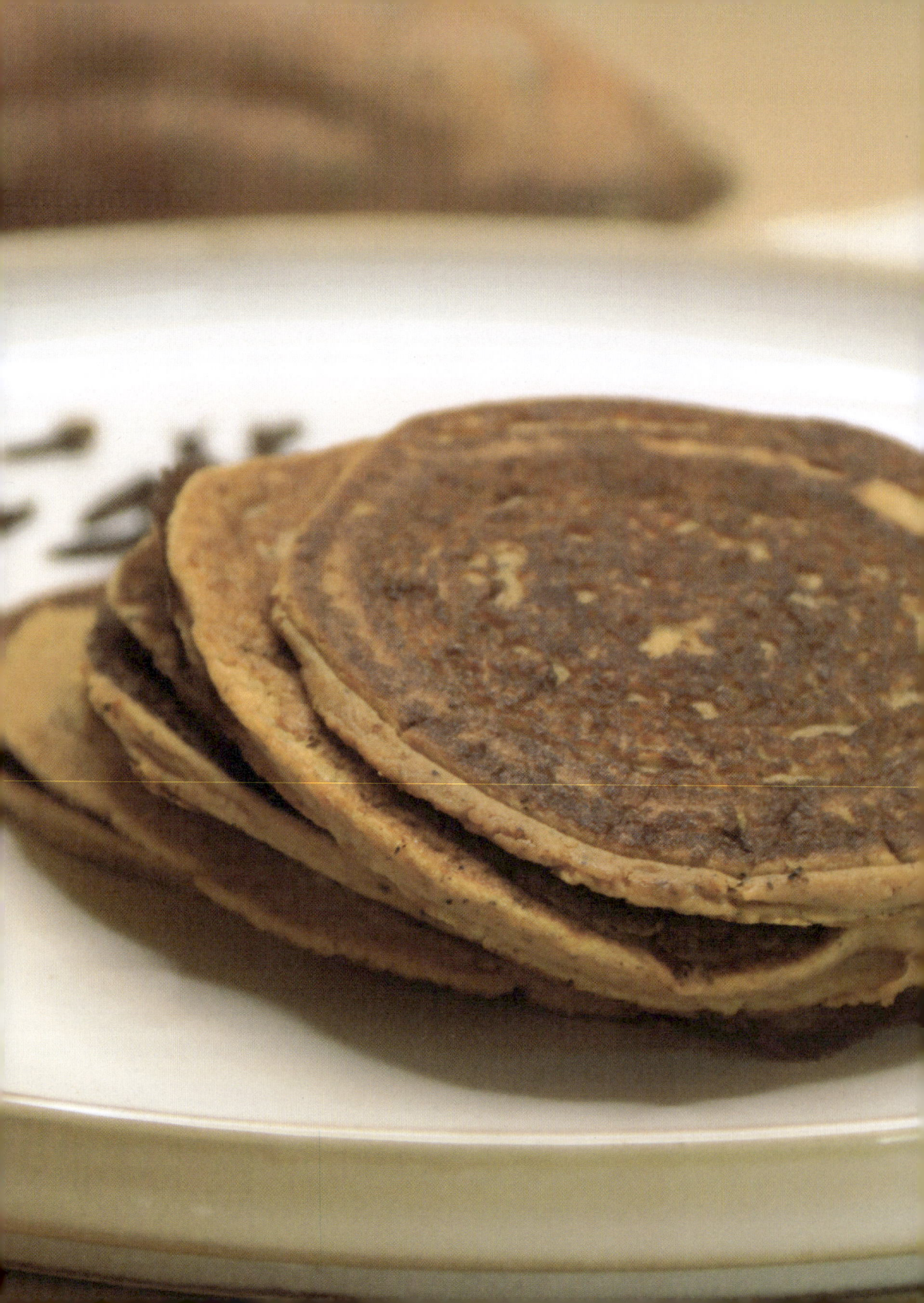

TORTITAS
tipo crepes de boniato dulce

Si eres un amante de las especias y de los sabores de otoño, como yo, esta receta es para ti. Es especiada, reconfortante y rica. Sirve para preparar maravillosos desayunos.

Al igual que en la receta anterior, puedes duplicar o triplicar la receta y guardar las tortitas durante varios días. Se conserva perfectamente en el frigorífico hasta cuatro días.

 3-4   Válida para todas las fases con adaptaciones del protocolo

PREPARACIÓN

1. Coloca todos los ingredientes en un procesador o una batidora y bátelos. La mezcla debe quedar homogénea y densa.

2. Vierte la mezcla a cucharadas en una sartén antiadherente y cocina por ambos lados.

3. Sirve para desayunar o merendar.

INGREDIENTES

1 taza de puré de boniato (o batata), previamente cocido al vapor o asado al horno

2 huevos enteros de gallina

2 cucharadas de harina de yuca, tapioca o arrurruz, o, en su defecto, harina de arroz

1 cucharada de *ghee* o aceite de coco

Sal marina

Levadura instantánea o polvo de hornear (1 cucharadita)

Chorrito de leche vegetal o agua

Especias al gusto: me encanta mezclar canela, clavo, nuez moscada y jengibre

TORTITAS TIPO CREPES
de plátano o banana

Una receta rica, familiar y dominguera, de esas que gustan a todo el mundo. Te recomiendo preparar las tortitas los domingos, duplicando o triplicando la receta para que te sobren para la semana (si es que sobran, je, je).

Suelo preparar grandes cantidades y así tengo para todos los días. Te duran perfectamente hasta cuatro días en el frigorífico.

 10   Válida para todas las fases con adaptaciones del protocolo

INGREDIENTES

½ taza de harina de trigo sarraceno*

2 cucharadas de semillas de lino molido o coco rallado (para dar textura y aportar fibra y grasas buenas)*

2 plátanos (o bananas) maduros

4 huevos

½ taza de bebida vegetal

½ cucharadita de bicarbonato

Otros: canela o vainilla, un toque de sal y un chorrito de bebida vegetal (coco o almendras a demanda), aceite de coco para cocción

PREPARACIÓN

1. Agrega todos los ingredientes a la batidora o al procesador, y bate hasta obtener una mezcla espesa.

2. Añade bebida vegetal en función de lo espesa que te quede la mezcla (yo suelo agregar cerca de media taza). Cuanto más líquida te quede la mezcla, más se parecerá a una crepe francesa, y cuanto más densa sea, más se parecerá a una tortita americana. Ajusta a tu gusto y disfruta.

3. Cocínalas en una sartén antiadherente con aceite de coco. A mí me gusta servirlo con algo de grasa buena (mantequilla de frutos secos o semillas, mantequilla de buena calidad, nueces partidas y fruta en trocitos, según la fase del método en que estés).

 En fase 1 sustituye la harina de trigo sarraceno por harina de yuca y las semillas de lino por coco rallado.

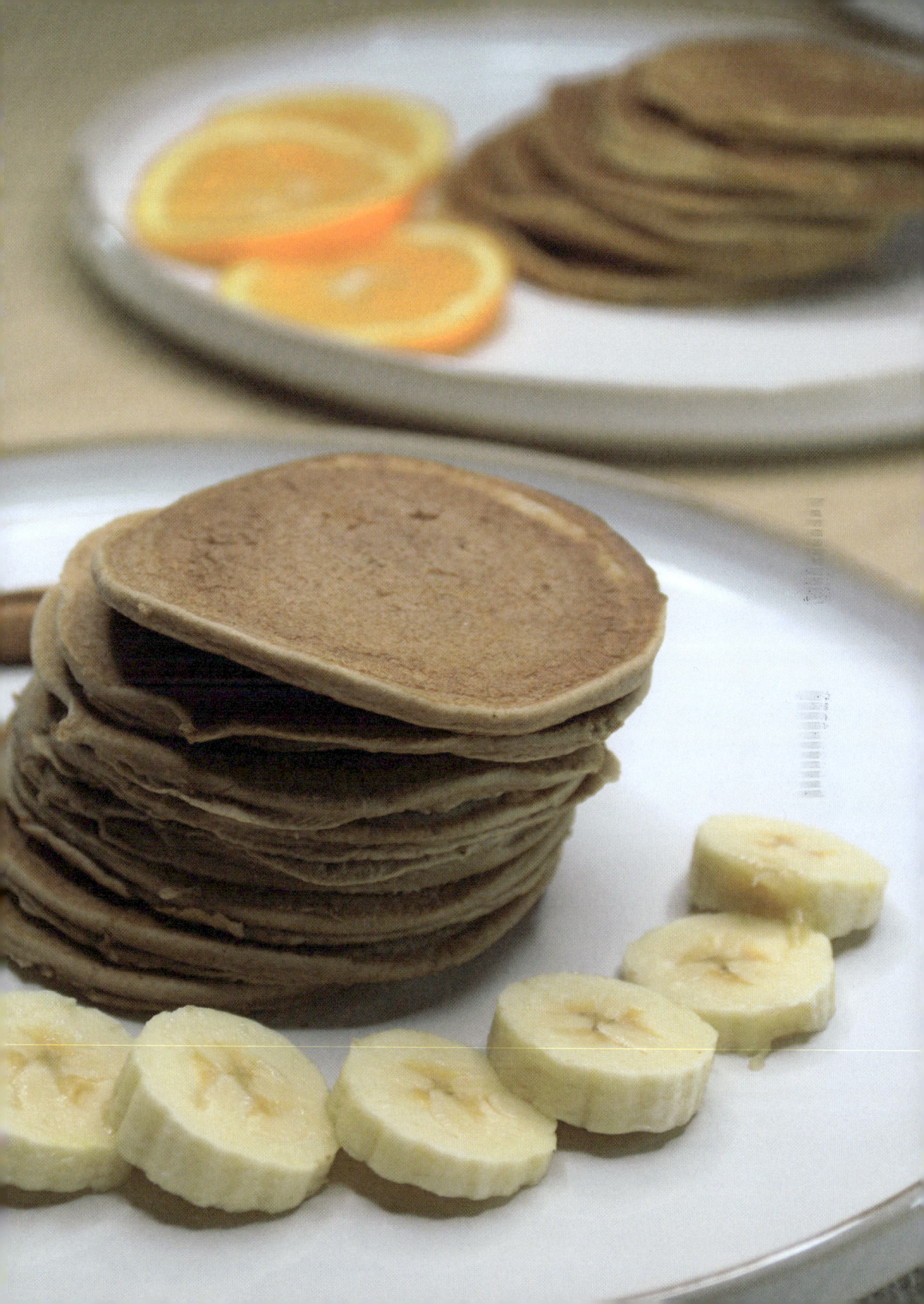

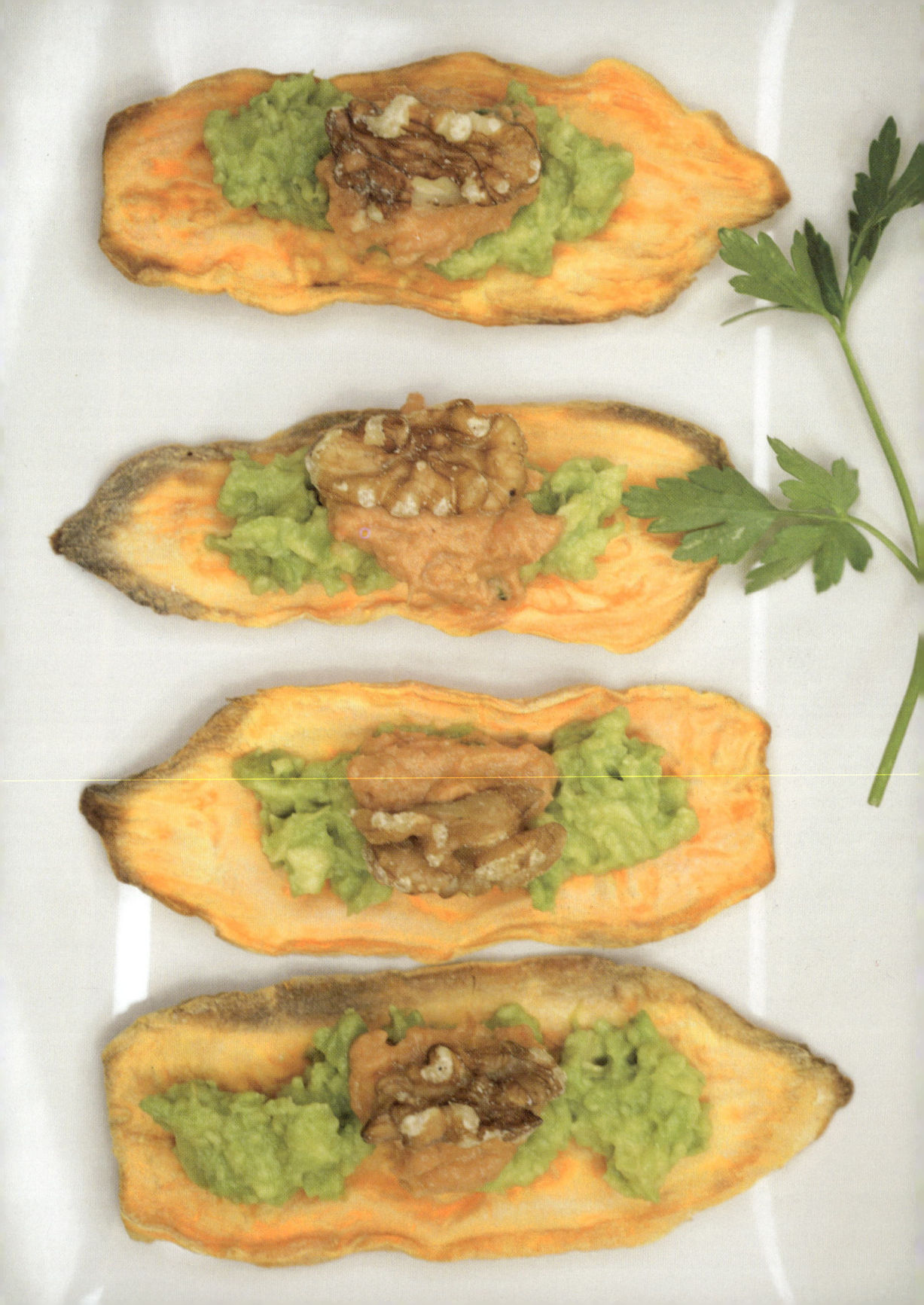

TOSTADITAS
de boniato

Es la receta más fácil que encontrarás en este libro. En época de boniatos o batatas, hay que aprovechar, ya que son una gran fuente de carotenoides antioxidantes y fibra prebiótica. Además, su sabor dulce es increíblemente rico.

 2-3   Válida en todas las fases del protocolo

PREPARACIÓN

1. Corta los boniatos en lonchas y colócalos en una bandeja de horno o freidora de aire.

2. Rocíalos un poco con aceite de oliva virgen extra y cocínalos a 180 °C hasta que estén cocidos y tostados.

INGREDIENTES

2 boniatos medianos

Aceite de oliva virgen extra

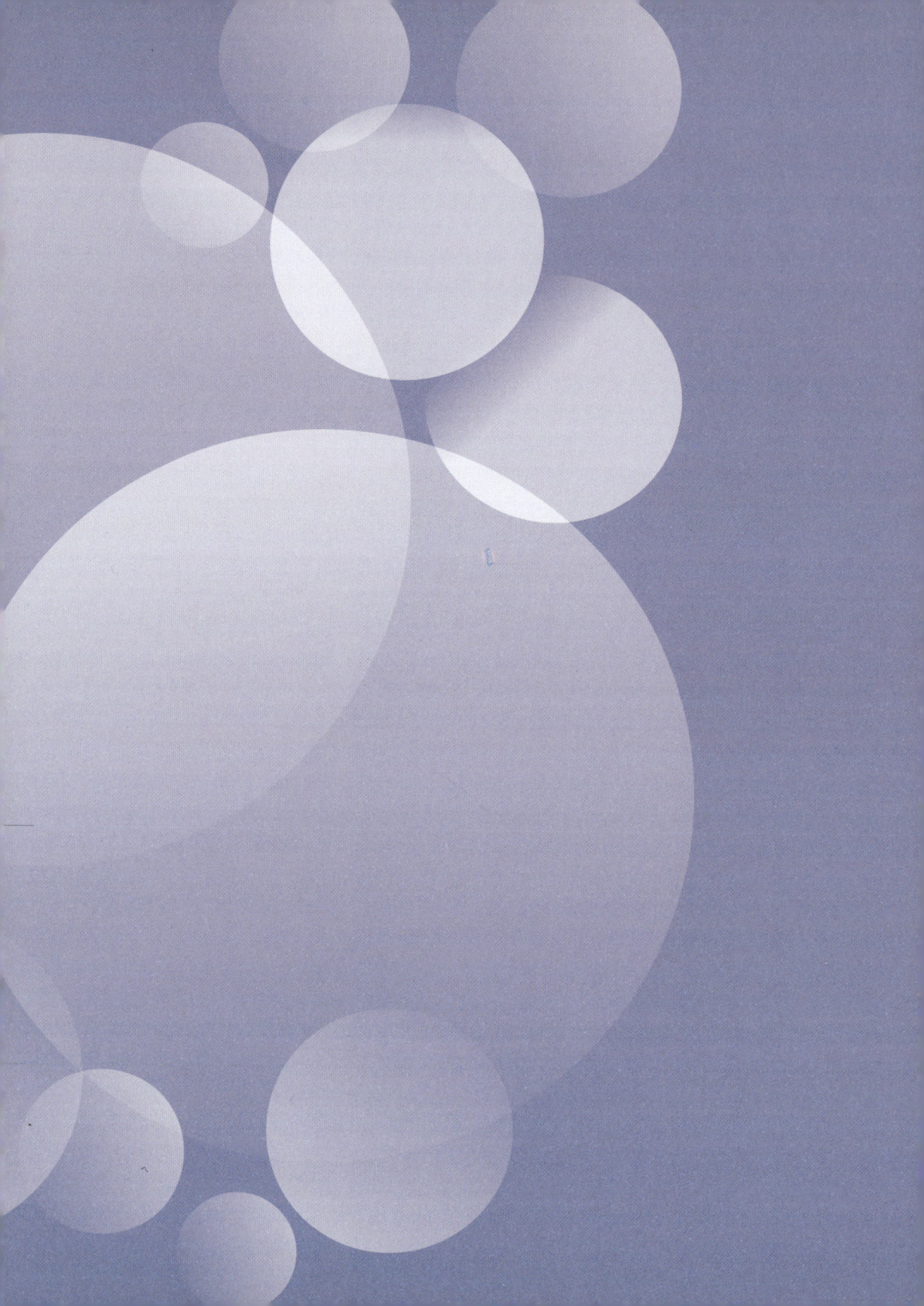

EPÍLOGO

Espero haber resumido en estas líneas gran parte de lo que necesitas para solucionar tu inflamación. Lo he abordado todo, aunque esperar que con este libro lo solucionarás todo sería evidentemente una utopía (aunque desde el punto de vista de marketing sonaría muy bien).

Creo que, en realidad, es imposible que una sola herramienta nos resuelva todos los males en materia de salud, porque la salud es realmente integrativa. El aprendizaje que más quiero que te lleves es que la salud es una integración de muchísimos factores tanto físicos como emocionales, sociales y, si nos ponemos finos, hasta espirituales, porque personalmente creo muchísimo en que nuestro campo energético también ejerce un profundo impacto en nuestro bienestar. Por eso, además de trabajar en tu dieta antiinflamatoria, ahora el reto es seguir profundizando en el resto, en todas las aristas de la salud.

La intención y el objetivo de este libro están por mi parte cumplidos: enseñarte de forma sencilla, y sobre todo práctica, el método de trabajo que sigo con muchísimos pacientes en la consulta para solucionar su inflamación, además de brindarte consejos y herramientas accionables para que puedas adoptar una alimentación antiinflamatoria con ciencia, coherencia y consciencia. Y, más allá de eso, que sepas cómo adaptar este método a tu vida, a tu estado de salud y a tu situación actual.

Solo me queda agradecerte que hayas llegado hasta aquí, que hayas confiado en mi trabajo. Y sobre todo felicitarte por tomar la decisión de despertar y querer hacerlo diferente al resto, por querer trabajar en sanar tu salud desde adentro.

A partir de ahora quiero que sigas alimentado ese espíritu de *actiente*. A diferencia del paciente, el *actiente* es el individuo que decide adoptar un rol activo, curioso y crítico de su salud. Porque, cariño, nadie se preocupará por tu salud mejor que tú.

Por último, y como siempre, también me gusta dar las gracias infinitas a mis pacientes, a todos lo que han pasado por mis manos y las de mi equipo en los últimos años, porque gracias a esa comunidad he podido adquirir la experiencia práctica para hoy poder ayudarte a ti. Y, por supuesto, darle las gracias a mi cuerpo, porque a través de las múltiples condiciones que he padecido a lo largo de mi vida puedo saber de primera mano lo que es la inflamación, y sobre todo cómo podemos revertirla y mejorarla desde lo más sencillo hasta lo más profundo.

Si deseas seguir profundizando en esa salud, te invito a leer mi libro *Atención con la inflamación* y conocer mucho más sobre mi trabajo en <www.nutrigaby.com>.

Te espero.

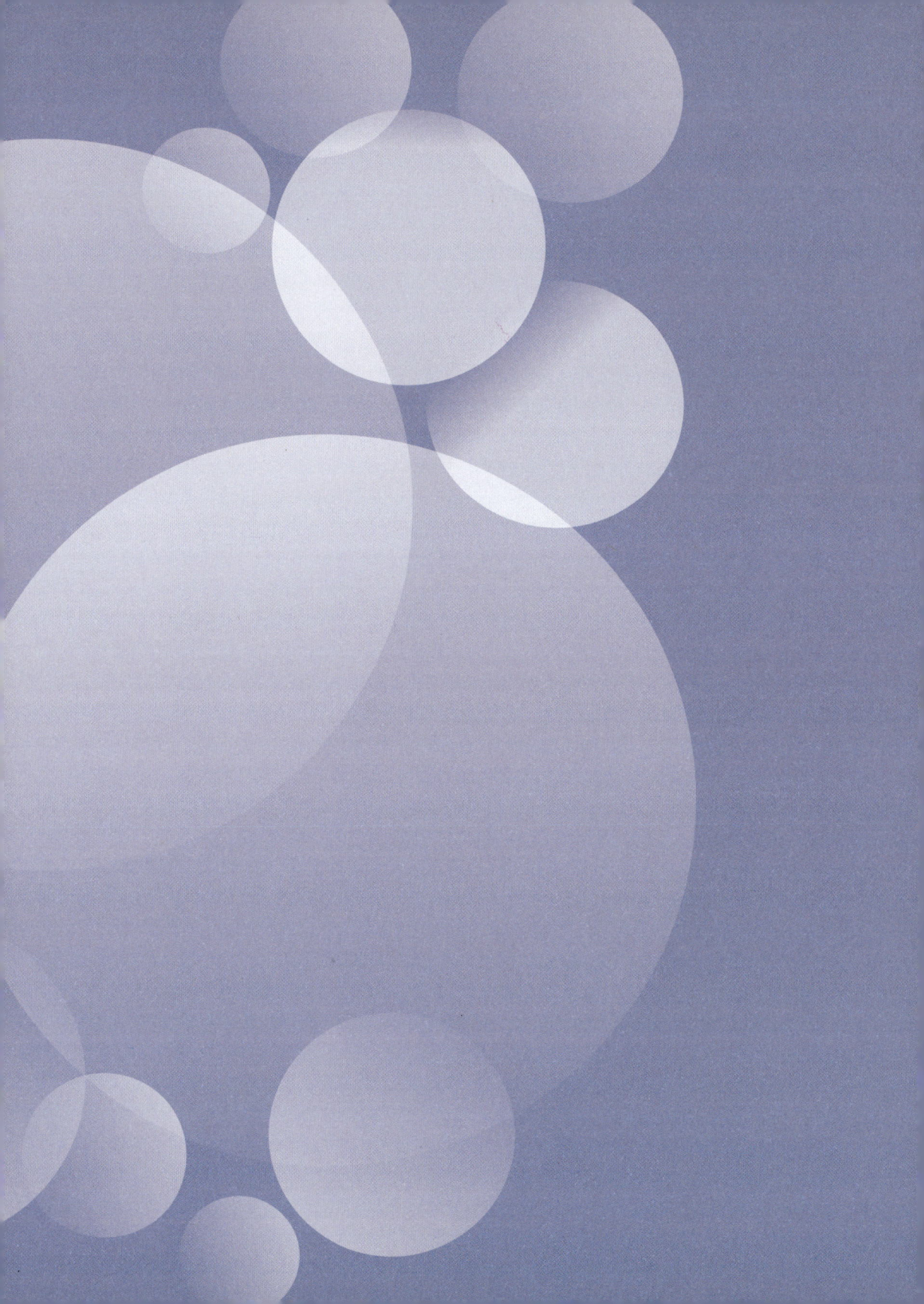

AGRADECIMIENTOS

Sin duda, este libro es gracias a ti, ya que te has cuestionado todo lo que has visto y has decidido buscar alternativas para mejorar tu salud.

También es gracias a ti porque has confiado en mí y en mi trabajo y te has sumado al descubrimiento de la inflamación crónica junto con los más de 20.000 lectores que han adquirido mi primer libro *Atención con la Inflamación*. Gracias a su éxito, hoy tienes en tus manos este segundo ejemplar que reúne todos los conocimientos prácticos para que no te quedes solo en la teoría y pases a la acción, para que empieces a resetear tu sistema inmunitario, para que puedas combatir la inflamación y con ello a resolver y prevenir muchas enfermedades crónicas que padecemos hoy en día.

Gracias de corazón, espero que mi gratitud infinita en forma de libro se convierta en mucha salud, bienestar y una vida más antiinflamatoria para ti.

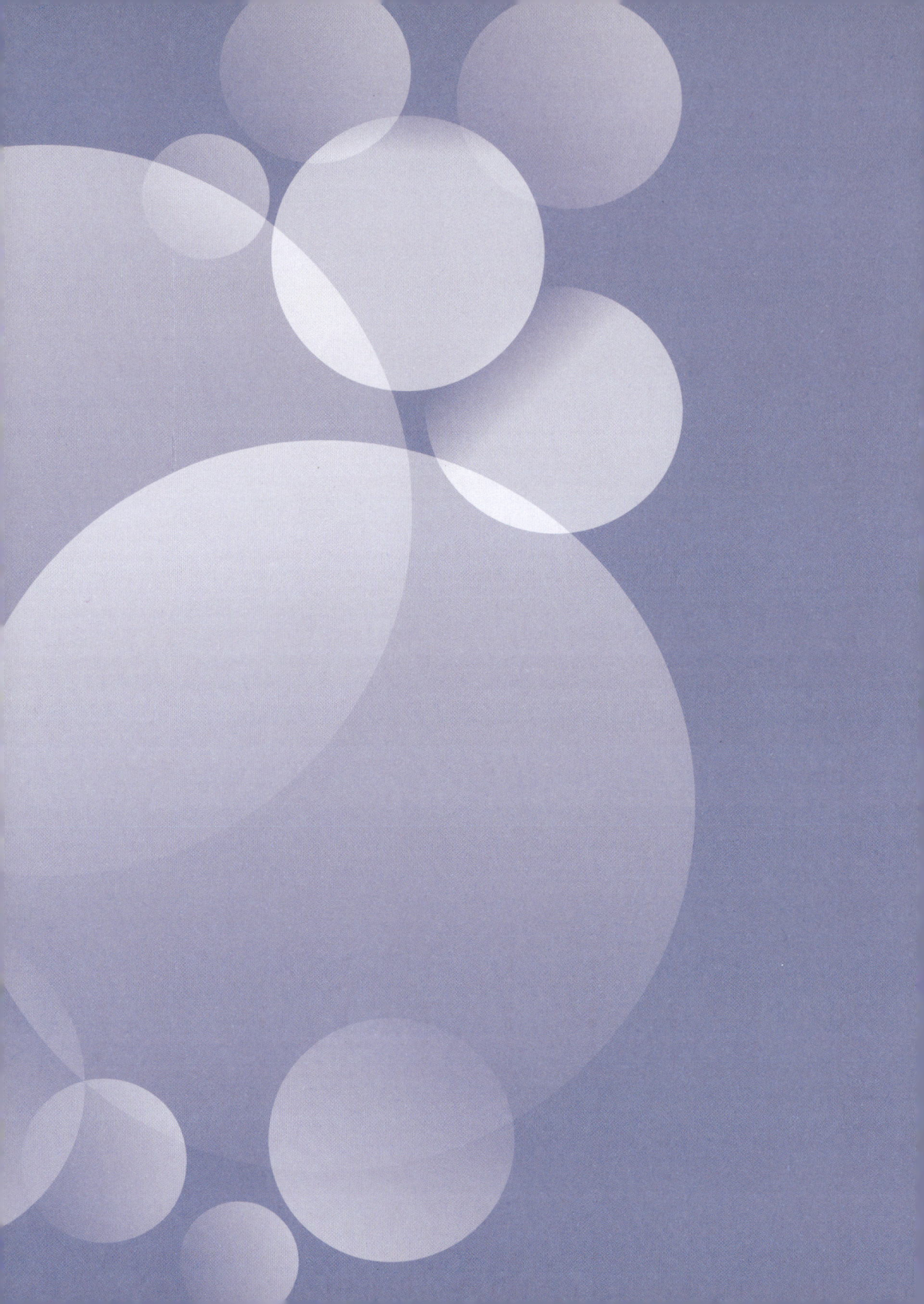

PARA SABER MÁS

Llevo más de doce años ayudando a mis pacientes a mejorar de forma personalizada problemas digestivos, hormonales e inmunológicos, acompañada de un equipo multidisciplinar de psicólogos, nutricionistas y médicos que comparten mi visión.

También realizo programas orientados a mejorar la inflamación y equilibrar el sistema digestivo e inmunológico.

Te animo a consultar mi página web <www.nutrigaby.com> y los siguientes recursos para profundizar más en el contenido de este libro:

- → **Programas y Cursos en nutrición antiinflamatoria, salud digestiva y microbiota de forma holística e integrativa.**
  <www.nutrigaby.com/programas>.

- → **Consultas individuales, si quieres que te lleve de la mano, junto a mi equipo en sesiones 1:1 para resolver tu problema desde la raíz.**
  <www.nutrigaby.com/reservarconsultas>.

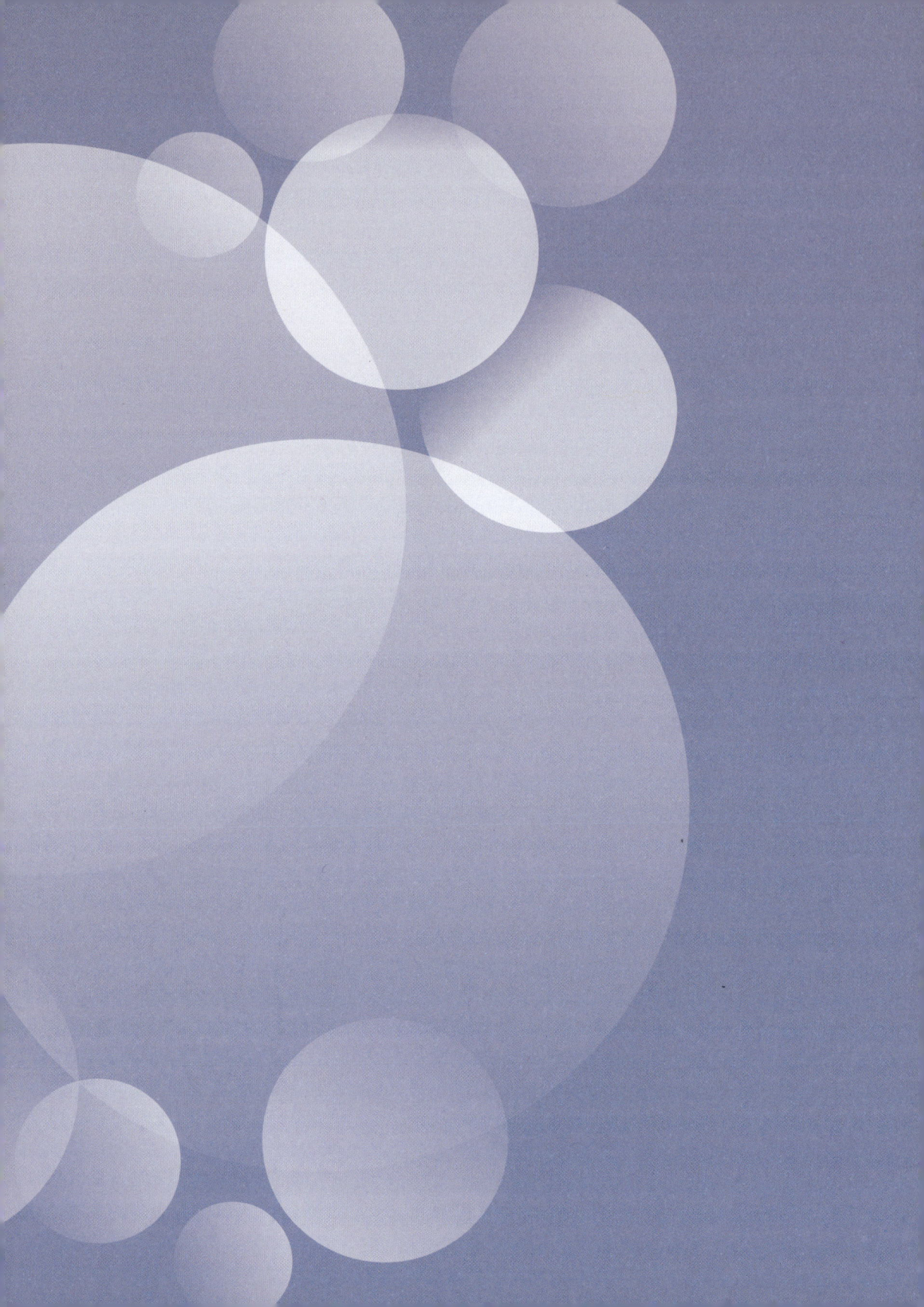

NOTAS

1. Organización Mundial de la Salud (2023, 4 de abril). La OMS alerta de que una de cada seis personas padece esterilidad. [Comunicado de prensa] <https://www.who.int/es/news/item/04-04-2023-1-in-6-people-globally-affected-by-infertility>.

2. Calatayud, M., Jódar, E., Sánchez, R., Guadalix, S., Hawkins, F., «Prevalencia de concentraciones deficientes e insuficientes de vitamina D en una población joven y sana», *Endocrinología y Nutrición*, 56 (2009), (pp. 164-169).

3. Méndez, R. (2011, 2 de julio). El 64% de los bebés nace con más mercurio en sangre del deseable. *El País*, <https://elpais.com/diario/2011/07/02/sociedad/1309557603_850215.html#>.

4. Organización Panamericana de la Salud (2023). Resistencia a los antimicrobianos, <https//www.paho.org/es/temas/resistencia-antimicrobianos>.

5. DiNicolantonio, J. J., O'Keefe, J., «The Importance of Maintaining a Low Omega-6/Omega-3 Ratio for Reducing the Risk of Autoimmune Diseases, Asthma, and Allergies», *Missouri Medicine*, 118 (2021), (pp. 453-459).

6. DiNicolantonio, J. J., *op. cit.*

7. David, H., Magistrali, A., Butler, G., Stergiadis, S., «Nutritional Benefits from Fatty Acids in Organic and Grass-Fed Beef», *Foods*, 11 (2022), (p. 646).

8. Blum, W. E. H., Zechmeister-Boltenstern, S., Keiblinger, K. M., «Does Soil Contribute to the Human Gut Microbiome?», *Microorganisms*, 7 (2019), (p. 287).

9. Blum, W. E. H., *op. cit.*

10. Beal, T., Ortenzi, F., «Priority Micronutrient Density in Foods», *Frontiers in Nutrition*, 9 (2022), (p. 806566).

11. Grieneisen, L. E., Blekhman, R., «Crowdsourcing Our National Gut», *mSystems*, 2018, <doi.org/10.1128/msystems.00060-18>.

12	Spector, T., «What a Hunter-Gatherer Diet Does to the Body in Just Three Days», *CNN Health*, 2017, <https://edition.cnn.com/2017/07/05/health/hunter-gatherer-diet-tanzania-the-conversation/index.html>.

13	Rodríguez, M., «Los fascinantes hallazgos sobre el microbioma humano de una bióloga venezolana que estudia comunidades remotas de Sudamérica», *BBC News Mundo*, 2021, <www.bbc.com/mundo/noticias-57021236>.

14	Grieneisen, L. E., *op. cit.*

15	Smits S., Leach, J., Sonnenburg, E. D., *et al.*, «Seasonal Cycling in the Gut Microbiome of the Hadza Hunter-Gatherers of Tanzania», *Science*, 357 (2017), (pp. 802–806).

16	Rodríguez, M., *op. cit.*

17	Deloose, E., Janssen, P., Depoortere, I., Tack, J., «The Migrating Motor Complex: Control Mechanisms and its Role in Health and Disease», *Nature Reviews, Gastroenterology & Hepatology*, 9 (2012), (pp. 271–285).

18	Vasim, I., Majeed, C. N., DeBoer, M. D., «Intermittent Fasting and Metabolic Health», *Nutrients*, 14 (2022), (p. 631).

19	Barati, M., Ghahremani, A., Namdar Ahmadabad, H., «Intermittent Fasting: A Promising Dietary Intervention for Autoimmune Diseases», *Autoimmunity Reviews*, 22 (2023), (p. 103.408).

20	Kinashi, Y., Hase, K., «Partners in Leaky Gut Syndrome: Intestinal Dysbiosis and Autoimmunity», *Frontiers in Immunology*, 12 (2021), (p. 673.708).

21	Dighriri, I. M., Alsubaie, A. M., Hakami, F. M., *et al.*, «Effects of Omega-3 Polyunsaturated Fatty Acids on Brain Functions: A Systematic Review», *Cureus*, 14 (2022), e30091.

22	Institut de Recerca Sant Joan de Déu (2023, 7 de junio). *La mayor duración de la lactancia materna implica un mayor volumen de sustancia gris a los 10 años de edad*, <https://www.irsjd.org/es/actualidad/noticias/930/la-mayor-duracion-de-la-lactancia-materna-implica-un-mayor-volumen-de-sustancia-gris-a-los-10-anos-de-edad>.

23	Coley, E. J. L., Mayer, E. A., Osadchiy, V., *et al.*, «Early Life Adversity Predicts Brain-Gut Alterations Associated with Increased Stress and Mood», *Neurobiology of Stress*, 15 (2021), (p. 100.348).

24	Rowland, I., Gibson, G., Heinken, A., *et al.*, «Gut microbiota functions: metabolism of nutrients and other food components», *European Journal of Nutrition*, 57 (2018), (pp. 1–24).

25	Santacroce, L., Passarelli, P. C., Azzolino, D., *et al.*, «Oral microbiota in human health and disease: A perspective», *Experimental Biology and Medicine*, 248 (2023), (pp. 1.288–1.301).

26 Peng, X., Cheng, L., You, Y. *et al.*, «Oral microbiota in human systematic diseases», *International Journal of Oral Science*, 14 (2022), (p. 14).

27 Filardo, S., Scalese, G., Virili, C., *et al.*, «The Potential Role of Hypochlorhydria in the Development of Duodenal Dysbiosis: A Preliminary Report», *Frontiers in Cellular and Infection Microbiology*, 12 (2022), (p. 854.904).

28 Filardo, S., *op. cit.*

29 Reshetnyak, V. I., Burmistrov, A. I., Maev, I. V., «Helicobacter pylori: Commensal, symbiont or pathogen?», *World Journal of Gastroenterology*, 27 (2021), (pp. 545–560).

30 Elghannam, M. T., Hassanien, M. H., Ameen, Y. A., «Helicobacter Pylori and Oral-Gut Microbiome: Clinical Implications», *Infection*, 52 (2024), (pp. 289–300).

31 Godavarthy, P. K., Puli, C., «From Antibiotic Resistance to Antibiotic Renaissance: A New Era in *Helicobacter pylori* Treatment», *Cureus*, 15 (2023), (p. e36041).

32 S., Newberry, E. P., McDonald, K. G., & Newberry, R. D. (2023), *Gut microbiota induces weight gain and inflammation in the gut and adipose tissue independent of manipulations in diet, genetics, and immune development. Gut microbes*, 15(2), 2284240, <https://doi.org/10.1080/19490976.2023.2284240>.

Mendes de Oliveira, E., Silva, J. C., Ascar, T. P., Sandri, S., Marchi, A. F., Migliorini, S., Nakaya, H. T. I., Fock, R. A., & Campa, A. (2022), *Acute Inflammation Is a Predisposing Factor for Weight Gain and Insulin Resistance. Pharmaceutics*, 14(3), 623, <https://doi.org/10.3390/pharmaceutics14030623>.

33 MacLean, J. A., Hayashi, K., «Progesterone Actions and Resistance in Gynecological Disorders», *Cells*, 11 (2022), (p. 647).

34 Toson, B., Simon, C., Moreno, I., «The Endometrial Microbiome and Its Impact on Human Conception», *International Journal of Molecular Sciences*, 23 (2022), (p. 485).

35 Simopoulos, A. P., «The Importance of the Ratio of Omega-6/Omega-3 Essential Fatty Acids», *Biomedicine & Pharmacotherapy*, 56 (2002), (pp. 365-379).

36 Marean, C. W., Bar-Matthews, M., Bernatchez, J., *et al.*, «Early Human Use of Marine Resources and Pigment in South Africa during the Middle Pleistocene», *Nature*, 449 (2007), (pp. 905–908).

37 Soliman, G. A., «Dietary Cholesterol and the Lack of Evidence in Cardiovascular Disease», *Nutrients*, 10 (2018), (p. 780).

38 Kondratowicz-Pietruszka, E., Ostasz, L., Tataruch, K., «The Dynamics of Oxidative Changes in Selected Fats During the Frying of French Fries», *Acta Scientiarum Polonorum. Technologia Alimentaria*, 18 (2019), (pp. 293–303).

39 Daniali, G., Jinap, S., Hajeb, P., Sanny, M., Tan, C. P., «Acrylamide Formation in Vegetable Oils and Animal Fats During Heat Treatment», *Food Chemistry*, 212 (2016), (pp. 244-249).

40 Clemente, J. C., Pehrsson, E. C., Blaser, M. J., et al., «The Microbiome of Uncontacted Amerindians», *Science Advances*, 1 (2015), (p. e1.500.183).

41 Lattimer, J. M., Haub, M. D., «Effects of Dietary Fiber and its Components on Metabolic Health», *Nutrients*, 2 (2010), (pp. 1.266-1.289).

42 Chen, Z., Liang, N., Zhang, H., et al., «Resistant Starch and the Gut Microbiome: Exploring Beneficial Interactions and Dietary Impacts», *Food Chem X*, 21 (2024), (p. 101.118).

43 Riaz Rajoka, M. S., Thirumdas, R., Mehwish, H. M., et al., «Role of Food Antioxidants in Modulating Gut Microbial Communities: Novel Understandings in Intestinal Oxidative Stress Damage and Their Impact on Host Health», *Antioxidants* (Basel), 10 (2021), (p. 1563).

44 Juárez-Fernández, M., Porras, D., Petrov, P. et al., «The Synbiotic Combination of Akkermansia muciniphila and Quercetin Ameliorates Early Obesity and NAFLD through Gut Microbiota Reshaping and Bile Acid Metabolism Modulation», *Antioxidants* (Basel), 10 (2021), (p. 2001).

45 Instituto de Diagnóstico Ambiental y Estudios del Agua (2023, 22 de mayo). *Detectan compuestos químicos de productos de cuidado personal en muestras de cordón umbilical*. [Comunicado de prensa]. <https://delegacion.catalunya.csic.es/detectan-compuestos-quimicos-de-productos-de-cuidado-personal-en-muestras-de-cordon-umbilical>.

46 Yang, T., Doherty, J., Zhao, B., et al., «Effectiveness of Commercial and Homemade Washing Agents in Removing Pesticide Residues on and in Apples», *Journal of Agricultural and Food Chemistry*, 65 (2017), (pp. 9.744-9.752).

47 Sears, M. E., Kerr, K. J., Bray, R. I., «Arsenic, Cadmium, Lead, and Mercury in Sweat: A Systematic Review», *Journal of Environmental and Public Health*, 2012 (2012), (p. 184.745).

48 Scoon, G. S., Hopkins, W. G., Mayhew, S., Cotter, J. D., «Effect of Post-Exercise Sauna Bathing on the Endurance Performance of Competitive Male Runners», *Journal of Science and Medicine in Sport*, 10 (2007), (pp. 259-262).

49 Ernst, E., Pecho, E., Wirz, P., Saradeth, T., «Regular Sauna Bathing and the Incidence of Common Colds», *Annals of Medicine*, 22 (1990), (pp. 225-227).

50 Willis, J. R., Gabaldón, T., «The Human Oral Microbiome in Health and Disease: From Sequences to Ecosystems», *Microorganisms*, 8 (2020), (p. 308).

51 Gao, L., Cheng, Z., Zhu, F., Bi, C., Shi, Q., Chen, X., «The Oral Microbiome and Its Role in Systemic Autoimmune Diseases: A Systematic Review of Big Data Analysis», *Frontiers in Big Data*, 5 (2022), (p. 927.520).

52 Jaworek, A. K., Szepietowski, J. C., Hałubiec, P., Wojas-Pelc, A., Jaworek, J., «Melatonin as an Antioxidant and Immunomodulator in Atopic Dermatitis —A New Look on an Old Story: A Review», *Antioxidants*, 10 (2021), (p. 1.179).

53 Pickering, G., Mazur, A., Trousselard, M., *et al.*, «Magnesium Status and Stress: The Vicious Circle Concept Revisited», *Nutrients*, 12 (2020), (p. 3.672).

54 Díaz-Rizzolo, D.A., Kostov, B., Gomis, R. *et al.* & Sisó-Almirall, A. (2022) Paradoxical suboptimal vitamin D levels in a Mediterranean area: a population-based study. Sci Rep, 12, 19645. <https://doi.org/10.1038/s41598-022-23416-1>.

55 *Los platos numerados en este menú corresponden a las recetas incluidas en el recetario antiinflamatorio. Las demás propuestas mencionadas no se han añadido en el recetario, ya que son comunes y de elaboración más sencilla; se incluyen únicamente como sugerencias adicionales para complementar el plan antiinflamatorio.*

56 Capece, U., Moffa, S., Improta, I. *et al.*, «Alpha-Lipoic Acid and Glucose Metabolism: A Comprehensive Update on Biochemical and Therapeutic Features», *Nutrients*, 15 (2022), (p. 18).

57 Price, S., & Ruppar, T. M. (2023). Ketogenic therapies in Parkinson's disease, Alzheimer's disease, and mild cognitive impairment: An integrative review. *Applied nursing research*: ANR, 74, 151745. <https://doi.org/10.1016/j.apnr.2023.151745>.

58 Shaum, K. M., Polotsky, A. J., «Nutrition and Reproduction: Is There Evidence to Support a "Fertility Diet" to Improve Mitochondrial Function?», *Maturitas*, 74 (2013), (pp. 309–312).

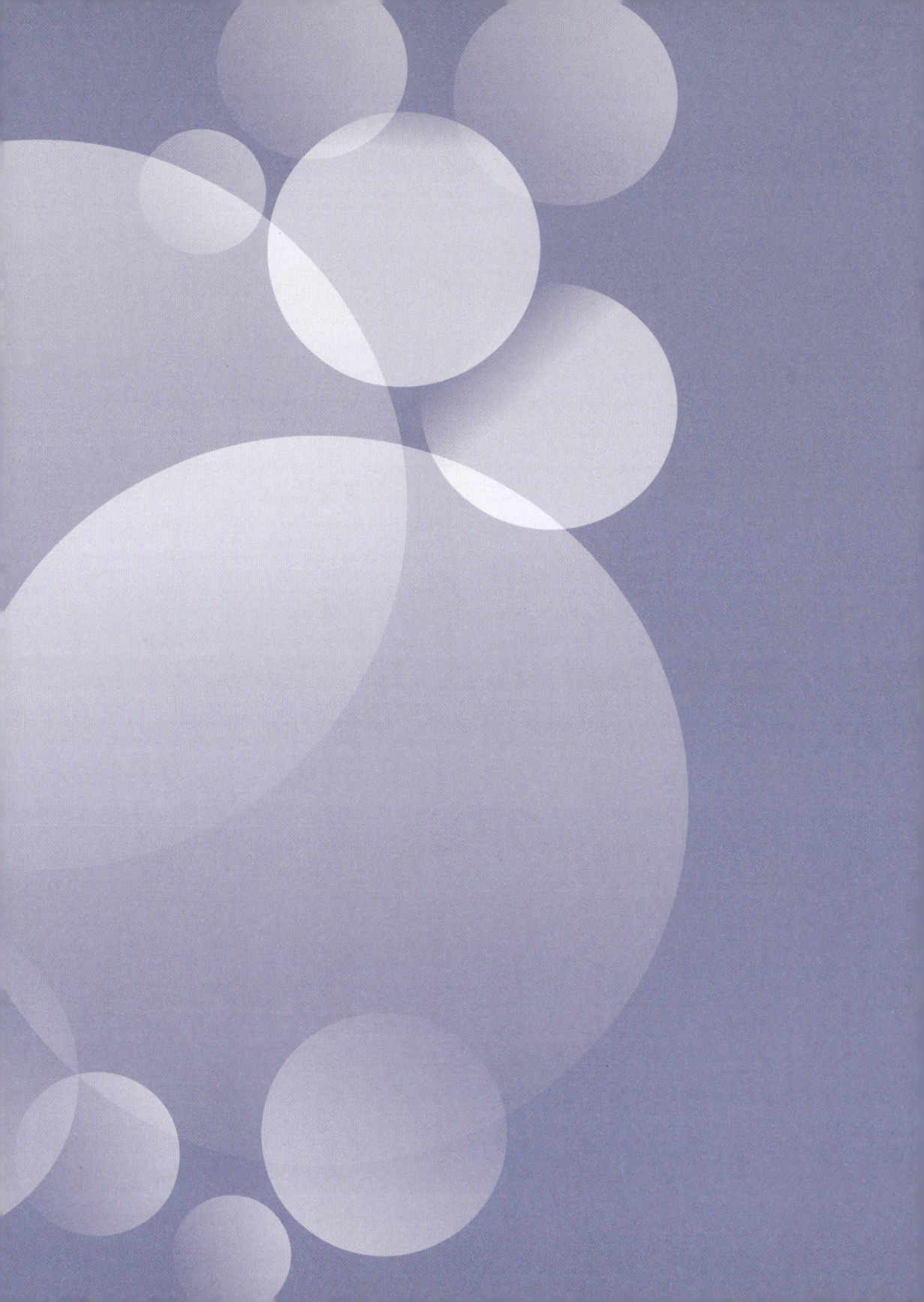

ÍNDICE DE RECETAS

RECETAS BÁSICAS

- 189   Caldo de colas de pescado
- 190   Caldo de huesos antiinflamatorio
- 193   Chips de verdura o tubérculos
- 194   Crema de calabacín y albahaca
- 197   Crema de remolacha antiresfriados
- 198   Crema de verduras digestiva y prebiótica
- 201   Crema fría de pepino o calabacín y menta
- 202   Encurtidos de zanahoria
- 205   Ensalada antiinflamatoria de invierno
- 206   Ensalada antiinflamatoria de verano
- 209   Espaguetis de calabacín con salsa boloñesa de pavo
- 210   Estofado de salmón o pescado al curry
- 213   Fiambre de pollo casero
- 214   Gazpacho antiinflamatorio de verano (sin pan)
- 217   Paté de higaditos de ave
- 218   Paté de sardinas con pimientos asados
- 221   Sardinas o caballa en escabeche antiinflamatorias
- 222   Tortilla pizza
- 225   Vinagreta antiinflamatoria

DESAYUNOS Y MASAS

229	Arepas de yuca
230	Bizcocho cremoso tipo *brownie* de boniato y chocolate
233	Compota de manzana prebiótica y digestiva
234	Crepes proteicas de garbanzos
237	Cúrcuma *latte*
238	Falsa crepe de lino
241	*Hash browns* de patata
242	Keto pan de brócoli con almendras
245	Paleo gachas de calabaza y coco
246	Pan de plátano macho
249	Pan de trigo sarraceno
250	*Smoothie bowl* de verano
253	*Smoothie* regenerativo de invierno
254	*Smoothie* regenerativo tropical
257	Tortilla de manzana o plátano caramelizado
258	Tortitas de calabaza con almendra, naranja y canela
261	Tortitas tipo crepes de boniato dulce
262	Tortitas tipo crepes de plátano o banana
265	Tostaditas de boniato

Mis notas

Mis notas

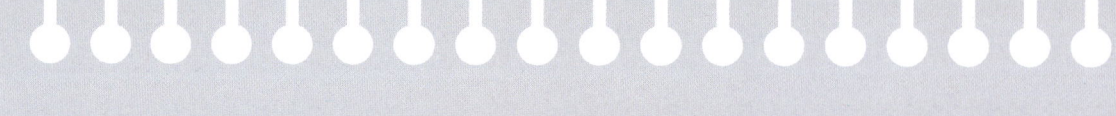

Mis notas

Mis notas